全国中等职业教育数字化课程建设规划教材

供护理、助产及其他医学相关类专业使用

解剖学基础

JIEPOUXUE JICHU

主　编　万爱军

副主编　黄翠微

编　者　（按姓氏笔画排序）

万爱军（镇江市高等专科学校）

冯燕娟（湛江中医学校）

任茂华（广元市利州中等专业学校）

刘洪刚（昌黎卫生职业中等专业学校）

余　波（重庆市医药学校）

黄翠微（梧州市卫生学校）

霍恒雷（邯郸市卫生学校）

U0318729

北　京

内 容 简 介

本书包括系统解剖学、组织学、胚胎学等内容，除绪论外，分设 11 章，系统介绍了细胞与基本组织、运动系统、消化系统、呼吸系统、泌尿系统、生殖系统、脉管系统、感觉器、神经系统、内分泌系统、胚胎学概要等基本知识，紧扣护士执业资格考试及护理岗位能力培养的需要，内容精炼，重点突出，图文并茂，内含考点、知识链接、案例等，培养学生学习兴趣，鼓励学生探索钻研专业知识。读者还可通过科学出版社的"爱一课"互动教学平台，用手机扫描书页，快速实现解剖图片、音频、视频、3D 模型、课件等多种形式教学资源的共享，并可在线浏览重点、考点及对应习题，促进教学活动高效开展。

本书可供护理、助产及其他医学相关类专业学生使用。

图书在版编目（CIP）数据

解剖学基础 / 万爱军主编. —北京：科学出版社，2018.7
全国中等职业教育数字化课程建设规划教材
ISBN 978-7-03-055390-4

Ⅰ. 解⋯　Ⅱ. 万⋯　Ⅲ. 人体解剖学 - 中等专业学校 - 教材　Ⅳ. R322

中国版本图书馆 CIP 数据核字（2017）第281921号

责任编辑：池　静 / 责任校对：张凤琴
责任印制：赵　博 / 封面设计：铭轩堂

科 学 出 版 社 出版
北京东黄城根北街16号
邮政编码：100717
http://www.sciencep.com

北京汇瑞嘉合文化发展有限公司　印刷
科学出版社发行　各地新华书店经销

*

2018 年 7 月第 一 版　开本：787×1092　1/16
2018 年 7 月第一次印刷　印张：15
字数：390 000
定价：59.00 元
（如有印装质量问题，我社负责调换）

全国中等职业教育数字化课程建设规划教材

全国中等职业教育数字化课程建设规划教材

教材目录

前 言 QIAN YAN

党的十九大对优先发展教育事业，加快教育现代化，办好人民满意的教育作出了重要部署，对发展职业教育提出了新的要求——完善职业教育和培训体系，加快实现职业教育的现代化，深化体制机制改革，加强师德建设，深化产教融合、校企合作，提升职业教育开放水平和影响力。为我国新时代职业教育和继续教育指明了方向，明确了任务。

科学出版社深入贯彻党的十九大精神，积极落实教育部最新《中等职业学校专业教育标准（试行）》要求，并结合我国医药职业院校当前的教学需求，组织全国多家医药职业院校编写了《全国中等职业教育数字化课程建设规划教材》。本套教材具有以下特点。

1. 新形态教材　本套教材是以纸质教材为核心，通过互联网尤其是移动互联网，将各类教学资源与纸质教材相融合的一种教材建设的新形态。读者可通过"爱一课"互动教学平台，用手机扫描书页，快速实现图片、音频、视频、3D 模型、课件等多种形式教学资源的共享，并可在线浏览重点、考点及对应习题，促进教学活动高效开展。

2. 对接岗位需求　本套教材中依据科目的需要，增设了大量案例和实训、实验及护理操作视频，以期让学生尽早了解护理工作内容，培养学生学习兴趣和岗位适应能力。教材中知识链接的设置，旨在扩大学生知识面，鼓励学生探索钻研专业知识，不断进步，更好地对接岗位的需求。

3. 切合护考大纲　本套教材紧扣最新《护士执业资格考试大纲（试行）》的相关标准，清晰标注考点，并针对每个考点配以试题及相应解析，便于学生巩固所学知识，及早与护考接轨，适应护理职业岗位需求。

《解剖学基础》是本套教材中的一本。本教材的各位编者都是奋战在教学一线的骨干教师，具有丰富教学经验。在编写过程中，各位编者结合实际教学需求认真编写，并参阅了大量文献，力争把最好的内容呈现给读者。但由于编写时间紧，编者水平有限，本教材中若有欠妥之处，敬请广大读者批评指正！

编 者
2018 年 4 月

目 录 MU LU

绪 论

一、解剖学基础的定义与地位

解剖学基础是研究正常人体形态、结构及其发生发展规律的科学，属于生物学科中形态学范畴，主要包括人体解剖学、组织学和胚胎学等内容。人体解剖学主要是用手术器械解剖和肉眼观察的方法，研究正常人体的形态结构，通常可分为系统解剖学和局部解剖学。随着科学技术的发展及解剖学的应用研究，人体解剖学又可分为临床解剖学、护理应用解剖学、表面解剖学、断层解剖学、数字解剖学等门类。组织学主要是借助切片技术和显微镜观察的方法，研究正常人体的细胞、组织和器官的微细结构。随着电子显微镜、组织化学技术和放射自显影技术等应用，人体微细结构的研究已经发展到亚细胞和分子水平。胚胎学主要研究人体胚胎的发生、发展规律，包括生殖细胞发生、受精、胚胎发育、胚胎与母体关系、先天性畸形等内容。

知识链接

变异和畸形

根据中国人体质调查资料，通常把统计学上占优势的结构，称之为正常。有些人某些器官的形态、结构、位置、大小及其血液供应、神经分布等与正常形态不完全相同，但与正常值比较接近，差别不显著，又不影响其正常生理功能者，称之为变异。若超出一般变异范围，统计学上出现率极低，甚至影响其正常生理功能者，称之为畸形。

解剖学基础是一门重要的医学基础课程。只有认识并掌握正常人体形态结构，才能正确理解人体的生理功能与病理变化，才能正确判断人体的正常与异常，从而对疾病进行正确的诊断、治疗、护理及预防措施。只有学好解剖学基础，才能为学习后继的医学基础课程和临床护理课程奠定基础。因此，每一位医学生都必须学好解剖学基础。

知识链接

在每年的护士执业资格考试中，对有关解剖学知识的考查均占有较高的比例。

二、学习解剖学基础的基本观点和方法

学习解剖学基础要用辩证唯物主义作指导，树立进化发展与环境相统一的观点、形态与功能相联系的观点、局部与整体相统一的观点、理论联系实际的观点，努力把人体外形与内部结构相联系、平面结构与立体形象相联系、静态结构与动态演变相联系、典型结构与变异畸形相联系，全面、科学地认识并理解人体的形态结构和功能。

解剖学基础是一门实践性很强的形态学科。在学习中可采用口诀法、对比法、组块法、迁

移法等多种记忆方法促进记忆；根据记忆遗忘曲线"先快后慢"的特点及解剖课程特点，形象记忆，及时记忆，反复记忆，遵循记忆规律，增强记忆效果，提高学习效率。在学习中既要重视解剖基本理论的学习，又要充分利用解剖模型、挂图、图谱、标本、尸体、活体（自身或同学）、组织切片等实物，动眼观察，动口请教，动脑思考，动手操作（多摸、多画、多写），联系临床护理应用，加深对理论知识的理解和记忆。在当前移动互联网时代，还要充分利用网络资源进行个性化学习，特别是本教材依托"中科云教育"和"爱一课"互动教学平台所提供的包括解剖图片、动画、音频、视频、3D模型、课件等数字化学习资源，养成独立思考、勤奋钻研、主动学习知识的良好习惯，参与合作学习和研究性学习，能利用所学解剖学基础知识解释生活现象和临床护理问题，达到学以致用，为今后顺利取得"学历证书"和"资格证书"、顺利走上工作岗位打下坚实的基础。

知识链接

近代解剖学创始人——维萨里

维萨里（A. Vesalius，1514—1564）是比利时著名的医生、解剖学家。他致力于解剖学实践与研究，冒着危险，自己寻找尸体动手解剖，取得了大量的第一手资料。他教导学生不要盲目崇拜权威，必须亲自解剖、观察人体结构，开创了当时少见的理论联系实际的生动教学局面，受到学生的尊敬和爱戴。1543年他出版了《人体构造》这一开拓性的解剖学巨著，全书共七册，系统地记述了人体器官和系统的形态与构造，总结了当时解剖学的成就，奠定了人体解剖学的学科基础。

三、人体的组成和分部

（一）人体的组成

细胞是人体结构和功能的基本单位。许多形态相似、功能相近的细胞借细胞外基质结合在一起，构成组织。人体的基本组织包括上皮组织、结缔组织、肌组织和神经组织。几种不同的组织有机地组合，构成具有一定形态、能完成特定功能的结构，称器官，如心、肝、脑、肺、肾等。若干个功能相关的器官组合起来，共同完成某方面的功能，形成系统。人体有9个系统，包括运动系统、消化系统、呼吸系统、泌尿系统、生殖系统、脉管系统、感觉器、神经系统和内分泌系统。消化系统、呼吸系统、泌尿系统、生殖系统的大部分器官位于体腔内，借助一定的管道直接或间接与外界相通，总称为内脏。人体各器官、系统在神经-体液的调节下，彼此联系，相互协调，组成一个有机统一的整体，进行正常的生命活动。

（考点：人体的组成概况）

（二）人体的分部

通常把人体分为头、颈、躯干、四肢四大部分（图绪-1）。头的前部称面。颈的后部称项。躯干包括背部、胸部、腹部和盆会阴部。四肢包括上肢和下肢，上肢分为肩、臂、前臂和手；下肢分为臀、股、小腿和足。

四、常用的解剖学术语

（一）解剖学姿势

解剖学姿势是指身体直立，两眼平视正前方，上肢下垂于躯干两侧，手掌向前，下肢并拢，足尖向前的姿势。在描述人体各部结构的相互位置关系时，不管被描述的对象处于何种位置，都必须以解剖学姿势为依据。

（二）轴

　　轴是假想的线。在解剖学姿势下，人体可设置互相垂直的3种轴（图绪-2）。

　　1．垂直轴　为上下方向的轴，与地平面垂直且与人体的长轴平行。

　　2．矢状轴　为前后方向的轴，与地平面平行且与人体的长轴垂直。

　　3．冠状轴　为左右方向的轴，又称额状轴，与地平面平行且与人体的长轴垂直。

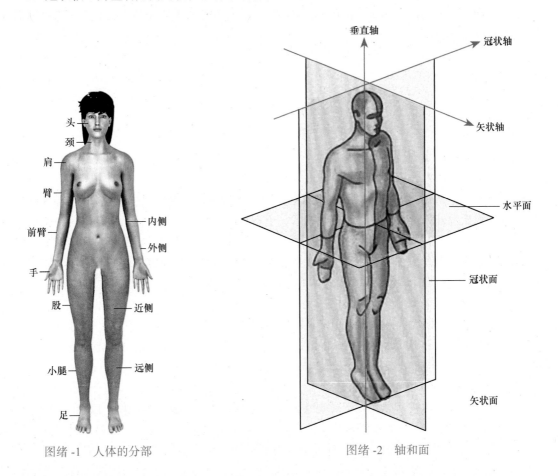

图绪-1　人体的分部　　　　　　　　　　　图绪-2　轴和面

（三）面

　　在解剖学姿势下，人体可设置互相垂直的3种切面（图绪-2）。

　　1．矢状面　是沿前后方向将人体垂直纵切为左、右两部分的切面。经过人体正中的矢状面，称正中矢状面。

　　2．冠状面　是沿左右方向将人体垂直纵切为前、后两部分的切面，又称额状面。

　　3．水平面　是沿水平方向将人体横切为上、下两部分的切面，又称横切面。

　　在描述器官的切面时，通常以器官自身的长轴为标准，与其长轴平行的切面称纵切面，与其长轴垂直的切面称横切面。

（四）常用方位术语

按解剖学姿势，常用方位术语如下。

1. 上和下　近头顶者为上，近足底者为下。

2. 前和后　近腹面者为前，近背面者为后。前、后也可分别为腹侧和背侧。

3. 浅和深　以体表或器官表面为准，距其近者为浅，距其远者为深。

4. 近侧与远侧　在四肢，以躯体附着点为准，距其近者为近侧，距其远者为远侧。

5. 内侧和外侧　描述人体各部位与正中矢状面相对位置关系时，以正中矢状面为准，距其近者为内侧，距其远者为外侧。在前臂，常将内侧称尺侧，外侧称桡侧。在小腿，常将内侧称胫侧，外侧称腓侧。

6. 内和外　描述空腔器官的相互位置关系时，在腔内或近腔者为内，在腔外或远离腔者为外。

（考点：解剖学姿势和常用方位术语）

五、常用的解剖学研究技术

随着社会的进步和科学技术的发展，许多新技术、新方法被广泛应用到解剖学研究中，拓展了解剖学研究内容，提高了解剖学研究水平。从用刀直接剖割尸体，到研究普通标本、铸型标本、透明标本、塑化标本，从用肉眼观察到用光学显微镜、电子显微镜观察，从影像技术、内镜技术到显微外科技术，从组织化学技术、免疫细胞化学技术、原位杂交技术、细胞化学计量技术到放射自显影技术，从体外培养技术到组织工程技术，从试管婴儿技术到体细胞克隆猴技术，从数字可视人到数字物理人、数字生理人、数字智能人的研究与展望，解剖学研究日新月异。下面简单介绍普通光学显微镜技术和电子显微镜技术。

（一）普通光学显微镜技术

普通光学显微镜简称光镜，是用于观察人体微细结构最常用的技术手段，它是利用光学原理，把人眼所不能分辨的微小物体放大成像，以供人们提取微细结构信息。光学显微镜下显示的结构称为光镜结构或微细结构。一般人裸眼分辨率仅为 0.2mm，而光镜的分辨率可达 0.2μm，可将物体放大约 1000 倍。

在应用光镜技术时，必须先把要观察的结构进行处理，完成标本制作，以利于光线透过，以便观察。标本制作通常有石蜡切片、冷冻切片、涂片、铺片、磨片等。经过取材、固定、脱水、包埋、切片、染色、封固等步骤完成标本制作的石蜡切片法是最常用的，切片一般 5～7μm 厚，常用的染色方法是苏木精–伊红染色法，简称 HE 染色法。苏木精为碱性染料，主要将细胞核内的染色质和细胞质内的核糖体染成紫蓝色；伊红为酸性染料，主要将细胞质和细胞外基质中的成分染成红色。易被碱性染料着色的性质称嗜碱性，易被酸性染料着色的性质称嗜酸性。

（二）电子显微镜技术

电子显微镜简称电镜，电镜是以电子发射器代替光源、以电子束代替光线、以电磁透镜代替光学透镜，最后将放大的物像投射到荧光屏上进行观察。电子显微镜下显示的结构称为电镜结构或超微结构，其分辨率可达 0.2nm。常用的电镜有透射电镜和扫描电镜。透射电镜技术主要用于观察细胞内部和细胞外基质的超微结构，扫描电镜技术主要用于观察组织细胞表面的立体结构。

自测题

单项选择题

1. 人体基本组织不包括（　　　）
   A. 淋巴组织　　　　B. 上皮组织
   C. 神经组织　　　　D. 肌组织
   E. 结缔组织

2. 关于解剖学姿势的描述，错误的是（　　　）
   A. 两足并立，足趾向前
   B. 手掌向内侧
   C. 两眼向前平视
   D. 上肢下垂于躯干两侧
   E. 人体直立

3. 用于描述各部位与人体正中矢状面相对位置的方位术语是（　　　）
   A. 前、后　　　　　B. 内侧、外侧
   C. 浅、深　　　　　D. 内、外
   E. 上、下

4. 以体表为准的解剖学方位术语是（　　　）
   A. 前、后　　　　　B. 内、外
   C. 近侧、远侧　　　D. 上、下
   E. 深、浅

5. 光学显微镜的分辨率可达（　　　）
   A. 0.2nm　　　　　B. 2μm
   C. 0.2mm　　　　　D. 2nm
   E. 0.2μm

（万爱军）

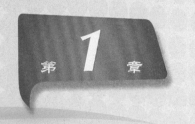

第1章

细胞与基本组织

第1节 细 胞

细胞是人体结构和功能的基本单位。人体所有的生理功能、病理变化都建立在细胞及其产物的基础上，因此，了解人体应当从认识细胞开始。

一、细胞形态

组成人体的细胞数量巨大，种类繁多，功能多样，形态各异（图1-1）。细胞的形态与其所处部位、生理功能是密切相关的。例如，血细胞在血液中流动，多呈球形；肌细胞具有收缩功能，呈细长纤维状。

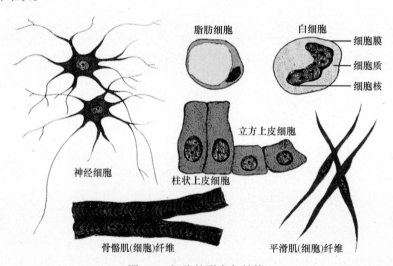

图 1-1　细胞的形态与结构

二、细胞结构

在光学显微镜下，人体的细胞一般是由细胞膜、细胞质、细胞核3部分构成。

（考点：细胞的构成）

（一）细胞膜

细胞膜是包围细胞质和细胞器的界膜。细胞膜由磷脂双层和相关蛋白质及胆固醇和糖脂等组成。电镜下细胞膜的横断面呈现出"暗—明—暗"3层结构。这种三层结构的膜又称为单位膜。目前通常用"液态镶嵌模型"学说来阐述细胞膜的结构。该学说认为细胞膜是以液态脂质双分子层为基架，其内镶嵌着多种结构和功能不同的蛋白质（图1-2）。

细胞膜具有维持细胞形态、保护细胞内容物、物质交换、细胞识别、细胞防御等功能。

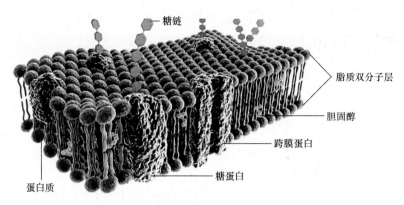

图 1-2　细胞膜分子结构

（二）细胞质

细胞质位于细胞膜和细胞核之间，由细胞器、基质和内含物组成（图 1-1，图 1-3）。

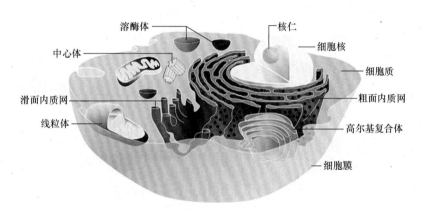

图 1-3　细胞结构

1. 细胞器　细胞质内具有一定形态结构和生理功能的有形成分，包括线粒体、核糖体、内质网、高尔基复合体、过氧化物酶体、溶酶体、中心体、细胞骨架等。各种细胞器的名称、形态结构和功能（表 1-1）。

表 1-1　细胞器的名称、形态结构和主要功能

细胞器	形态结构	主要功能
线粒体	杆状或椭圆形，电镜下可见双层单位膜围成， 外层光滑，内层折叠成嵴，含氧化酶	为细胞供能
核糖体	非膜性结构，由 RNA 和蛋白质构成	合成蛋白质
内质网	由单位膜围成的扁平囊状结构 粗面内质网（有核糖体附着） 滑面内质网（无核糖体附着）	 与蛋白质合成相关 糖、脂类代谢，类固醇激素合成
高尔基复合体	单位膜围成的重叠的扁平囊和大泡、小泡构成	对蛋白质加工、浓缩；形成分泌颗粒或溶酶体
过氧化物酶体	单位膜围成的囊泡状小体，含过氧化氢酶等	保护细胞

细胞器	形态结构	主要功能
溶酶体	单位膜围成的含多种酸性水解酶的泡状结构	消化分解细胞吞噬的异物或自身衰老的细胞器
中心体	两个相互垂直的短筒状中心粒构成	参与细胞分裂
细胞骨架	包括微管、微丝、中间丝	维持细胞形态，参与细胞运动和细胞分裂等

2. **基质**　填充在细胞内有形结构之间的无定形半透明胶状物，是细胞进行代谢的重要场所。

3. **内含物**　细胞质内具有一定形态的代谢产物或储存物的总称，如糖原、脂滴、分泌颗粒、吞噬体等。

（三）细胞核

细胞核是细胞遗传物质的存在部位，同时是细胞的控制中心，在细胞生长、代谢、增殖、分化过程中起着重要作用。人体内的细胞，除成熟红细胞外，都有细胞核。一个细胞通常只有一个核，也有少数细胞具有双核或多核。细胞核的形态多为圆形或椭圆形，细胞核由核被膜、核仁、染色质和核基质组成（图1-4）。

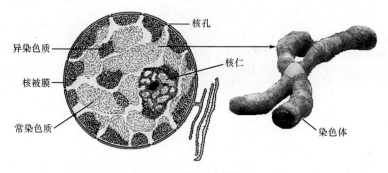

图1-4　细胞核电镜结构

1. **核被膜**　简称核膜，指包围细胞核的双层膜结构，是细胞核与细胞质之间的界膜。外层膜表面有核糖体附着，并与内质网膜相延续。核被膜上有许多小孔，称为核孔，是细胞核和细胞质之间进行大分子物质交换的通道。

2. **核仁**　圆球形，外无被膜。化学成分主要为脱氧核糖核酸（DNA）、核糖核酸（RNA）和蛋白质。核仁是核糖体合成的场所。

3. **染色质与染色体**　在细胞分裂间期，细胞核内易于被碱性染料所染色的物质称染色质。它的化学成分主要是脱氧核糖核酸（DNA）和蛋白质，DNA是细胞遗传的物质基础。在细胞分裂期，染色质高度螺旋浓缩，形成杆状或棒状结构，称染色体。所以，染色质与染色体是同一种物质在细胞不同时期的不同表现形式。

染色体是携带遗传信息的载体。人的体细胞有46条（23对）染色体，其中44条（22对）为常染色体，2条（1对）为性染色体（男性为XY，女性为XX）。

（考点：染色体的概念）

4. **核基质**　细胞核内除核仁和染色质以外的无定形的胶状物，为核内代谢活动提供适宜环境。其成分主要含水、蛋白质和无机盐，此外还有酸性蛋白构成的核骨架。

知识链接

敏感菌细胞壁的克星——青霉素及头孢菌素

植物、细菌、螺旋体等一些低等生物的细胞，在细胞膜外尚存在细胞壁，起到重要的屏障作用。青霉素、头孢菌素等 β- 内酰胺类抗生素可抑制敏感菌细胞壁的基础成分黏肽的合成，阻碍细胞壁生成过程，造成细菌细胞壁缺损，渗透屏障瓦解，水分不断进入菌体，使其膨胀、裂解、死亡。

人体细胞没有细胞壁，因而 β- 内酰胺类抗生素对人体基本没有药理毒性，是各类抗菌药物中不良反应最小的。

三、细胞增殖

细胞增殖是通过细胞分裂增加细胞数量的过程，是生物繁殖的基础，也是维持细胞数量平衡和机体正常功能所必需。人体的生长发育、正常的组织细胞更替、创伤的修复及组织再生等均有赖于细胞增殖。细胞分裂方式有 3 种，即无丝分裂、有丝分裂和减数分裂。人体的体细胞以有丝分裂为主要增殖方式。

（一）细胞周期的概念

细胞周期是指细胞从上一次分裂结束起，到下一次分裂结束为止所经历的全过程，包括间期和分裂期两个阶段（图 1-5）。

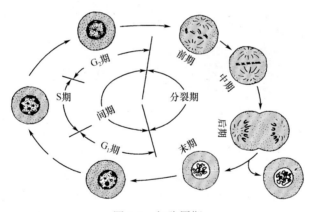

图 1-5　细胞周期

（考点：细胞周期的概念）

（二）细胞周期的特点

1. 间期　此期依次又分为 DNA 合成前期（G_1 期）、DNA 合成期（S 期）、DNA 合成后期（G_2 期）3 个阶段。分裂后的子细胞进入 G_1 期后有 3 种前途。①增殖细胞：保持旺盛的分裂能力，如表皮基底层细胞。②暂不增殖细胞：进入休止期，在有需要时才继续增殖，如肝细胞。③不增殖细胞：失去分裂能力，通过分化成熟，行使细胞功能，直至衰老死亡，如成熟的红细胞、高度分化的神经细胞。

（1）G_1 期：是从上一次细胞分裂结束到 DNA 开始复制的时期，是细胞生长的主要阶段。此期物质代谢活跃，产生大量 RNA 和蛋白质，细胞体积显著增大。G_1 期的主要意义在于为下阶段 DNA 的复制做好物质准备。G_1 期的时间长短变化最大，不同类型的细胞其细胞周期长短的差异也主要在于此期。

（2）S期：主要是进行DNA的复制，使细胞内DNA的含量增倍，组蛋白和非组蛋白也有合成。DNA的复制是细胞增殖的关键，一旦DNA开始复制，细胞增殖就会进行下去，直至完成细胞分裂。

（3）G2期：主要是为M期做多种结构及功能准备，细胞合成少量RNA和与有丝分裂有关的特殊蛋白质，同时染色质螺旋化，产生凝集。

2. 分裂期　分裂期（M期）就是细胞有丝分裂期。此期在细胞周期中持续时间最短，但形态变化最大。细胞分裂成两个相同的子细胞，复制后的染色体被精确均等地分配给两个子细胞核，使分裂后的细胞保持遗传上的一致性。染色体分配过程中会有纺锤丝出现，故称有丝分裂。根据细胞核的形态变化，此期又可分为前期、中期、后期、末期4个阶段（图1-6）。

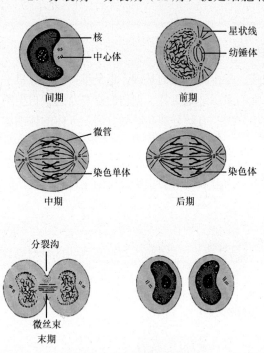

图1-6　细胞有丝分裂期

（1）前期：染色质进一步凝集，缩短变粗，形成具有明显形态结构的染色体；复制好的两对中心粒向细胞两极移动，中间连以纺锤丝，形成梭形的纺锤体；细胞核膨大，核膜崩解，核仁消失。

（2）中期：染色体达到最大程度的凝集，每条染色体纵裂为两条完全相同的染色单体，借着丝粒相连；中心粒已到达细胞两极，纺锤丝与每条染色体的着丝粒相连，在纺锤丝的牵引下，所有染色体排列在细胞赤道面上，形成赤道板。

（3）后期：每条染色体的着丝粒分裂，两条染色单体分开，各成为一条独立的染色体。随后两条染色体分别移向细胞两极，靠近中心粒，最终移到两极的所有染色体各自合并成团。

（4）末期：染色体到达两极后解螺旋逐渐恢复为染色质，纺锤丝消失，核仁与核膜出现，形成两个新的细胞核；细胞膜在中部向内凹陷，形成与原来纺锤体方向垂直的分裂沟，分裂沟逐渐加深，并最终断裂，将细胞质均分为两份，形成两个子细胞。

四、细 胞 凋 亡

细胞凋亡是由死亡信号诱发的受调节的细胞死亡过程，是细胞生理性死亡的普遍形式。凋亡过程中DNA发生片段化，细胞皱缩分解成凋亡小体，被邻近细胞或巨噬细胞吞噬，不发生炎症。细胞凋亡涉及一系列基因的激活、表达及调控等的作用，它并不是病理条件下，自体损伤的一种现象，而是为更好地适应生存环境，为维持内环境稳定，由基因控制的、细胞自主、有序、主动争取的一种死亡过程。

（考点：细胞凋亡的概念）

知识链接

细胞坏死与细胞凋亡

细胞生命现象不可逆的停止即为细胞死亡，包括细胞坏死和细胞凋亡两种类型（表1-2）。细胞坏死是由于缺血、微生物侵袭、各种理化损伤等外界因素作用使细胞受损，是一种"非正常""意外"的死亡，是一种被动过程。而细胞凋亡是一种主动过程。

表 1-2　细胞坏死与细胞凋亡的主要特征比较

	细胞坏死	细胞凋亡
细胞形态	肿胀、溶解	皱缩
细胞膜	通透性增加、破裂	完整、皱缩、内陷
细胞器	受损	完整
细胞核	溶解	裂解
染色质	分解	致密、边缘化
结　局	细胞崩解；引发炎症反应；组织结构破坏	形成凋亡小体；无炎症反应发生；组织结构不破坏

第2节　上 皮 组 织

案例 1-1　　　　惠儿，男，9岁。周末参加春游活动后，出现鼻、眼睑发痒，流清涕，打喷嚏，呼气性呼吸困难而急诊入院。血常规检查：嗜酸性粒细胞比例增高（0.11）。临床诊断：外源性支气管哮喘。

问题： 1. 说出分布于支气管的上皮类型。
2. 说出分布于血管、食管、输尿管、淋巴管、肾小管的上皮类型。

上皮组织由大量紧密排列的上皮细胞和极少量的细胞外基质构成。上皮组织通常具有如下结构特点：①细胞数量多，排列紧密，细胞外基质极少。②上皮细胞具有极性，一面朝向体腔、有腔器官的腔面或人体表面，称为游离面；与其相对的另一面朝向深部组织，称为基底面。③上皮组织内一般没有血管和淋巴管，但常有丰富的神经末梢。

根据结构和功能的不同，上皮组织分为被覆上皮、腺上皮和感觉上皮三大类。上皮组织主要具有保护、吸收、分泌、感觉等功能。一般所说的上皮，通常是指被覆上皮。

一、被 覆 上 皮

被覆上皮呈薄膜状分布，覆盖于人体表面或衬贴于体腔、有腔器官腔面。根据细胞排列层次和形态特点不同，被覆上皮可分为以下几类（表1-3）。

表 1-3　被覆上皮的分类及主要分布

上皮类型		主要分布
单层上皮	单层扁平上皮	内皮：心、血管、淋巴管
		间皮：胸膜、腹膜、心包膜
		其他：肺泡、肾小囊壁层等

续表

上皮类型		主要分布
单层上皮	单层立方上皮	肾小管等
	单层柱状上皮	胃、小肠、大肠、胆囊、输卵管、子宫等
	假复层纤毛柱状上皮	气管、支气管等
复层上皮	复层扁平上皮	未角化的：口腔、食管、阴道等
		角化的：皮肤表皮
	变移上皮	肾小盏、肾大盏、肾盂、输尿管、膀胱

（考点：被覆上皮的分类与分布）

（一）单层上皮

单层上皮是仅由一层细胞构成的上皮，所有细胞的基底面都附着在基膜上。

1. 单层扁平上皮　由一层扁平细胞紧密排列组成（图1-7）。从表面观察，细胞呈不规则多边形，边缘呈锯齿状，相互嵌合，核扁圆形，位于细胞中央；在垂直切面上，细胞核呈扁椭圆形，居中，胞质很薄，仅含核部分略厚。分布于心、血管和淋巴管内表面的单层扁平上皮称为内皮，薄而光滑，有利于血液、淋巴的流动和细胞内外物质的交换。分布于胸膜、腹膜、心包膜表面的单层扁平上皮称为间皮，湿润光滑，能减少器官间的摩擦，便于内脏活动。单层扁平上皮在肺泡、肾小囊壁层也有分布。

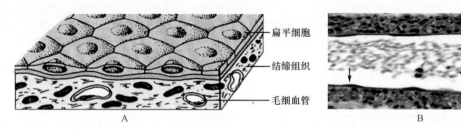

图1-7　单层扁平上皮

A. 单层扁平上皮模式图；B. 单层扁平上皮（内皮）光镜像

2. 单层立方上皮　由一层立方形的细胞紧密排列组成（图1-8）。从表面观察，细胞呈六角形或多边形；在垂直切面上，细胞近似正方形。细胞核圆形，位于细胞中央。单层立方上皮主要分布于肾小管等处，具有吸收和分泌功能。

3. 单层柱状上皮　由一层高棱柱状细胞紧密排列组成（图1-9）。从表面观察，细胞呈六角形或

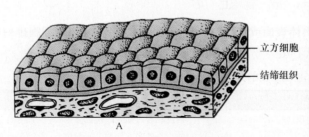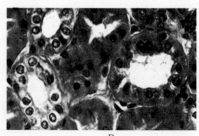

图1-8　单层立方上皮

A. 单层立方上皮模式图；B. 肾小管单层立方上皮光镜像

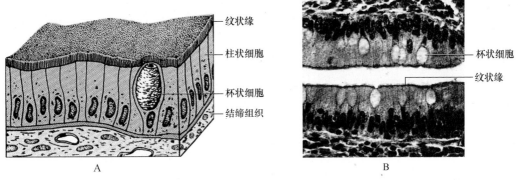

图 1-9　单层柱状上皮

A. 单层柱状上皮模式图；B. 单层柱状上皮光镜像

多边形；在垂直切面上，细胞呈长方形。细胞核椭圆形，靠近细胞基底部，核长轴与细胞长轴相一致。有些单层柱状上皮还夹杂有形似高脚杯的杯形细胞，能分泌黏液，起润滑、保护作用。单层柱状上皮主要分布于胃、小肠、大肠、胆囊、输卵管、子宫等器官腔面，具有保护、吸收和分泌功能。

4. 假复层纤毛柱状上皮　由一层高矮不等、形态不同的细胞紧密排列组成（图 1-10）。以柱状细胞为主，夹杂有锥形细胞、梭形细胞、杯状细胞。从侧面看，细胞核高低错落，貌似多层，但所有细胞的基底面都附着于基膜，实为一层，上皮顶部的柱状细胞游离面长有纤毛，故称假复层纤毛柱状上皮。该上皮主要分布于气管、支气管等呼吸道表面，具有保护功能。

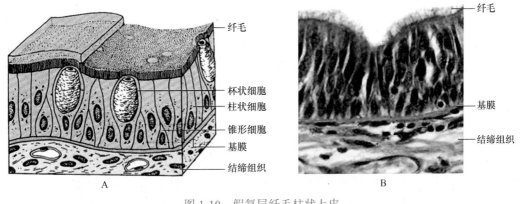

图 1-10　假复层纤毛柱状上皮

A. 假复层纤毛柱状上皮模式图；B. 假复层纤毛柱状上皮光镜像

知识链接

吸烟与呼吸道上皮损伤

假复层纤毛柱状上皮中，杯状细胞产生的黏液可黏附随吸气进入呼吸道的灰尘颗粒、细菌菌体等异物，柱状细胞纤毛的定向摆动则可将含异物的黏液团向喉部推送，通过咳嗽反射等将其排出体外，从而起到清洁呼吸道的作用。

长期吸烟者，烟雾颗粒的物理刺激会使上皮杯状细胞增生，其化学性损伤又会使纤毛退化脱落，造成黏液生成过多而排除能力减弱。同时，有害物质难以排出，在呼吸道内滞留，则引起上皮进一步损伤。

（二）复层上皮

复层上皮是由多层细胞构成的上皮，各层细胞形态功能不同，只有最深层的细胞基底面附着于基膜，其他细胞依次层叠排列。

1. 复层扁平上皮 由多层细胞紧密排列而成，从垂直切面看，其浅部的数层细胞为扁平形，中间部为几层多边形细胞，紧靠基膜的一层基底细胞是矮柱状或立方形（图1-11）。复层扁平上皮浅层细胞不断退化、脱落，而基底细胞分裂增生能力强，新生细胞逐渐向浅层移动，以补充浅层脱落的细胞。该上皮主要分布于皮肤表皮及口腔、食管、阴道等处的腔面，耐摩擦能力强，有阻止异物侵入的保护作用，且损伤后再生修复能力强。

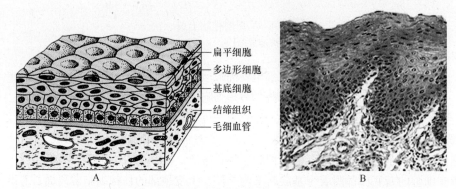

图 1-11 复层扁平上皮
A. 复层扁平上皮模式图；B. 复层扁平上皮光镜像

2. 变移上皮 由多层细胞组成，主要分布于肾小盏、肾大盏、肾盂、输尿管、膀胱等处。变移上皮的特点是细胞大小、形态及层次会随所在器官的舒缩状态而发生明显改变。当器官空虚收缩时，细胞体积较大，形态饱满，层数较多，上皮较厚（图1-12）；当器官充盈扩张时，细胞体积较小，表层细胞形态趋于扁平，层数较少，上皮较薄。

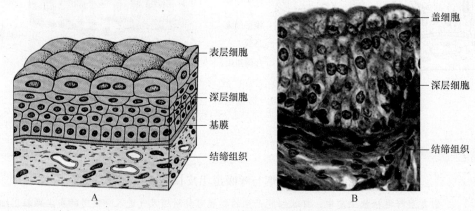

图 1-12 变移上皮
A. 变移上皮模式图；B. 变移上皮光镜像

二、腺上皮和腺

腺上皮是指由腺细胞为主组成的、主要行使分泌功能的上皮组织。腺也称腺体，是指以腺上皮为主要成分所构成的器官。

（一）外分泌腺和内分泌腺

根据有无导管及分泌物排出形式，腺可分为外分泌腺和内分泌腺。外分泌腺有导管，又称有管腺，其分泌物经导管排到体表或器官腔内，如汗腺、唾液腺等。内分泌腺没有导管，又称无管腺，其分泌物称激素，进入血液到达靶器官而发挥效应，如甲状腺、肾上腺等。

（二）外分泌腺的分类和一般结构

根据构成外分泌腺的细胞数量，可将外分泌腺分为单细胞腺和多细胞腺两类。杯状细胞是单细胞腺。多细胞腺大小不等，由分泌部和导管两部分组成。

1. 分泌部　是专门产生分泌物的场所，一般由一层上皮细胞围成，中央为腺腔，分泌物由腺腔经导管排出。根据分泌部的形状，外分泌腺可分管状腺、泡状腺和管泡状腺；根据分泌物的性质，则可分为浆液性腺、黏液性腺和混合性腺。

2. 导管　管壁由上皮围成，与腺腔相通，主要输送分泌物，但也有些腺的导管兼有分泌和吸收功能。导管无分支的腺称为单腺，导管有分支的腺称为复腺。

三、上皮细胞表面的特化结构

上皮细胞形态各异，都是为适应其所在部位的功能需求，加之上皮细胞具有明显极性，其两极往往处在不同环境中。有些上皮细胞，为进一步适应功能的需要，在游离面、侧面、基底面常常形成一些特化结构。

（一）上皮细胞的游离面

1. 微绒毛　是细胞向游离面伸出的微细指状突起。电镜下方能辨认其结构，外为细胞膜，内为细胞质，含微丝。微绒毛扩大了细胞游离面的表面积，有利于吸收。吸收功能越活跃的细胞，微绒毛越为发达。整齐排列的微绒毛在高倍光镜下显现为纵纹状的细胞边缘，称为纹状缘或刷状缘。

2. 纤毛　是细胞向游离面伸出的较粗长的突起。与微绒毛相似，外为细胞膜，内为细胞质，但比微绒毛粗长，且内含微管。纤毛有节律性定向摆动的能力，可协助上皮表面某些物质的输送。如输卵管上皮的纤毛摆动可协助卵巢排出的卵子向子宫腔方向的移动；呼吸道黏膜表面的纤毛摆动可把被吸入的灰尘颗粒、细菌等排出。

（二）上皮细胞的侧面

上皮细胞排列紧密，细胞间隙狭窄，相邻细胞侧面局部常特化出一些由细胞膜、细胞质甚至包含了细胞间质所组成的连接结构，主要包括紧密连接、中间连接、桥粒、缝隙连接（图1-13）。这些结构在电镜下才可见到，起到了维持组织整体性和协调性、封闭细胞间隙、加强细胞间联系、参与细胞间信息传递等作用。以上细胞连接并不是同时存在的，一般来说，只要有两种以上同时出现，即可称为连接复合体。此外，这些细胞连接不是上皮组织独有的，也会出现在上皮组织以外的其他组织细胞之间。

（三）上皮细胞的基底面

1. 基膜　是上皮细胞基底面与深部结缔组织之间的一层薄膜。不同上皮的基膜厚薄不一，假复层纤毛柱状上皮和复层扁平上皮的基膜稍厚，其他上皮的基膜较薄。基膜除具有连接、支持、固着作用外，还是一种半透膜，有利于上皮细胞与深层结缔组织之间进行物质交换。

2. 质膜内褶　是上皮细胞基底面的细胞膜向细胞内陷折叠而成的皱褶（图1-14）。质膜内

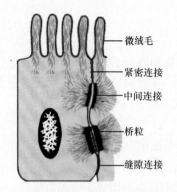

微绒毛
紧密连接
中间连接
桥粒
缝隙连接

图 1-13 单层柱状上皮微绒毛与细胞连接

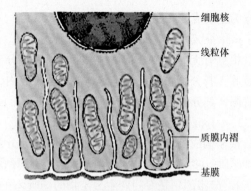

细胞核
线粒体
质膜内褶
基膜

图 1-14 上皮细胞基底面质膜内褶结构

褶有效扩大了细胞基底面的表面积，有利于水、电解质等物质的转运。在质膜内褶附近的细胞质中，常含有许多纵列的线粒体，可为物质转运提供能量。

第 3 节 结 缔 组 织

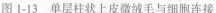

案例 1-2 患儿，男，7岁。两周前有上呼吸道感染史，近日出现畏寒、发热，全身皮肤、黏膜出血，并有大片瘀斑，实验室检查示血小板计数 $18×10^9/L$，出血时间延长。医生对此患儿采取静脉输血治疗，以补充供给血小板。

问题： 1. 说出血液的组成。
2. 说出各类血细胞的正常值。

结缔组织由大量细胞外基质和散在其中的细胞构成。细胞种类多而数量少，无极性。细胞外基质又称细胞间质，包含纤维、基质和组织液。结缔组织具有支持、连接、保护、贮存营养、物质运输等功能。结缔组织分布广泛，形态多样，包括纤维性的固有结缔组织、液态的血液、固态的软骨组织和骨组织等。一般所讲的结缔组织是指固有结缔组织。

一、固有结缔组织

固有结缔组织包括疏松结缔组织、致密结缔组织、脂肪组织、网状组织等。

（一）疏松结缔组织

疏松结缔组织又称蜂窝组织（图 1-15），广泛分布于器官与器官之间、组织与组织之间及细

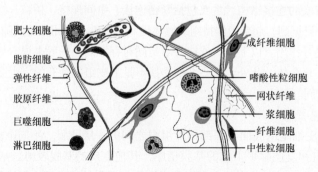

肥大细胞
脂肪细胞
弹性纤维
胶原纤维
巨噬细胞
淋巴细胞

成纤维细胞
嗜酸性粒细胞
网状纤维
浆细胞
纤维细胞
中性粒细胞

图 1-15 疏松结缔组织

胞与细胞之间，具有连接、支持、营养、防御、修复等功能。

1. 细胞

（1）成纤维细胞：是疏松结缔组织内的主要细胞，常分布在胶原纤维附近或附着其上，具有合成纤维和基质的功能。成纤维细胞形态扁平而有突起，核大呈卵圆形，细胞质呈弱嗜碱性，电镜下可见丰富的粗面内质网、游离核糖体和发达的高尔基复合体，可见该细胞有旺盛的合成蛋白质的功能。成纤维细胞处于功能静止状态的时候，细胞变形为长梭状，细胞核缩小，染色深，此时称纤维细胞。

（2）巨噬细胞：形态随功能状态而改变，通常呈圆形或椭圆形，有钝圆突起，功能活跃时会伸出较长伪足而形态不规则。巨噬细胞的核较小，卵圆形，染色深，胞质丰富，多呈嗜碱性，胞质内含大量溶酶体、吞噬体和吞饮泡等结构。巨噬细胞来源于血液中的单核细胞，具有趋化性和变形运动的能力，可吞噬清除外来异物和衰老的自体细胞，此外还参与免疫应答并具有多种其他功能。

（3）浆细胞：呈圆形或卵圆形，胞质呈嗜碱性，胞核小而圆，核内染色质呈团块状辐射排列，形似车轮，且常偏位于细胞一侧。浆细胞由 B 淋巴细胞在抗原刺激下转化而来，可合成和分泌免疫球蛋白（抗体），参与体液免疫。浆细胞主要分布于某些淋巴器官内及消化管和呼吸道黏膜固有层的结缔组织内。

（4）肥大细胞：常分布在小血管和小淋巴管周围，体积较大，呈圆形或卵圆形，核小而圆，胞质内充满粗大的异染性嗜碱性颗粒，内含肝素、组胺、中性粒细胞趋化因子及嗜酸性粒细胞趋化因子等。当机体发生过敏反应时，肥大细胞会产生脱颗粒反应，胞质还合成释放白三烯，与组胺共同作用，引起荨麻疹、哮喘，甚至休克等症状。肝素具有抗凝血作用。

（5）脂肪细胞：体积较大，呈圆球形，单个或成群分布，常因相互挤压而表现为多边形。细胞内含大量脂滴，胞质和胞核被脂滴推挤至细胞一侧而呈月牙形。在 HE 染色标本中，脂滴被溶解，细胞呈空泡状。脂肪细胞可合成、贮存脂肪，参与能量代谢。

（6）未分化的间充质细胞：形态结构与纤维细胞相仿，常分布在小血管尤其是毛细血管周围。这种细胞是一种较原始的细胞，保留有多向分化的潜能，在炎症及创伤修复时可分化为成纤维细胞，也可分化为新生血管壁的内皮细胞或平滑肌细胞等。

知识链接

肥大细胞与过敏反应

肥大细胞释放的组胺和白三烯可使皮肤的微静脉和毛细血管扩张，通透性增加，血浆蛋白和液体溢出，导致组织水肿，形成荨麻疹；也可使支气管黏膜水肿、平滑肌痉挛，导致支气管通气不畅，呼吸困难，引发哮喘；还可使全身小动脉扩张，导致血压急剧下降，引起休克。这些病症均属过敏反应，凡可致肥大细胞脱颗粒的物质都是过敏原，即引发过敏反应的抗原。

2. 细胞外基质　疏松结缔组织细胞外基质多，包括纤维、基质和不断更新的组织液。

（1）纤维：有胶原纤维、弹性纤维和网状纤维 3 种。

1）胶原纤维：数量最多，新鲜时呈白色，又称白纤维。HE 染色时呈粉红色，粗细不等，呈波浪形。其化学成分为胶原蛋白。胶原纤维韧性大，牢固，抗拉力强。

2）弹性纤维：新鲜时呈黄色，又称黄纤维。HE染色切片中，着色淡红，不易与胶原纤维区分，可被醛复红染成蓝紫色。弹性纤维较细，有分支，交织成网。其化学成分为弹性蛋白，富有弹性。随着年龄的增长，弹性纤维的弹性会逐渐减弱。

3）网状纤维：数量较少，纤维细且分支多，交织成网。HE染色不易着色。用银染法处理呈黑色，又称嗜银纤维。网状纤维主要分布在网状组织内。

（2）基质：是无色透明的胶状物质，充满于纤维与细胞之间，其化学成分为蛋白多糖。透明质酸是构成蛋白多糖的主要分子，它结合许多蛋白质和多糖，形成了带有许多微小孔隙的大分子结构，称分子筛。分子筛可限制大分子物质（如细菌、肿瘤细胞等）通过，起到限制有害物质扩散的屏障作用。但某些细菌、癌细胞、蛇毒等可产生透明质酸酶，分解透明质酸而破坏分子筛，导致感染和肿瘤的扩散。

（3）组织液：是从毛细血管动脉端渗出到基质孔隙中的液体，然后经毛细血管静脉端或毛细淋巴管回流入血液或淋巴，此过程处于不断更新的动态平衡之中。组织液循环更新，给组织细胞带来各种营养物质和氧，带走细胞的代谢产物。在病理情况下，基质中的组织液增多或减少，前者导致水肿，后者导致脱水，均可影响细胞的正常生理活动。

（考点：疏松结缔组织中各种细胞、纤维）

（二）致密结缔组织

致密结缔组织主要由大量胶原纤维组成。纤维粗大，排列致密而纤维间的细胞和基质较少。胶原纤维排列较规则者，见于肌腱和韧带（图1-16）。胶原纤维排列不规则，互相交织而致密者，见于皮肤的真皮及器官的被膜等（图1-17）。

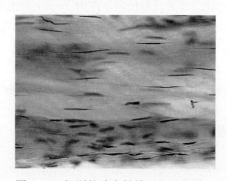
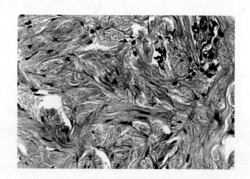

图1-16　规则的致密结缔组织（肌腱）　　图1-17　不规则的致密结缔组织（真皮）

（三）脂肪组织

脂肪组织是由大量群集的脂肪细胞组成的结缔组织，脂肪细胞之间会有少量疏松结缔组织存在，将其分隔为若干脂肪小叶（图1-18）。脂肪组织分布于皮下、肠系膜、网膜及某些内脏器官周围，主要起保温、缓解机械性冲击、充填支持、储存脂肪等作用。脂肪组织是人体重要的能量库。

（四）网状组织

网状组织由网状细胞、网状纤维和基质组成。网状细胞呈星形，有突起，其突起相互连接成网（图1-19）。网状细胞可产生网状纤维，网状纤维相互交织，并深陷于网状细胞的胞体和突起内，构成其依附的支架。网状组织通常作为造血组织和淋巴组织的基本架构而存在，为血细胞和淋巴细胞的发生发育提供适宜的微环境。

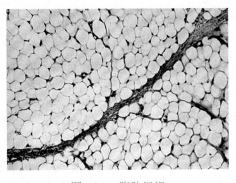

图 1-18 脂肪组织

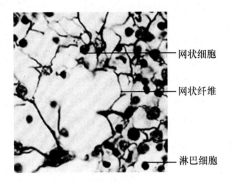

图 1-19 网状组织（淋巴结）光镜结构

二、血　液

血液循环流动于心血管内，由血浆和血细胞组成。健康成人有效循环血量约为 5L，占体重的 7%～8%。

（一）血浆

血浆相当于细胞外基质，主要成分是水，占 90%，其余为血浆蛋白（白蛋白、球蛋白、纤维蛋白原）、酶、激素、糖、脂类、维生素、无机盐、代谢产物等。血液凝固后析出的淡黄色透亮液体称为血清。

（二）血细胞

血细胞包括红细胞、白细胞和血小板（图 1-20）。血细胞的分类和正常值，见表 1-4。

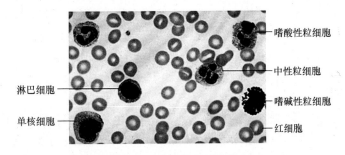

图 1-20 血涂片光镜结构

表 1-4 血细胞的分类和正常值

分类	正常值
红细胞	男：（4.0～5.5）×10^{12}/L；女：（3.5～5.0）×10^{12}/L
血红蛋白	男：120～150g/L；女：110～140g/L
白细胞	（4.0～10.0）×10^{9}/L
中性粒细胞	0.5～0.7
嗜碱性粒细胞	0～0.01
嗜酸性粒细胞	0.005～0.03
单核细胞	0.03～0.08
淋巴细胞	0.25～0.3
血小板	（100～300）×10^{9}/L

1. 红细胞　是数量最多的血细胞。成熟红细胞呈双面略凹的圆盘状，直径7.5μm左右，中央较薄，周缘较厚，无细胞核与细胞器，表面光滑。红细胞胞质中充满了血红蛋白（Hb）。血红蛋白是一种含铁的蛋白质，具有运输O_2和CO_2的功能。

正常人的外周血液中还含有少量的未完全成熟的红细胞，称为网织红细胞。其胞质内残留部分未完全退化的核糖体。网织红细胞占红细胞总数的比值为0.5%～1.5%，新生儿可达3%～6%。网织红细胞的比值可在一定意义上反映骨髓造血能力的强弱。

2. 白细胞　是有核的球形细胞，体积通常比红细胞大，可通过变形运动的方式穿过血管壁进入组织中发挥防御和免疫功能。白细胞数量比红细胞少，但种类较多（图1-21）。根据胞质中是否含有特殊颗粒，可将其分为有粒白细胞（常简称为粒细胞）和无粒白细胞两类。有粒白细胞又可按特殊颗粒的嗜色性不同分为中性粒细胞、嗜酸性粒细胞、嗜碱性粒细胞3种；无粒白细胞又包括单核细胞和淋巴细胞2种。

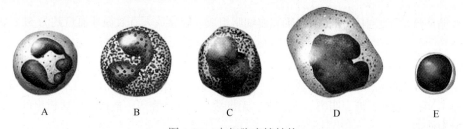

图1-21　白细胞光镜结构
A. 中性粒细胞；B. 嗜酸性粒细胞；C. 嗜碱性粒细胞；D. 单核细胞；E. 淋巴细胞

（1）中性粒细胞：白细胞中数量最多的一种。直径10～12μm，细胞核呈杆状或分叶状，分叶核一般为2～5叶，叶间有细丝相连。核分叶数目越多的中性粒细胞离开骨髓的时间越久。细胞质呈极浅的粉红色，内含许多细小的颗粒，包括嗜天青颗粒和特殊颗粒2种。嗜天青颗粒是一种溶酶体，而特殊颗粒中含有溶菌酶和吞噬素。中性粒细胞具有吞噬和杀灭细菌的能力，在其吞噬细菌后，自身也死亡成为脓细胞，与坏死组织一起液化成为脓液。

（2）嗜酸性粒细胞：直径10～15μm，细胞核常分两叶，呈"八"字形分布，其间以细柄相连。细胞质中含有粗大而分布均匀的嗜酸性颗粒，颗粒呈橘红色，内含多种酸性水解酶，且含有组胺酶、芳基硫酸酯酶等。嗜酸性粒细胞具有减轻过敏反应及杀灭寄生虫的作用。

（3）嗜碱性粒细胞：数量最少，直径10～12μm，细胞核呈"S"形或不规则形，染色浅。细胞质内含有大小不等、分布不均的嗜碱性颗粒，染成蓝紫色，可遮盖在细胞核上，颗粒内含肝素、组胺、中性粒细胞趋化因子、嗜酸性粒细胞趋化因子等。嗜碱性粒细胞与肥大细胞功能相似，参与过敏反应。

（4）单核细胞：体积最大，直径14～20μm，细胞核呈肾形、马蹄形或扭曲折叠的不规则形。细胞质丰富，呈弱嗜碱性，染成浅灰蓝色，内含细小的嗜天青颗粒，即溶酶体。单核细胞具有变形运动和吞噬能力，它在血液中停留一定时间后离开血管进入结缔组织或其他组织中，转化为巨噬细胞或其他具有吞噬功能的细胞。

（5）淋巴细胞：体积差异较悬殊，直径6～20μm，可分小、中、大3种，但循环血中主要为6～8μm的小淋巴细胞，少部分为8～12μm的中淋巴细胞。细胞核多呈圆形，一侧常有凹痕，染色深，占细胞体积的比例很大。细胞质少，嗜碱性，染成蔚蓝色。

淋巴细胞不仅产生于骨髓，还可自淋巴器官或淋巴组织产生。根据其发生来源、表面特征和免疫功能的不同，可分为 B 细胞（骨髓依赖性淋巴细胞）、T 细胞（胸腺依赖性淋巴细胞）和 NK 细胞（自然杀伤性淋巴细胞）。B 细胞参与体液免疫，T 细胞参与细胞免疫，NK 细胞在无需抗体参与的情况下直接杀伤靶细胞。

3. 血小板　不是严格意义上的细胞，而是骨髓中巨核细胞脱落下来的细胞质碎块。直径 $2\sim4\mu m$，呈双面略凸的圆盘状，受机械或化学刺激时常伸出伪足，呈不规则形。血小板外有完整的细胞膜包被，无细胞核但有细胞器。在血涂片上，血小板常聚集成群。血小板在止血与凝血过程中有重要作用。

（考点：血液的组成、血细胞的分类及正常值）

知识链接

造血器官

血细胞由造血器官生成。人体发生发育不同时期的造血器官不同，最早是胚胎第 2 周时的卵黄囊，原始的造血干细胞就产生于卵黄囊上的血岛。其后，肝脏、脾脏先后具有造血功能，并维持至出生前，其中脾脏造淋巴细胞的功能维持终身。人胚约在第 4 个月时，骨髓开始造血，成为最主要的造血器官，并维持终身。此外，淋巴结、胸腺等淋巴器官及分布在消化管、呼吸道等身体各处的淋巴组织也是产生淋巴细胞的重要部位。

三、软骨组织与软骨

软骨是由软骨组织和软骨膜构成的器官。软骨组织主要由软骨细胞和软骨基质构成。软骨膜包被于软骨组织周围，由致密结缔组织构成。

（一）软骨组织的一般结构

1. 软骨细胞　软骨细胞包埋在软骨基质中，所在的腔隙称软骨陷窝。分布于软骨膜附近的软骨细胞为幼稚软骨细胞，体积较小，扁圆形，单独占据一个软骨陷窝，越靠近软骨中央区域的软骨细胞越成熟，体积渐大，圆形或椭圆形，常 2~8 个聚集在一个软骨陷窝中，它们由同一个软骨细胞增殖而来，称同源细胞群。

2. 软骨基质　即软骨细胞产生的细胞外基质，由基质和纤维组成。基质呈凝胶状，主要成分是蛋白多糖和水，其蛋白多糖与疏松结缔组织中相似，也构成"分子筛"结构。纤维成分包埋于基质中，其种类和数量的不同使软骨组织具有不同的特性，同时也决定了软骨的类型。

（二）软骨的类型

根据细胞间质中纤维种类和数量的不同，软骨可分为透明软骨、弹性软骨、纤维软骨 3 种。

1. 透明软骨　新鲜时呈半透明状。基质中包埋有少量的胶原原纤维，胶原原纤维细小而分布稀疏，其折光性又与基质的折光性相近，在 HE 染色的切片上难以分辨（图 1-22）。透明软骨主要分布于鼻、喉、气管、支气管及肋软骨、关节软骨

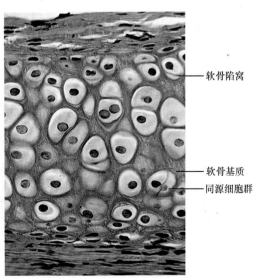

图 1-22　透明软骨

（图中标注：软骨陷窝、软骨基质、同源细胞群）

等处。

2. 弹性软骨　新鲜时呈不透明的黄色。基质中包埋有大量弹性纤维，纤维交错排列，使这种软骨具有良好的弹性（图1-23）。弹性软骨分布于耳郭、会厌等处。

3. 纤维软骨　呈不透明的乳白色。基质中包埋有大量平行或交织排列的胶原纤维束，软骨细胞较小，在胶原纤维束之间单个或成串分布（图1-24）。纤维软骨具有很强的韧性，主要分布于椎间盘、关节盘及耻骨联合等处。

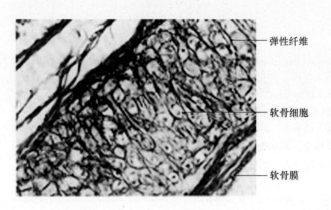

图 1-23　弹性软骨

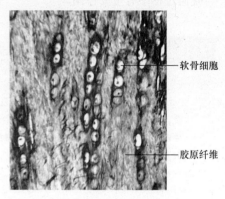

图 1-24　纤维软骨

四、骨组织与骨

骨组织主要由骨细胞和骨基质构成，是骨的结构主体。骨是由骨组织和骨膜等构成的坚硬器官。

（一）骨组织的一般结构

1. 骨基质　简称骨质，即骨组织中钙化的细胞外基质，由有机成分与无机成分构成。有机成分使骨基质具有韧性和弹性，由大量胶原纤维和少量基质组成。无机成分又称骨盐，使骨质坚硬。骨盐沉积于呈板层状排列的胶原纤维上，构成既韧又硬的板状结构，称骨板（图1-25）。骨板间和骨板内有许多小腔，称骨陷窝。骨陷窝周围放射状分布的小管称骨小管。相邻骨陷窝之间的骨小管可以相互通连。骨板是骨基质的基本结构形式，骨板的不同排列形式构成了骨密质和骨松质。

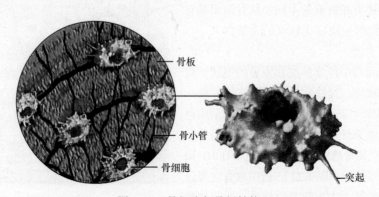

图 1-25　骨细胞与骨板结构

2. 细胞　骨组织的细胞有 4 种，即骨细胞、骨祖细胞、成骨细胞和破骨细胞。骨细胞数量最多，位于骨基质内，其余 3 种细胞数量少，位于骨组织周边。骨细胞有许多突起，形似蜘蛛，其胞体较小，呈扁椭圆形，位于骨陷窝内，突起细长，伸入骨小管中。

（二）骨松质与骨密质的结构

骨松质与骨密质是骨组织的两种结构形式。骨松质主要分布于长骨的骺及其他骨的内部，骨密质主要分布于长骨的骨干和其他骨的表层。

1. 骨松质　由大量片状或针状的骨小梁排列而成。骨小梁相互交织，构成多孔的网架状结构，其内充满红骨髓。骨小梁由数层平行排列的骨板构成。

2. 骨密质　骨板排列规则而致密，主要有 3 种形式（图 1-26）。

（1）环骨板：包括外环骨板和内环骨板。外环骨板环绕于长骨骨干的外周，内环骨板分布于近骨髓腔的内侧面。外环骨板较厚，由 10～20 层平行排列的骨板组成；内环骨板薄，仅由数层骨板组成，排列因骨髓腔形态而异。

（2）骨单位：又称哈弗斯系统，位于内外环骨板之间，数量多，呈筒状，顺着长骨的纵轴平行排列。每个骨单位由 10～20 层同心圆状排列的骨板构成，横断面形似树木的年轮。骨单位中央有一条纵行的管道，称中央管；不同

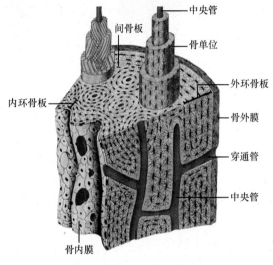

图 1-26　长骨骨干立体结构

骨单位之间有横向通连的管道，称穿通管，穿通管也存在于环骨板内。穿通管与中央管相互通连，内有来自骨膜的血管和神经的分支走行。

（3）间骨板：填充在骨单位之间的一些扇形或不规则形的平行骨板。间骨板是骨组织重建过程中原有骨单位或环骨板被破坏吸收后残留的部分。

第 4 节　肌　组　织

肌组织主要由肌细胞组成。肌细胞之间有少量结缔组织及丰富的血管、淋巴管和神经。肌细胞形态细长呈纤维状，故又称肌纤维。肌纤维的细胞膜称肌膜，细胞质称肌质，特化的滑面内质网称肌质网。肌质内含大量与肌纤维长轴相平行且排列成束的肌丝。肌丝是肌纤维舒缩功能的主要物质基础。

根据形态结构和功能特点的不同，肌组织可分为骨骼肌、心肌、平滑肌 3 种。骨骼肌纤维和心肌纤维表面均有横纹，故又称横纹肌。骨骼肌受躯体神经支配，属随意肌；心肌和平滑肌受内脏神经支配，为不随意肌。

（考点：肌组织的分类）

一、骨　骼　肌

骨骼肌分布于人体的头、颈、躯干和四肢，大多借肌腱附着于骨骼，其收缩迅速有力，主要成分为骨骼肌纤维。整块骨骼肌外包有结缔组织形成的被膜，称肌外膜。肌外膜伸入肌内，

分支形成肌束膜分隔包围出大小不等的肌束。每条肌纤维外包绕有少量结缔组织形成的肌内膜（图 1-27）。

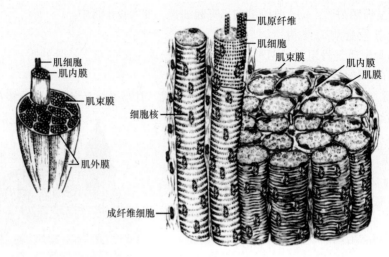

图 1-27　骨骼肌结构

（一）骨骼肌纤维的光镜结构

骨骼肌纤维呈细长圆柱形，通常无分支，直径 10～100μm，长短随所在部位差异较大，通常为 1～40mm，长者可达 100mm。骨骼肌纤维细胞核呈扁椭圆形，数量多，一条肌纤维可有十几个、几十个甚至上百个核，紧贴于肌膜内侧（图 1-28）。

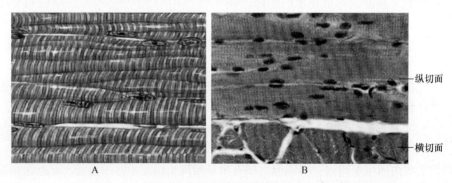

图 1-28　骨骼肌纤维的光镜结构
A. 骨骼肌纵切面光镜结构像；B. 骨骼肌细胞纵、横切面光镜结构像

肌质内含有许多与肌纤维长轴相平行的肌原纤维，每条肌原纤维上有明暗相间的带。明带也称 I 带，是染色浅的区域，其中央有一条深染的细线，称 Z 线。暗带也称 A 带，是染色深的区域，其中央有一稍浅染的窄带，称 H 带。H 带的中央（也即整个暗带的中央），有一条深染的线，称 M 线。整条肌原纤维就是由众多明带、暗带交替排列构成。相邻两条 Z 线之间的一段肌原纤维称为肌节，是肌纤维收缩的基本结构和功能单位（图 1-29）。一个完整的肌节包括 1/2 明带＋1 个暗带＋1/2 明带。由于一条肌纤维内，所有肌原纤维的明带、暗带都是各自对齐排列于同一平面的，所以光镜下肌纤维的表面可见明暗交替的横纹。

（二）骨骼肌纤维的超微结构

1. 肌原纤维　由大量的粗肌丝和细肌丝有规律地平行排列构成。粗肌丝位于暗带，其中央

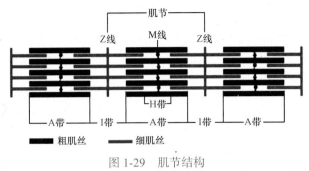

图 1-29 肌节结构

固定于 M 线，两端游离；细肌丝则一端固定于 Z 线，另一端游离，插入粗肌丝之间，终止于 H 带的边缘（图 1-29）。因此，暗带中央的 H 带是只有粗肌丝的区域；H 带两侧的暗带是粗细肌丝重叠的区域；明带则是只有细肌丝的区域。

2. 横小管　由肌膜向肌质内凹陷形成的小管，与肌纤维的长轴相垂直。骨骼肌纤维的横小管位于明带与暗带的交界处（图 1-30）。同一平面的横小管彼此分支吻合成网，环绕于每条肌原纤维周围，肌原纤维从其网眼中穿过。横小管的管壁即肌膜向肌质内的延伸，它可将肌膜的兴奋迅速传至每个肌节。

3. 肌质网　是肌纤维特化的滑面内质网，分布于相邻的横小管之间，包绕于肌原纤维周围（图 1-30）。其中部呈纵向排列，称纵小管，两端膨大并相互通连成为终池，内含大量钙离子。每个横小管与两侧的终池组成三联体，但三联体内的横小管和终池各自独立，并不相通。

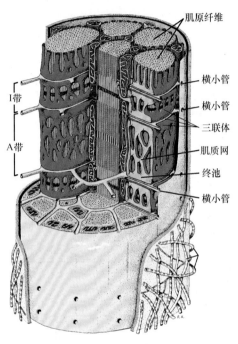

图 1-30　骨骼肌纤维的超微结构

（考点：肌节、三联体的概念）

二、心　肌

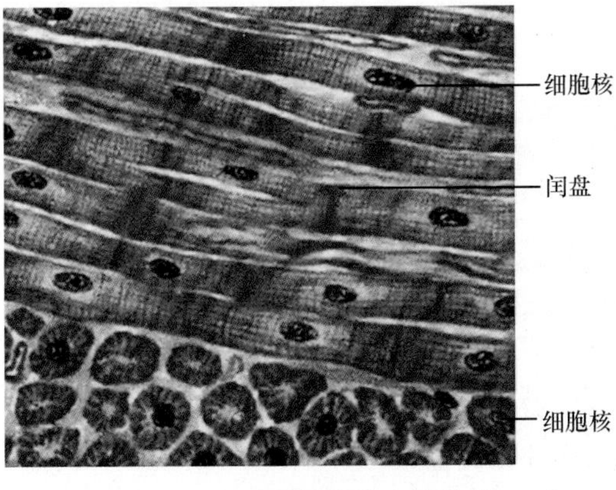

心肌分布在心和临近心的大血管根部，主要由心肌纤维构成。心肌收缩持久且不易疲劳。

（一）心肌纤维的光镜结构

心肌纤维呈短柱状，多数有分支，分支互相吻合连接成网。心肌纤维一般只有一个细胞核，偶尔有两个核，呈椭圆形，位于细胞中央，染色较浅（图 1-31）。心肌纤维表面也有横纹，并可区分出明带、暗带，但横纹不如骨骼肌纤维明显，其肌原纤维也不如骨骼肌纤维发达。在心肌纤维分支连接处，细胞膜特化形成闰盘，光镜下呈染色较深的横形或阶梯形带状纹线。

图 1-31　心肌纤维的光镜结构

（二）心肌纤维的超微结构

心肌纤维与骨骼肌纤维在超微结构上有许多相似的地方，如心肌纤维也有粗、细两种肌丝；肌丝在肌节内的排列与骨骼肌纤维相同；也有横小管和肌质网等结构。但心肌纤维尚具有与骨骼肌纤维不同的一些特点（表1-5）。

1. 肌原纤维不明显。大量肌丝被稀疏的肌质网和纵列的线粒体分隔成粗细不等的肌丝束而没有形成明显的肌原纤维。

2. 横小管较粗，位于Z线水平。

3. 肌质网不发达。虽也形成纵小管，但较稀疏，其末端形成的终池扁而小，且常只在横小管的一侧有，只能与横小管形成二联体。

4. 有特征性的闰盘。闰盘处有中间连接、桥粒和缝隙连接，这些连接结构保证了众多心肌纤维收缩的同步性和协调性。

表1-5　骨骼肌纤维与心肌纤维的比较

	骨骼肌纤维	心肌纤维
形态	细长圆柱形，无分支	短圆柱形，有分支，相互连接成网
横纹	有	有，不明显
细胞核	多个，扁椭圆形，紧贴肌膜，位于肌膜下	单个，偶有2个，椭圆形，位于肌纤维中央
闰盘	无	有
横小管	位于明、暗带交界处	较粗，位于Z线水平
肌质网	发达，终池与横小管常形成三联体	不发达，终池扁小，多与横小管形成二联体

三、平　滑　肌

平滑肌广泛分布于血管壁和内脏器官，主要由平滑肌纤维构成。平滑肌纤维有较强的伸展性，其收缩缓慢而持久。

平滑肌纤维呈长梭形，无横纹，中间含核的部位较粗，两端尖细。平滑肌纤维只有一个细胞核，核呈长椭圆形或杆状，位于细胞中央（图1-32）。平滑肌纤维多成层或成束排列，同一层内，肌纤维彼此平行，粗细交替，聚集排列，一条肌纤维中部较粗的部分往往与相邻肌纤维两端纤细的部分相嵌合。这种排列形式使肌纤维之间排列紧密且有利于收缩力的传导。

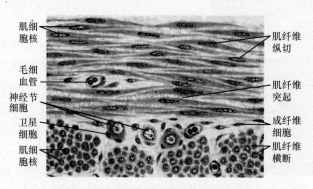

图1-32　平滑肌纤维的光镜结构

相邻肌层的肌纤维走向往往不同。肌层之间有结缔组织分布，其内有血管、淋巴管和神经。平滑肌纤维内也有粗、细肌丝，但其排列形式与骨骼肌纤维和心肌纤维显著不同，没有形成明暗交替的横纹。

第 5 节　神 经 组 织

案例 1-3　　患者，男，19 岁。近 3 个月来出现右眼睑下垂，右眼复视，感觉说话费力，近 1 周出现下肢无力，抬腿困难。来院就诊。临床初步诊断：重症肌无力（重症肌无力是由于突触后膜上受体数目减少，影响神经肌接头信息传递的自身免疫性疾病）。

问题：1. 说出突触的概念。
　　　2. 说出化学突触的结构。

神经组织是神经系统的主要成分，由神经细胞和神经胶质细胞组成。神经细胞又称神经元，是神经系统结构和功能的基本单位，具有接受刺激、整合信息、传导神经冲动的功能。神经胶质细胞简称神经胶质，对神经元起支持、营养、保护和绝缘的作用。

一、神 经 元

（一）神经元的形态结构

神经元形态多样，但有一个共同特征就是均具有突起，因此神经元都可分为胞体和突起两部分（图 1-33）。

1. **胞体**　神经元的胞体是其营养和代谢的中心，通常位于脑皮质、脑干和脊髓的灰质及神经节内。胞体的大小和形态差异很大，可呈圆形、梭形、梨形、星形等。其结构与一般细胞相似，由细胞膜、细胞质、细胞核构成。细胞膜包被于胞体表面，可接受刺激、传导冲动；细胞核只有 1 个，居于胞体中央，大而圆，染色浅，但核仁大且染色深；细胞质中含多种细胞器，其中尼氏体和神经原纤维是神经元特有的两种结构（图 1-34）。

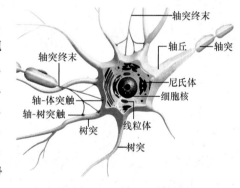

图 1-33　神经元结构

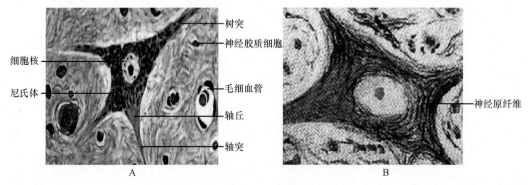

图 1-34　神经元光镜结构
A. 尼氏体；B. 神经原纤维

（1）尼氏体：光镜下呈嗜碱性颗粒状或小块状结构，又称嗜染质。电镜下可见尼氏体是由发达的粗面内质网和游离核糖体构成，主要功能是合成蛋白质和神经递质。

（2）神经原纤维：在 HE 染色的切片上不着色，用银染法则显现为棕黑色的细丝状结构，相互交织成网，并伸入突起内。电镜下可见神经原纤维由微管和神经丝构成，形成了神经元的骨架，另外也与神经递质的输送相关。

2. 突起　由神经元的细胞膜与细胞质向胞体表面突出形成，根据形态结构和功能的不同可分为树突和轴突两种（表 1-6）。

表 1-6　神经元树突与轴突的比较

	树突	轴突
数量	一个或多个	只有一个
形态	树状分支，分支表面有棘状突起	表面光滑，可有侧支，终末分支呈树状
结构	与胞体相似，有尼氏体和神经原纤维	只有神经原纤维，没有尼氏体
功能	将神经冲动传向胞体	将神经冲动传离胞体

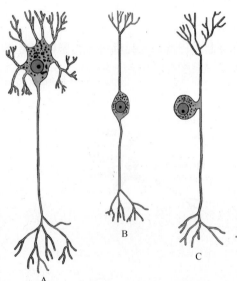

图 1-35　神经元的主要形态
A. 多极神经元；B. 双极神经元；C. 假单极神经元

（1）树突：每个神经元可有一个至多个树突。树突分支呈树枝状，表面粗糙，可见棘状突起，称树突棘。树突的内部结构与胞体相似，尼氏体和神经原纤维在树突内均可见到，但树突内的神经原纤维不像胞体内交织排列，而是顺着突起的走行平行排列。树突的功能是接受刺激并将神经冲动传向胞体。

（2）轴突：每个神经元只有一个轴突。轴突形态细长，表面光滑无突起，可有侧枝，末端分支呈爪状，形成轴突终末。轴突内有神经原纤维而无尼氏体。轴突的功能是将胞体的神经冲动传给其他神经元或效应器。

（二）神经元的分类

1. 根据神经元突起数目分类（图 1-35）

（1）多极神经元：有一个轴突多个树突。

（2）双极神经元：有一个轴突一个树突。

（3）假单极神经元：从胞体直接发出的突起只有一个，但该突起离开胞体不远即分为两支，一支进入中枢神经系统，称中枢突，另一支分布到周围组织，称周围突。

2. 根据神经元功能分类（图 1-36）

（1）感觉神经元：又称传入神经元，感受体内外各种刺激，并将信息传向中枢。

（2）运动神经元：又称传出神经元，将神经冲动传出至肌或腺。

（3）中间神经元：又称联络神经元，位于感觉神经元和运动神经元之间，起信息加工、整合和传递作用。

（考点：神经元的分类）

二、突　　触

突触是神经元与神经元之间或神经元与效应细胞之间的一种特化的细胞连接结构，通过它实现细胞与细胞之间的信息传递。突触可分为电突触和化学突触两类。电突触实际是缝隙连接，是以生物电流作为通信媒介的突触。化学突触是以神经递质作为通信媒介的突触。在神经元之间的化学突触中，比较常见的是一个神经元的轴突终末与另一个神经元的树突棘、树突或胞体相连接，形成的突触分别为轴 - 棘突触、轴 - 树突触或轴 - 体突触。通常所说的突触是指化学突触，在电镜下由突触前成分、突触后成分和突触间隙构成（图 1-37）。

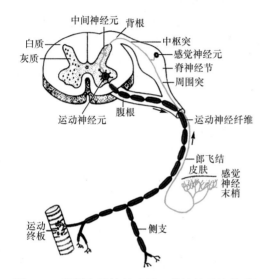

图 1-36　脊髓和脊神经（示三种神经元的关系）

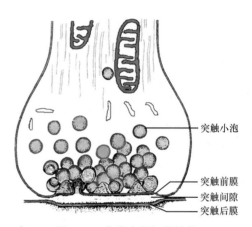

图 1-37　化学突触超微结构

（一）突触前成分

一般是神经元的轴突终末，膨大呈球状，其内含有许多突触小泡和线粒体等。其紧邻突触间隙的细胞膜称为突触前膜。突触小泡内含神经递质或神经调质。

（二）突触间隙

是存在于突触前成分与突触后成分之间的狭窄间隙，宽 15～30nm。

（三）突触后成分

是与突触前成分相对应的另一神经元（或效应细胞）上的部分。其紧邻突触间隙的细胞膜特化增厚，称为突触后膜。突触后膜上有能与特定神经递质或神经调质发生特异性结合的受体。

当神经冲动沿轴突传导到突触前成分时，突触前成分内的突触小泡向突触前膜移动，并与突触前膜融合，通过出胞作用将突触小泡的内容物释放入突触间隙，使之与突触后膜上的特异性受体结合，引起突触后膜内离子通道的开放，膜两侧的离子重新分布，引起膜上产生相应电位改变。化学突触的结构基础和传导机制决定了神经冲动的传导只能是由突触前成分向突触后成分单向传导。

（考点：突触的概念）

三、神经胶质细胞

神经胶质细胞广泛分布于神经元之间，均有突起，但其突起无树突、轴突之分，不具有传导神经冲动的功能。神经元被神经胶质细胞分隔，只在突触部位接触。神经胶质细胞除对神经元具有支持、营养作用外，还起到保护、绝缘作用，以保证神经冲动传导过程中的专一性。神经胶质细胞在中枢神经系统和周围神经系统中分布的种类不同。

（一）中枢神经系统的神经胶质细胞

1. 星形胶质细胞　体积最大、数量最多的一种神经胶质细胞。胞体呈星形，核大，突起末端膨大为脚板附着在血管壁上（图1-38）。依据分布部位和形态特征又可分为纤维性星形胶质细胞和原浆性星形胶质细胞两种。星形胶质细胞对神经元起支持、绝缘作用，另外其在神经元的物质交换过程中是重要媒介。

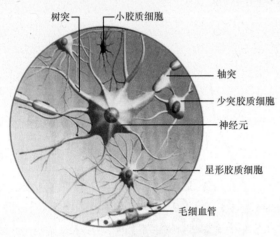

图 1-38　中枢神经系统的神经胶质细胞

2. 少突胶质细胞　体积小，胞体呈梨形或卵圆形，突起短，分支少，末端常呈叶片状膨大（图1-38）。少突胶质细胞的突起是形成中枢神经系统有髓神经纤维髓鞘结构的主要成分。

3. 小胶质细胞　体积最小的一种神经胶质细胞，胞体呈短棒状，突起呈枯树枝样，表面粗糙，分支少（图1-38）。小胶质细胞由血液中的单核细胞转变而来，具有吞噬功能。

4. 室管膜细胞　立方形或柱状，呈单层被覆于脑室和脊髓中央管的腔面，参与构成室管膜。在脉络丛的室管膜细胞可分泌脑脊液，同时又防止脑脊液直接进入脑和脊髓组织中，对脑和脊髓起支持、保护作用。

（二）周围神经系统的神经胶质细胞

1. 施万细胞　又称神经膜细胞，胞体扁平，突起呈指状贴于胞体表面，胞质少。沿神经元发出的突起成串分布，包裹在神经元的突起周围，与之共同形成周围神经纤维。

2. 卫星细胞　神经节内包裹在神经元胞体周围的一层扁平型或立方形细胞，又称被囊细胞，对神经元起支持和保护作用。

四、神经纤维

神经元的长突起及包绕在其周围的神经胶质细胞共同构成神经纤维。根据神经胶质细胞是否形成完整髓鞘结构，可将其分为有髓神经纤维和无髓神经纤维两种。

（一）有髓神经纤维

1. 周围神经系统的有髓神经纤维　神经元的长突起（轴突或长树突）构成神经纤维的中轴，称轴索，施万细胞在轴索外呈卷筒状一个接一个包裹在轴索周围形成髓鞘。相邻施万细胞并不完全连接，有一缩窄部，称郎飞结（图1-39）。相邻两个郎飞结之间的一段神经纤维称为一个结间体。每个结间体的髓鞘对应一个施万细胞。

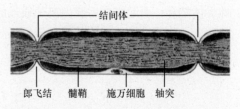

图 1-39　周围神经系统的有髓神经纤维结构

2．中枢神经系统的有髓神经纤维　其结构与周围神经系统的有髓神经纤维基本相同，只是其髓鞘由少突胶质细胞的突起形成。一个少突胶质细胞的多个突起可分别包裹多段轴索形成多个髓鞘。

有髓神经纤维郎飞结处轴索裸露，电阻低，神经冲动可沿郎飞结呈跳跃式传导，传导速度快。

（二）无髓神经纤维

1．周围神经系统的无髓神经纤维　施万细胞呈不规则长柱状，表面有数条纵行凹沟，轴索较细，陷入凹沟中，施万细胞的膜不形成髓鞘包裹轴索。一条无髓神经纤维可含多条轴索，而相邻施万细胞连接紧密，无郎飞结。

2．中枢神经系统的无髓神经纤维　轴索外无任何特殊结构包裹，裸露的轴索直接走行在有髓神经纤维和神经胶质细胞之间。

无髓神经纤维无髓鞘和郎飞结，神经冲动只能沿轴膜连续传导，传导速度慢。

五、神 经 末 梢

周围神经纤维的终末部分终止于各种组织器官内形成的结构称为神经末梢。按功能不同可区分为感觉神经末梢和运动神经末梢两类。

（一）感觉神经末梢

感觉神经末梢是感觉神经元周围突的终末部分与周围其他组织共同形成的结构，又称感受器。能接受刺激，并将刺激转化为神经冲动，传向中枢。根据形态结构可分两类。

1．游离神经末梢　较细的神经纤维的终末部分反复分支，末端失去髓鞘结构，轴索裸露分布于表皮、毛囊、角膜的上皮细胞之间及结缔组织内（图 1-40）。感受疼痛、轻触及冷热的刺激。

2．有被囊的神经末梢　神经纤维的终末部分失去髓鞘后被不同类型的被囊包裹，常分 3 类。

（1）触觉小体：分布于皮肤真皮乳头内，尤以手指、足趾掌侧为多。卵圆形，长轴与皮肤表面垂直（图 1-41）。感受触觉。

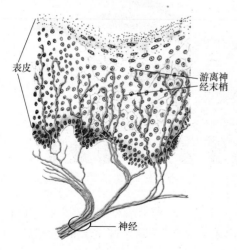

图 1-40　游离神经末梢

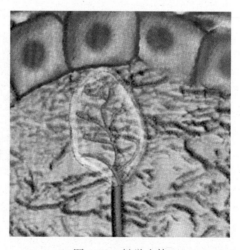

图 1-41　触觉小体

（2）环层小体：分布于皮下组织、腹膜、肠系膜、关节囊、韧带等处。体积较大，圆形或卵圆形，周围由数十层同心圆状排列的扁平细胞构成被囊（图1-42）。感受压觉和振动觉。

（3）肌梭：分布于骨骼肌内的梭形结构。表面有结缔组织被囊，内含数条梭内肌纤维（图1-43）。感觉神经纤维的末梢环绕于梭内肌纤维中段处。感受骨骼肌的伸缩状态。

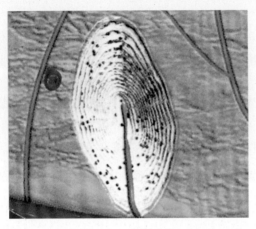

图 1-42　环层小体

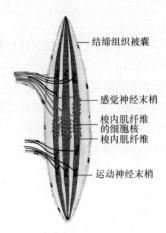

图 1-43　肌梭

（二）运动神经末梢

运动神经末梢是运动神经元的轴突终末部分终止于肌组织和腺体内形成的结构，支配肌纤维的收缩，调节腺细胞的分泌。可分为躯体运动神经末梢和内脏运动神经末梢两类。

1. 躯体运动神经末梢　运动神经元轴突抵达骨骼肌时反复分支，每一分支形成葡萄状终末，并与一条骨骼肌纤维建立突触连接，连接区域呈椭圆形板状隆起，故称运动终板（图1-44）。支配骨骼肌的运动。

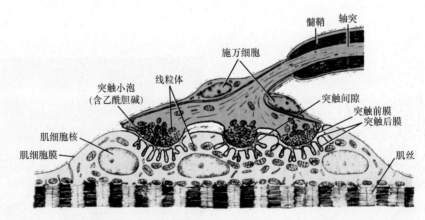

图 1-44　运动终板

2. 内脏运动神经末梢　分布于内脏及血管的平滑肌、心肌和腺体等处，其神经纤维较细，无髓鞘，分支末端呈串珠样膨体贴附于肌纤维表面或穿行于腺细胞之间。支配平滑肌、心肌的运动和腺体的分泌。

自测题

单项选择题

1. 下列哪种结构不属于细胞器（   ）

    A. 溶酶体　　　　　B. 内容物

    C. 高尔基复合体　　D. 线粒体

    E. 粗面内质网

2. 合成分泌性蛋白质旺盛的细胞中常含有（   ）

    A. 发达的高尔基复合体和线粒

    B. 发达的高尔基复合体和溶酶体

    C. 丰富的滑面内质网和核糖体

    D. 发达的高尔基复合体和丰富的粗面内质网

    E. 以上都不对

3. 中性粒细胞的细胞核（   ）

    A. 常分 2～5 叶　　B. 常呈马蹄形

    C. 常分 3 叶　　　　D. 呈 S 型或不规则型

    E. 常分 2 叶

4. 关于骨骼肌纤维的描述，错误的是（   ）

    A. 有一个细胞核，位于细胞中央

    B. 有多个细胞核，位于肌膜下

    C. 肌纤维间有少量疏松结缔组织

    D. 肌纤维表面有明暗相间的横纹

    E. 电镜下可见三联体

5. 骨骼肌纤维的三联体是（   ）

    A. 由一横小管与一终池靠拢形成

    B. 由两纵小管夹一终池形成

    C. 由两终池夹一横小管形成

    D. 由横小管夹一终池形成

    E. 以上都不对

6. 周围神经系统中形成有髓神经纤维髓鞘的是（   ）

    A. 施万细胞　　　　B. 神经膜细胞的突起

    C. 少突胶质细胞　　D. 少突胶质细胞的突起

    E. 以上都不对

7. 假复层纤毛柱状上皮分布于（   ）

    A. 食管　　　　　　B. 心血管

    C. 淋巴管　　　　　D. 肾小管

    E. 气管

8. 能产生抗体的细胞是（   ）

    A. 成纤维细胞　　　B. 浆细胞

    C. 肥大细胞　　　　D. 巨噬细胞

    E. 脂肪细胞

9. 细菌感染时，成为脓细胞的是（   ）

    A. 嗜酸性粒细胞　　B. 嗜碱性粒细胞

    C. 中性粒细胞　　　D. 巨噬细胞

    E. 淋巴细胞

10. 变移上皮属于（   ）

    A. 内皮　　　　　　B. 复层上皮

    C. 单层上皮　　　　D. 复层扁平上皮

    E. 腺上皮

（霍恒雷）

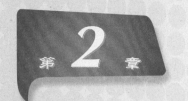

运动系统

运动系统由骨、骨连结和骨骼肌组成。全身各骨通过骨连结组成骨骼，成为人体的支架，骨骼肌附于骨上。运动系统具有支持、保护和运动的功能。

第1节 概 述

案例 2-1　患者，女，56岁。近3年时常出现双膝关节疼痛，伴有肿胀感，有时行走困难。X线检查提示双膝关节退行性变。临床诊断：骨性关节炎。

问题： 1. 说出关节的基本结构。

2. 说出膝关节可做哪些运动。

一、骨

骨坚硬而有弹性，是一种器官。成人全身骨有206块（图2-1），按其部位可分为躯干骨、颅骨和四肢骨。

（一）骨的分类

骨的形态不一，一般可将骨分为长骨、短骨、扁骨和不规则骨（图2-2）。

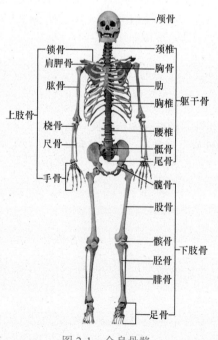

图 2-1　全身骨骼

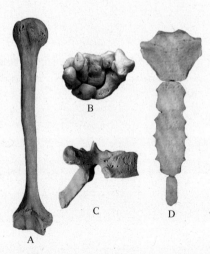

图 2-2　骨的形态

A. 长骨；B. 短骨；C. 不规则骨；D. 扁骨

1. 长骨 呈中空的长管状，多分布于四肢，如肱骨和股骨等。长骨包括一体两端，体又称骨干，内有髓腔，容纳骨髓；两端膨大部分称骺，具有光滑的关节面，关节面上有关节软骨覆盖。

2. 短骨 呈立方形，多集群存在，如跗骨和腕骨等。

3. 扁骨 呈板状，如颅盖诸骨和胸骨、肋骨等。

4. 不规则骨 外形不规则，如椎骨和颞骨等。

（考点：骨的分类）

（二）骨的构造

骨由骨膜、骨质和骨髓等构成（图 2-3）。

1. 骨膜 由致密结缔组织构成，覆盖于除关节面以外的骨表面。骨膜内含丰富的血管、神经、幼稚的成骨细胞和结缔组织等，对骨的营养、生长及损伤后的修复具有重要作用，因此在骨科手术中应注意保护。

2. 骨质 包括骨密质和骨松质。骨密质质地致密，耐压性强，主要分布于长骨的骨干和各类骨的表面；骨松质结构疏松，呈海绵状，

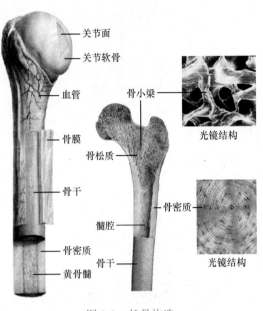

图 2-3 长骨构造

主要分布于长骨两端膨大处及各类骨的内部。在颅盖骨，骨密质构成外板和内板，内、外板之间为骨松质，称板障。

3. 骨髓 充填在长骨的髓腔及骨松质的间隙内，质地柔软，富有血管，分为红骨髓和黄骨髓。胎儿和幼儿的骨髓全是红骨髓，具有造血功能。5 岁以后，长骨骨干内的红骨髓逐渐被脂肪组织所取代，转化成为黄骨髓，失去造血功能。但在大量失血或重度贫血时，黄骨髓可转化为红骨髓而恢复造血功能。髂骨、椎骨、胸骨、肋骨等处的骨松质内的骨髓终身为红骨髓，临床常在这些部位抽取骨髓进行造血功能的检查。

（考点：骨的构造）

（三）骨的化学成分和物理特性

骨由有机质和无机质构成。有机质使骨具有韧性和弹性，无机质使骨有硬度和脆性。幼儿骨中有机质和无机质大致各占 1/2，骨的韧性和弹性好，硬度小，故易弯曲变形，但不易骨折或折而不断，称青枝骨折。随着年龄的增长，骨中无机质比例逐渐增高，所以老年人的骨脆性大，易发生骨折。中年人骨中有机质含量约占 1/3，无机质约占 2/3，骨的硬度、弹性和坚韧性好，具有最大的抗压能力。

二、骨 连 结

骨与骨之间的连接结构，称骨连结。根据骨连结的不同方式，分为直接连结和间接连结两大类。

（一）直接连结

直接连结（图 2-4）是骨与骨之间借致密结缔组织、软骨或骨直接相连，其间没有腔隙，连

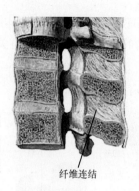 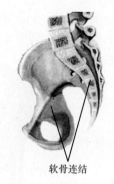 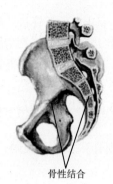

纤维连结　　　　　　软骨连结　　　　　　骨性结合

图 2-4　直接连接

接较牢固，运动幅度较小或不能运动。如颅顶的缝、椎骨间的椎间盘和髋骨的骨性融合等。

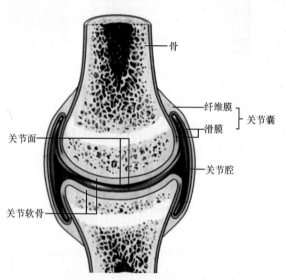

图 2-5　关节的基本构造

（二）间接连结

间接连结又称关节，是骨与骨之间借膜性结缔组织囊相连，在相对的骨面之间有腔隙，能做不同程度的运动。

1. 关节的基本结构　包括关节面、关节囊和关节腔 3 部分（图 2-5）。

（1）关节面：是构成关节各骨的邻接面，并由一层光滑的关节软骨覆盖。关节软骨具有减少摩擦和缓冲外力冲击的作用。

（2）关节囊：是包在关节周围的结缔组织囊，分内、外两层。外层称纤维膜，厚而坚韧，对关节有稳固和保护作用；内层称滑膜，能分泌少量滑液，具有营养和润滑作用。

（3）关节腔：是关节囊滑膜与关节软骨之间密闭的腔隙，内有少量滑液，关节腔内呈负压，对维持关节的稳固有一定作用。

（考点：关节的基本结构）

2. 关节的辅助结构　包括韧带、关节盘和关节唇等。

（1）韧带：由致密结缔组织构成，一般连于相邻两骨之间，多位于关节囊周围或关节囊内，有增强关节稳固性和限制关节运动幅度的作用。

（2）关节盘：是位于两骨的关节面之间的纤维软骨板，可使相对的关节面形态更相互适应，能增加关节的稳固性，减少外力对关节的冲击和震荡，还可增加关节运动的形式范围。关节盘多呈圆盘状，有的关节盘呈半月形，称关节半月板。

（3）关节唇：是附着于关节窝周缘的纤维软骨环，可加深关节窝，增大关节面，增强关节的稳固性。

3. 关节的运动　主要有以下几种。

（1）屈和伸：是骨绕关节冠状轴进行的运动。两骨之间角度变小的动作为屈，角度变大的动作为伸。

（2）内收和外展：是骨绕关节矢状轴进行的运动。骨向正中矢状面靠拢的动作称内收；远离正中矢状面的动作称外展。

（3）旋转：是骨绕关节垂直轴进行的运动。骨的前面转向内侧的动作称旋内；转向外侧的动作称旋外。

（4）环转：屈、外展、伸和内收四种动作的连续运动，称环转。运动时，骨的近侧端在原位转动，远侧端做圆周运动。

三、骨 骼 肌

运动系统的肌均为骨骼肌。每一块肌都有一定的形态、结构和功能，有丰富的血管、淋巴管，受一定的神经支配。

（一）骨骼肌的形态分类

根据外形，肌可分为长肌、短肌、扁肌和轮匝肌（图 2-6）。长肌呈梭形或带状，主要分布于四肢，收缩时可产生较大幅度的运动。短肌短小，主要分布于躯干部深层，收缩时运动幅度较小。扁肌扁薄宽阔，多分布于胸、腹壁，收缩时除运动躯干外，还对内脏起保护作用。轮匝肌呈环形，位于孔、裂的周围，收缩时可关闭孔裂。

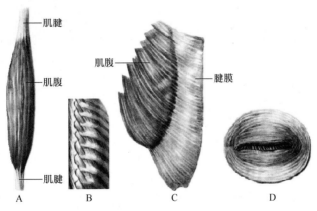

图 2-6　肌的形态分类

A. 长肌；B. 短肌；C. 扁肌；D. 轮匝肌

（二）骨骼肌的大体构造

骨骼肌由肌腹和肌腱两部分构成（图 2-6）。肌腹主要由肌纤维构成，位于肌的中部，是肌的收缩部分。肌腱主要由平行的胶原纤维束构成，位于肌的两端并附着于骨，呈银白色，非常坚韧。肌腱无收缩功能，只起力的传递作用。长肌的腱多呈条索状，扁肌的腱呈薄膜状称腱膜。

（三）骨骼肌的起止点

骨骼肌一般以两端附着于骨面上，中间越过一个或几个关节。肌收缩时，一骨的位置相对固定，另一骨受肌的牵引而发生位置的移动。肌在固定骨上的附着点称起点，在移动骨上的附着点称止点。通常把接近身体正中矢状面或四肢近侧端的附着点看作是起点，把远离身体正中矢状面或四肢远侧端的附着点看作是止点（图 2-7）。肌收缩时，一般是止点向起点靠拢而产生运动。

（四）骨骼肌的配布

大多数骨骼肌都成群配布在关节的周围，其配布形式与关节的运动轴密切相关，即在每一个运动轴的两侧，都配布有作用相反的两群肌。配布在运动轴的同一侧，完成同一动作的肌或肌群，称协同肌；配布在运动轴两侧、作用完全相反的肌或肌群，互称拮抗肌。拮抗肌、协同肌在神经系统的统一调节下互相协调、互相配合，完成各种动作（图 2-7）。

（五）骨骼肌的辅助结构

骨骼肌的辅助结构有筋膜、滑膜囊和腱鞘等（图 2-8、图 2-9）。

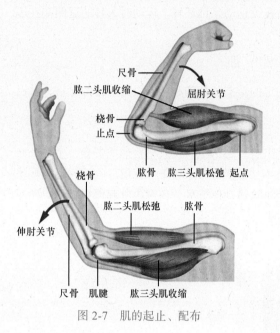

图 2-7　肌的起止、配布

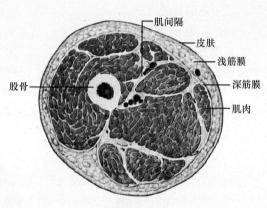

图 2-8　筋膜

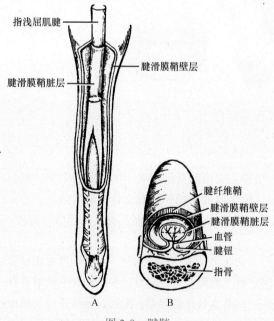

图 2-9　腱鞘

A. 剖面；B. 横断面

1. 筋膜　分浅筋膜和深筋膜。

（1）浅筋膜：位于皮下，又称皮下筋膜，由疏松结缔组织构成。浅筋膜内含脂肪、血管和神经等。脂肪的多少因身体部位、性别和营养状况而不同。

（2）深筋膜：位于浅筋膜深面，又称固有筋膜，由致密结缔组织构成。深筋膜呈鞘状包裹各肌或肌群、血管和神经。除有保护和约束肌的作用外，还有利于肌群的独立活动等作用。

2. 滑膜囊　为扁形封闭的结缔组织小囊，内含有少量滑液。滑膜囊多位于肌或韧带和骨面相接触处，可减少相邻结构之间的摩擦。

3. 腱鞘　为包裹在长肌腱外面的鞘状结构，多位于腕、踝、指、趾等活动性较大的部位。腱鞘分为纤维层和滑膜层两部分（图 2-9）。纤维层又称腱纤维鞘，位于腱鞘外层，由致密结缔组织构成，固定于骨面。滑膜层又称腱滑膜鞘，由包裹于腱表面的脏层和贴于纤维层内面的壁层构成，脏、壁两层相互移行围成密闭的滑膜腔，内含少量滑液。腱鞘对肌腱起固定作用，并减少肌腱活动时与骨面之间的摩擦。

第 2 节　躯干骨及其连结

案例 2-2　　患者，女，47 岁。因腰痛 3 个月，大、小便失禁 6 小时入院。入院后 MRI 检查显示腰椎间盘突出症并马尾神经损伤。完善相关检查后急诊在全身麻醉下行腰椎间盘髓核摘除术。

　　问题： 1. 说出腰椎的形态特点。

　　　　　　 2. 说出椎间盘的位置和组成。

一、躯 干 骨

躯干骨包括椎骨、胸骨和肋，借骨连结构成脊柱和胸廓。

（一）椎骨

椎骨包括颈椎 7 块、胸椎 12 块、腰椎 5 块、骶骨 1 块、尾骨 1 块。

1. **椎骨的一般形态**　椎骨分椎体和椎弓两部分（图 2-10）。椎体在前呈短圆柱状，是椎骨负重的主要部分，主要由骨松质构成，表面为极薄的骨密质。椎弓位于椎体的后方，呈半环形，其前部较细称椎弓根，后部较宽大称椎弓板。椎体与椎弓共同围成椎孔。所有椎骨的椎孔连结成椎管，管内容纳脊髓等。椎弓根上、下缘各有一切迹。上位椎弓根的椎下切迹与下位椎弓根的椎上切迹共同围成椎间孔，有脊神经和血管通过。椎弓上伸出 7 个突起，向后伸出一个棘突，向两侧伸出一对横突，向上、下各伸出一对上关节突和下关节突。

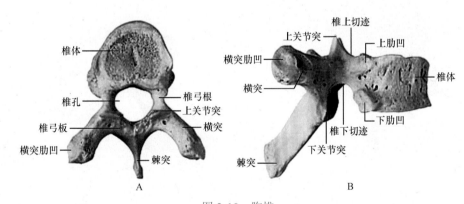

图 2-10　胸椎

A. 上面观；B. 右侧面观

2. **各部椎骨的特点**

（1）颈椎：椎体较小，横突根部有横突孔，第 2～6 颈椎棘突末端分叉（图 2-11）。第 1 颈椎又称寰椎（图 2-12），呈环形，无椎体，由前弓、后弓和两个侧块构成；第 2 颈椎又称枢椎（图 2-13），椎体有一个突向上方的齿突；第 7 颈椎又称隆椎（图 2-14），棘突长，头微低时，易触及，是计数椎骨序数的标志。

（2）胸椎：在椎体侧面的后份上、下缘各有一浅凹，称肋凹，横突末端多有横突肋凹，与肋骨相关节。胸椎的棘突较长，斜向后下方，呈叠瓦状排列（图 2-10）。

（3）腰椎：椎体大，棘突宽而短，呈板状水平后伸，棘突之间的间隙较宽，临床上常在第 3～5 腰椎棘突间隙处进行腰椎穿刺（图 2-15）。

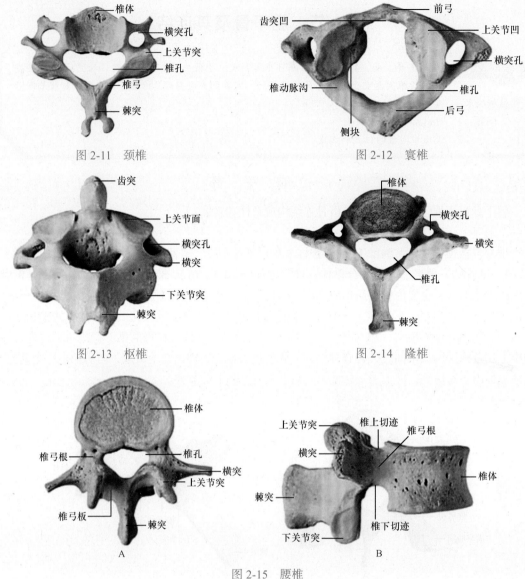

图 2-11　颈椎

图 2-12　寰椎

图 2-13　枢椎

图 2-14　隆椎

图 2-15　腰椎

A. 上面观；B. 右侧面观

（4）骶骨：由 5 块骶椎融合而成。骶骨呈三角形，底朝上，尖向下，可分前、后面和两侧部。底的前缘中部向前突出，称岬。骶骨前面光滑凹陷，有 4 对骶前孔；后面粗糙微凸，有 4 对骶后孔；两侧上部各有一关节面，称耳状面。骶骨内有纵贯全长的骶管。骶管末端开放形成三角形的骶管裂孔，其两侧向下的突起称骶角，在体表易触摸，是骶管麻醉的定位标志（图 2-16）。

（5）尾骨：由 3～4 块退化的尾椎融合而成。上接骶骨，末端游离为尾骨尖（图 2-16）。

（考点：各部椎骨的形态特征）

（二）胸骨

胸骨为扁骨，1 块，位于胸前壁正中，自上而下分为胸骨柄、胸骨体、剑突 3 部分（图 2-17）。胸骨柄上缘中部微凹，称颈静脉切迹。胸骨柄和胸骨体连结处形成向前微凸的角，

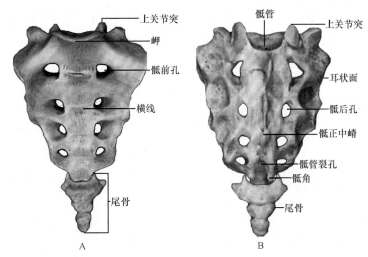

图 2-16　骶骨和尾骨
A. 前面观；B. 后面观

称胸骨角，可在体表扪及，两侧平对第 2 肋，是计数肋及肋间隙序数的重要标志。剑突窄而薄，末端游离。

（考点：胸骨角）

（三）肋

　　肋包括肋骨和肋软骨，12 对。在肋骨内面近下缘处有肋沟，沟内有肋间血管和神经通过（图 2-18）。

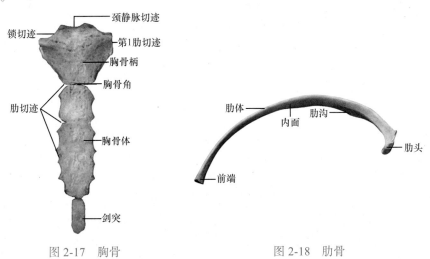

图 2-17　胸骨　　　　　　　　　　图 2-18　肋骨

二、躯干骨的连结

躯干骨借骨连结构成脊柱和胸廓。

（一）脊柱

　　脊柱位于身体背部正中，由 24 块椎骨、1 块骶骨和 1 块尾骨借椎间盘、韧带和关节连结而成。脊柱是躯干的中轴，具有支持体重、传递重力、缓冲震荡、保护脊髓和内脏器官及运动等功能。

　　1. 椎骨间的连结　椎骨之间借椎间盘、韧带和关节等相连。

（1）椎间盘：是连接相邻两个椎体的纤维软骨盘（第1、2颈椎之间除外），由髓核和纤维环构成（图2-19）。髓核位于中部，是柔软富于弹性的胶状物质。纤维环围绕髓核呈多层同心圆排列，坚韧而有弹性。椎间盘既能牢固连结椎体，承受压力，又有缓冲震荡的作用，同时还可增加脊柱的运动幅度。

椎间盘以脊柱胸段中部最薄，由此向上、下逐渐增厚，以腰部最厚，故脊柱腰段运动性最大。当脊柱运动时，椎间盘通过变形以增加运动幅度。

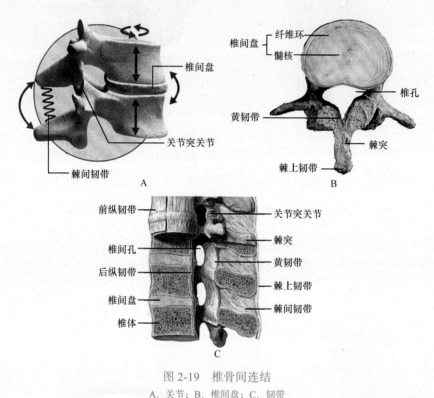

图 2-19　椎骨间连结
A. 关节；B. 椎间盘；C. 韧带

（考点：椎间盘）

知识链接

椎间盘突出症与腰腿痛

正常椎间盘的弹性好，能抵抗巨大压力而不会破裂。随着年龄的增长，以及经常受挤压、扭转等外力的作用，逐渐发生退行性变，失去弹性。如脊柱用力过度或猛然屈转可能引起纤维环破裂，髓核膨出，称椎间盘突出症。纤维环前厚后薄，故髓核容易向后外脱出，突入椎管和椎间孔，产生压迫神经的症状。由于腰部的活动度较大，故此病多发生于腰部，出现腰腿痛。

（2）韧带：连结椎骨的韧带有长、短两类（图2-19）。长韧带有3条。前纵韧带位于椎体和椎间盘的前面，后纵韧带位于椎体和椎间盘的后面，对连结椎体和椎间盘有重要作用，同时还有限制脊柱过度伸、屈的作用。棘上韧带连于各棘突的尖端，在第7颈椎以上扩展成膜状的项韧带。短韧带连结于相邻的两个椎骨之间，在棘突之间有棘间韧带，在椎弓板之间有黄韧带，它由弹性纤维构成，坚韧而富有弹性，与椎弓板共同围成椎管的后壁。

腰椎穿刺时，穿刺针由浅入深依次经过棘上韧带、棘间韧带和黄韧带。

（3）关节：连结椎骨的关节有关节突关节和寰枢关节。关节突关节由相邻两椎骨的下、上关节突构成，运动幅度很小。寰枢关节由寰椎和枢椎组成，以齿突为轴做旋转运动。此外，在脊柱与颅之间有由寰椎和枕骨构成的寰枕关节，可使头做前俯、后仰和侧屈运动。

2. 脊柱的整体观

（1）前面观：可见椎体由上而下逐渐增大，直到骶骨上部，而后椎体急剧变小（图2-20）。这种变化与椎体负重的逐渐增加和骤减有关。

（2）后面观：棘突纵行排列成一条直线。颈椎的棘突近水平伸向后方；胸椎的棘突斜向后下方，呈叠瓦状排列，棘突间隙窄；腰椎棘突呈板状，水平向后伸，棘突间隙较宽（图2-20）。

（3）侧面观：可见有4个生理弯曲（图2-20），即颈曲、胸曲、腰曲和骶曲。其中颈曲、腰曲凸向前，胸曲、骶曲凸向后。这些弯曲增大了脊柱的弹性，运动时可减轻对脑和内脏器官的冲击与震荡，并有利于维持身体的平衡。

3. 脊柱的运动 脊柱能做前屈、后伸、侧屈、旋转和环转等运动。其运动幅度以下颈部和下腰部最大，故此二处损伤较多见。

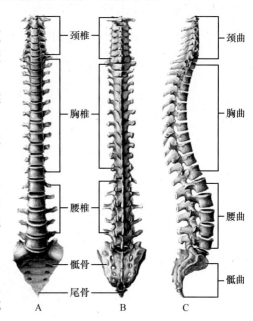

图 2-20 脊柱的整体观
A. 前面观；B. 后面观；C. 侧面观

（二）胸廓

胸廓由12块胸椎、12对肋和1块胸骨连结而成（图2-21）。

1. 肋的连结 肋的后端与胸椎构成关节。肋的前端连结形式各有不同：第1～7肋的前端借肋

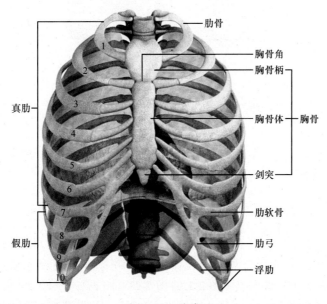

图 2-21 胸廓

软骨与胸骨相连；第8~10肋软骨依次连于上位肋软骨的下缘，形成肋弓；第11、12肋前端游离。

2. 胸廓的形态　成人胸廓呈前后略扁、上窄下宽的圆锥形，有上、下两口。胸廓上口较小，由胸骨柄上缘、第1肋和第1胸椎体围成，是颈部与胸腔的通道。胸廓下口宽而不整，由第12胸椎、第12肋、第11肋、肋弓及剑突围成。相邻两肋之间的间隙，称肋间隙。两侧肋弓之间的夹角称胸骨下角。

3. 胸廓的运动　除保护和支持功能外，主要参与呼吸运动。吸气时，在呼吸肌作用下使肋上举，胸腔容积扩大；呼气时则相反。

第3节　颅骨及其连结

一、颅　骨

颅骨有23块（中耳内的3对听小骨未计入）。按所在位置，颅骨可分为脑颅骨和面颅骨。

（一）脑颅骨

脑颅骨8块，位于颅的后上部，共同围成颅腔，容纳脑（图2-22~图2-24）。包括成对的顶骨和颞骨；不成对的额骨、枕骨、蝶骨和筛骨。其中顶骨位于颅顶中线的两侧。顶骨的前、后分别是额骨和枕骨。颞骨位居颅的两侧。颅底中部为蝶骨，其前方可见筛骨的一部分。

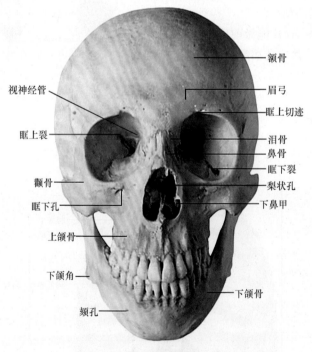

图 2-22　颅的前面观

（二）面颅骨

面颅骨15块，位于颅的前下部，构成颜面部分（图2-22~图2-24）。成对的面颅骨有上颌骨、鼻骨、泪骨、颧骨、腭骨和下鼻甲；不成对的有下颌骨、犁骨和舌骨。

下颌骨呈马蹄形，分一体两支（图2-22，图2-23，图2-25）。下颌体与下颌支相交处构成下颌角，下颌支向上伸出两个突起，前方的称冠突，后方的称髁突，髁突上端膨大称下颌头。

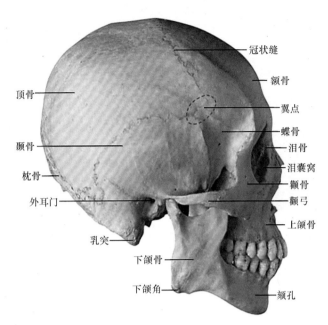

图 2-23　颅的侧面观

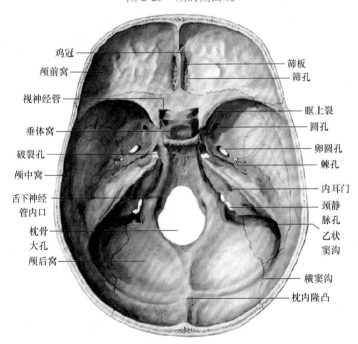

图 2-24　颅底内面观

在下颌支内面中央有下颌孔，经下颌骨内的下颌管与颏孔相通。

二、颅的整体观

（一）颅顶面观

颅顶面可见 3 条缝，在额骨与两顶骨的连结处有冠状缝；两顶骨间的连结处有矢状缝；顶骨与枕骨连结处有人字缝（图 2-26）。

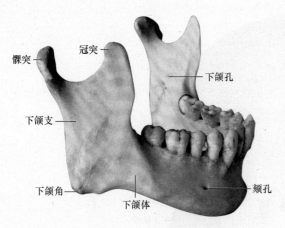

图 2-25　下颌骨

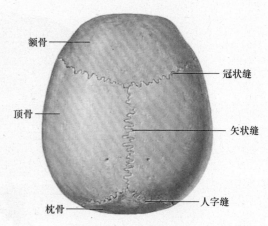

图 2-26　颅顶外面观

（二）颅侧面观

颅侧面中部有外耳门，其后方为乳突，前方为颧弓，二者在体表易于触及。颧弓上方的凹陷称颞窝。在颞窝内，额骨、顶骨、颞骨和蝶骨相接处构成"H"形缝的小环形区，称翼点（图 2-23）。翼点的骨质较薄弱，其内面有脑膜中动脉的前支通过，骨折时易损伤该血管，引起硬膜外血肿。

（考点：翼点）

（三）颅前面观

颅前面可见眶、骨性鼻腔和骨性口腔等（图 2-21）。

1. 眶　容纳眼球及附属结构，为尖向后内、底朝前外的椎体形腔隙。眶有上、下、内侧、外侧 4 个壁。眶尖有视神经管通颅中窝。眶底上、下缘分别称为眶上缘与眶下缘。眶上缘的中、内 1/3 交界处有眶上孔或眶上切迹，眶下缘中点下方有眶下孔。眶内侧壁的前下部有泪囊窝，向下经鼻泪管通鼻腔。眶外侧壁与上、下壁交界处的后部，分别有眶上裂和眶下裂，均有血管和神经通过。

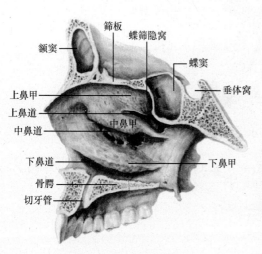

图 2-27　骨性鼻腔外侧壁

2. 骨性鼻腔　位于面部的中央，被骨性鼻中隔分成左、右鼻腔。鼻腔外侧壁附着有三片卷曲的骨片，分别称上鼻甲、中鼻甲和下鼻甲（图 2-27）。每个鼻甲下方的空间，相应地称上鼻道、中鼻道和下鼻道。

3. 鼻旁窦　又称副鼻窦，位于蝶骨、筛骨、额骨和上颌骨内，是开口于鼻腔的骨性腔洞，包括蝶窦、筛窦、额窦和上颌窦（图 2-27）。鼻旁窦具有减轻颅骨重量和发音共鸣的作用。

（四）颅底内面观

颅底内面凹凸不平，由前向后呈阶梯状排列着 3 个窝，分别为颅前窝、颅中窝和颅后窝，窝内有很多孔裂，有血管和神经通过（图 2-24）。

1. 颅前窝　最浅。正中凹陷处有筛孔，与鼻腔相通。

2. 颅中窝　中部隆起，两侧凹陷。中部由蝶骨体构成，体上面的凹窝为垂体窝，容纳垂体。垂体窝的前外侧有视神经管，管的外侧有眶上裂，两者均通眶。蝶骨体两侧由前向后有圆孔、卵圆孔和棘孔。

3. 颅后窝　最深。中央是枕骨大孔，向下与椎管相续。枕骨大孔的外侧有颈静脉孔，颈静脉孔和枕骨大孔之间有舌下神经管。颞骨岩部后面中央处有一较大的孔，称内耳门，通入内耳道。

（五）颅底外面观

颅底外面呈前高后低（图 2-28）。前部由上颌骨和腭骨形成的水平骨板称骨腭。骨腭的前方及两侧有马蹄形的牙槽弓，后方有一对鼻后孔。后部正中有枕骨大孔，其后上方有一粗糙隆起，称枕外隆凸。枕骨大孔两侧隆起的椭圆形关节面称枕髁。枕髁的外侧有大而不规则的颈静脉孔，孔的前方有颈动脉管外口。在乳突前内侧有一伸向下方的细长突起，称茎突。茎突根部与乳突之间的孔称茎乳孔。茎突前外侧的深窝称下颌窝，其前缘的隆起称关节结节。

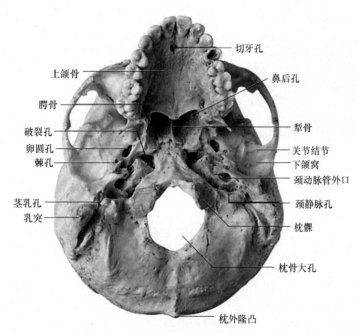

图 2-28　颅底外面观

三、新生儿颅的特征

新生儿的颅盖骨骨化尚未全部完成，骨与骨之间还保留有一定面积的结缔组织膜，称颅囟（图 2-29）。最大的颅囟在两顶骨与额骨之间，称前囟，菱形，于 1~2 岁时闭合；在两顶骨与枕骨之间的颅囟，称后囟，三角形，出生后不久即闭合。

临床上观察和触摸前囟的状态，对判断新生儿、婴儿的发育情况和颅内压的变化具有参考价值。前囟迟闭或过大可见于佝偻病或脑积水等；前囟饱满见于各种颅内压增高者，如脑膜炎、脑炎患儿；前囟凹陷常见于脱水或极度消瘦的患儿。

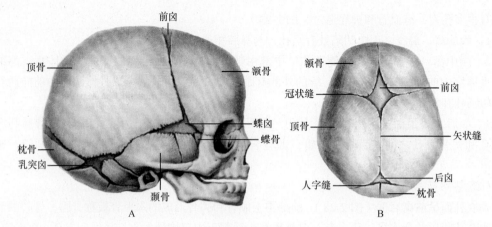

图 2-29 新生儿颅
A. 外侧面观；B. 上面观

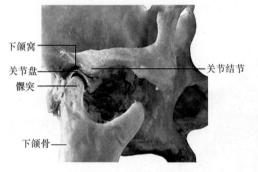

图 2-30 颞下颌关节

四、颅骨的连结

颅骨之间多数以缝或软骨连结，不能运动，只有下颌骨与颞骨之间形成能活动的颞下颌关节。

颞下颌关节由颞骨的下颌窝、关节结节和下颌骨的下颌头连结而成（图 2-30）。关节囊较松弛，囊内有关节盘，将关节腔分隔为上、下两部。两侧颞下颌关节联合运动时，下颌骨可上提（闭口）、下降（张口），前移、后退及侧方运动。由于关节囊的前壁薄弱，在极度张口时，下颌头连同关节盘一起滑到关节结节前方，造成颞下颌关节脱位。

第4节 四肢骨及其连结

案例 2-3   患儿，男，9岁。上体育课时摔伤。体格检查：左髋关节疼痛，活动少且受限，处于屈曲位。X线检查示左髋关节脱位，予以在麻醉下行复位治疗。

问题：1. 说出髋骨、股骨的形态结构。
　　　2. 说出髋关节的组成、结构特点和运动形式。

四肢骨包括上肢骨和下肢骨。上肢骨较细小，每侧32块，骨连结灵活；下肢骨较粗大，每侧31块，骨连结稳固。

一、上肢骨及其连结

（一）上肢骨

1. 锁骨   呈"～"形弯曲，全长在体表均可摸到。内侧端粗大称胸骨端，与胸骨柄相关节；外侧端扁平称肩峰端，与肩峰相关节。锁骨内侧 2/3 段凸向前，外侧 1/3 段凸向后，两者交界处较薄弱，易发生骨折（图 2-31）。

2. 肩胛骨 是三角形扁骨，位于背部的外上方。肩胛骨前面微凹，称肩胛下窝；后面有一向外上的高嵴，称肩胛冈，其外侧端称肩峰，是肩部的最高点。肩胛骨上角平对第 2 肋；下角平对第 7 肋或第 7 肋间隙；外侧角肥厚，上有微凹的关节盂（图 2-32）。

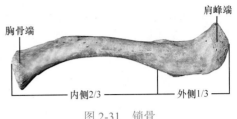

图 2-31　锁骨

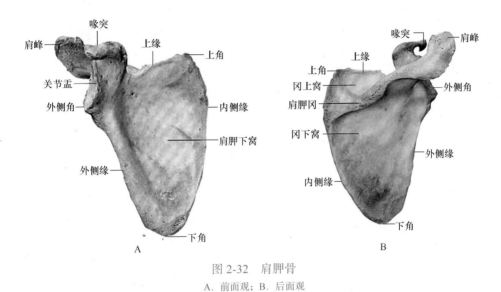

图 2-32　肩胛骨
A. 前面观；B. 后面观

3. 肱骨 位于臂部。肱骨上端膨大，有半球形的肱骨头，与肩胛骨的关节盂相关节。肱骨头上端向外侧的突起称大结节，向前的突起称小结节。肱骨上端与体交界处稍细，称外科颈，是骨折的好发部位。肱骨体中部外侧面有三角肌粗隆，其后下方有桡神经沟，肱骨中段骨折易损伤沟桡神经。肱骨下端前后略扁，外侧部的半球形关节面为肱骨小头，内侧部的为肱骨滑车。肱骨下端后面的深窝称鹰嘴窝，其内、外两侧的突起，分别称内上髁和外上髁。内上髁后下方的浅沟称尺神经沟，有尺神经通过（图 2-33）。

4. 尺骨和桡骨 两骨并列位于前臂，尺骨在内侧，桡骨在外侧（图 2-34）。

（1）尺骨：尺骨上端前面有一半月形关节面，称滑车切迹，与肱骨滑车相关节。滑车切迹的后上方和前下方各有一突起，分别称鹰嘴和冠突。冠突外侧面的浅凹称桡切迹。尺骨下端称尺骨头，其周缘的环状关节面与桡骨的尺切迹相关节。尺骨头的后内侧面有向下的突起称尺骨茎突。

（2）桡骨：桡骨上端有呈圆柱形的桡骨头，其上面的关节凹与肱骨小头相关节，其周缘的环状关节面与尺骨上端相关节。桡骨下端内侧面有尺切迹，下面有腕关节面。桡骨下端外侧部有向下的突起称桡骨茎突。

5. 手骨 包括腕骨、掌骨和指骨（图 2-35）。腕骨排列成近、远侧两列。近侧列由桡侧到尺侧依次是手舟骨、月骨、三角骨和豌豆骨，远侧列依次是大多角骨、小多角骨、头状骨和钩骨。掌骨从外侧向内侧依次为第 1～5 掌骨。指骨中除拇指为 2 节指骨，其余各指均为 3 节，分别为近节指骨、中节指骨和远节指骨。

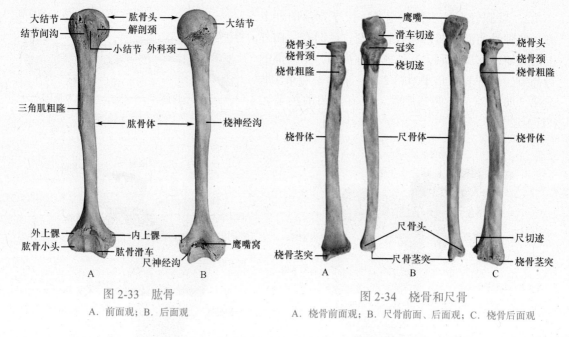

图 2-33 肱骨
A. 前面观；B. 后面观

图 2-34 桡骨和尺骨
A. 桡骨前面观；B. 尺骨前面、后面观；C. 桡骨后面观

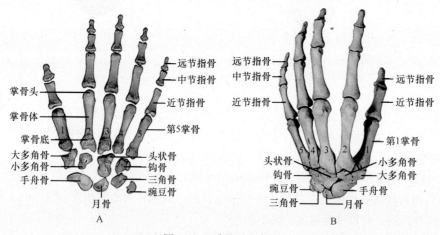

图 2-35 手骨（左侧）
A. 前面观；B. 后面观

（二）上肢骨的连结

1. 胸锁关节与肩锁关节   胸锁关节由胸骨柄与锁骨内侧端构成，是上肢骨与躯干骨的唯一关节，使上肢骨与躯干骨连在一起。肩锁关节由肩胛骨的肩峰与锁骨外侧端构成，属微动关节。

2. 肩关节   肩关节由肱骨头与肩胛骨的关节盂组成（图 2-36）。其结构特点是：肱骨头大，关节盂小，关节囊薄而松弛，囊内有肱二头肌长头腱通过；关节囊前、后、上壁有肌、肌腱加强，但下壁较薄弱，肱骨头易向前下方脱位。肩关节是人体活动幅度最大、运动最灵活的关节，能做屈、伸、内收、外展、旋转和环转运动。

（考点：肩关节的组成、结构特点和运动形式）

3. 肘关节   肘关节是由肱骨下端和尺、桡骨上端连结构成的复关节，包括由肱骨滑车与尺骨的滑车切迹构成的肱尺关节、由肱骨小头与桡骨头的关节凹构成的肱桡关节、由桡骨头的环

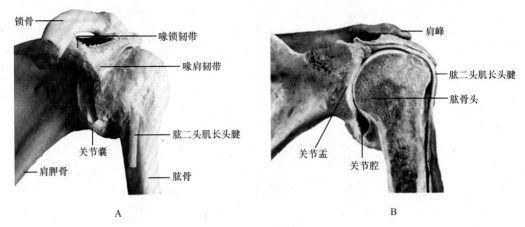

图 2-36 肩关节

A. 前面观；B. 冠状切面

状关节面与尺骨的桡切迹构成的桡尺近侧关节（图 2-37）。其结构特点是：肱尺关节、肱桡关节和桡尺近侧关节包在一个关节囊内。关节囊的前、后壁都较薄而松弛，两侧有韧带加强，关节囊外下部有桡骨环状韧带，环绕桡骨头。小儿的桡骨头发育不全，环状韧带松弛，如强烈提拉小儿前臂时，常可发生桡骨头半脱位。肘关节主要做屈、伸运动。伸肘时，肱骨内上髁、肱骨外上髁和尺骨鹰嘴三点在一条直线上；屈肘时三点呈一等腰三角形，在肘关节脱位时，这三点的位置关系就会发生改变。

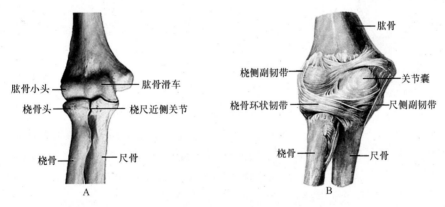

图 2-37 肘关节

A. 肘关节的组成；B. 肘关节的韧带

（考点：肘关节的组成、结构特点和运动形式）

4. 前臂骨的连结　桡骨与尺骨的上端之间借桡尺近侧关节相连；下端之间借桡尺远侧关节相连；在桡骨与尺骨的骨间缘之间连有坚韧的前臂骨间膜（图 2-38）。桡尺近、远侧关节联合运动，可使前臂做旋前、旋后运动。

5. 手关节　包括桡腕关节、腕骨间关节、腕掌关节、掌指关节和指骨间关节（图 2-39），各关节的名称均与构成关节各骨的名称相应。

桡腕关节又称腕关节，由桡骨下端的远侧面、尺骨头下方的关节盘和手舟骨、月骨和三角骨共同组成。关节囊松弛，周围有韧带加强。可做屈、伸、内收、外展和环转运动。

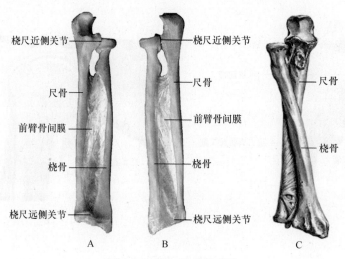

图 2-38　桡、尺骨的连结
A. 前面观；B. 后面观；C. 旋前运动

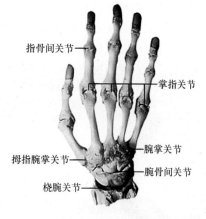

图 2-39　手关节

二、下肢骨及其连结

（一）下肢骨

1. 髋骨　髋骨由髂骨、坐骨和耻骨在髋臼处融合而成（图 2-40）。髋臼下方有一大孔，称闭孔。

（1）髂骨：位于髋骨的上部，由髂骨体和髂骨翼组成。髂骨翼的上缘厚钝，称髂嵴，两侧髂嵴最高点的连线平对第 4 腰椎棘突，是腰椎穿刺的定位标志。髂嵴前、后端及外侧缘的突出部，分别称髂前上棘、髂后上棘和髂结节。髂骨翼内面光滑微凹，称髂窝，窝的下界的弧形隆起称弓状线。髂窝后方有粗糙的耳状关节面。

（2）坐骨：位于髋骨的后下部，由坐骨体和坐骨支组成。坐骨体下部有肥厚粗大的坐骨结节，坐骨结节向前内上方延为坐骨支。坐骨后缘有一锥状突起，称坐骨棘。坐骨棘上、下方的弧形凹陷分别称坐骨大切迹和坐骨小切迹。

（3）耻骨：位于髋骨的前下部，由耻骨体、耻骨上支和耻骨下支组成。耻骨上、下支移行处内侧的粗糙面称耻骨联合面，上支前端有一突起称耻骨结节。

2. 股骨　位于股部。股骨上端朝向内上的球形膨大称股骨头，与髋臼形成髋关节；股骨头外下方较细的部分称股骨颈，易发生骨折；股骨颈与股骨体连接处上外侧的隆起称大转子；下端有两个向后突出的膨大，分别称内侧髁和外侧髁，与髌骨和胫骨相关节。两髁侧面最突出处，分别称内上髁和外上髁（图 2-41）。

3. 髌骨　髌骨位于股骨下端的前方，是全身最大的籽骨，呈尖向下的三角形（图 2-42）。

4. 胫骨和腓骨　位于小腿，胫骨在内侧，腓骨在外侧。胫骨上端前面的粗糙隆起称胫骨粗隆，下端内侧部向内下的突起称内踝。腓骨上端稍膨大称腓骨头，腓骨下端向外下的突起称外踝（图 2-43）。

5. 足骨　包括跗骨、跖骨、趾骨。跗骨包括跟骨、距骨、足舟骨、内侧楔骨、中间楔骨、

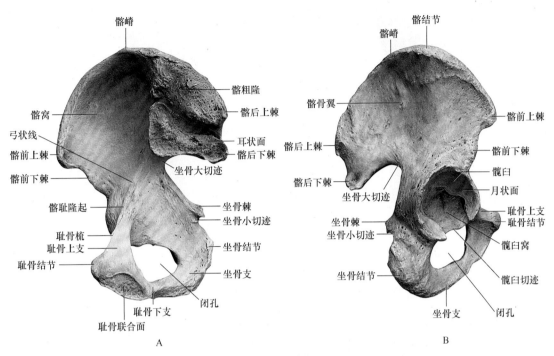

图 2-40 髋骨
A. 内侧面观；B. 外侧面观

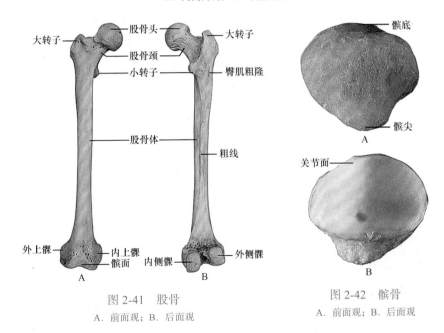

图 2-41 股骨
A. 前面观；B. 后面观

图 2-42 髌骨
A. 前面观；B. 后面观

外侧楔骨和骰骨，其中构成足跟的为跟骨。跖骨由内侧向外侧依次为第 1～5 跖骨。趾骨的命名原则与指骨相同（图 2-44）。

（二）下肢骨的连结

1. 髋骨的连结　左、右髋骨在后方借骶髂关节及韧带与骶骨相连，前方借耻骨联合相连（图 2-45）。

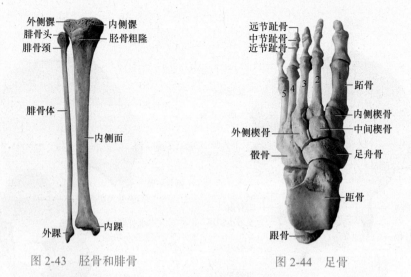

图 2-43　胫骨和腓骨

图 2-44　足骨

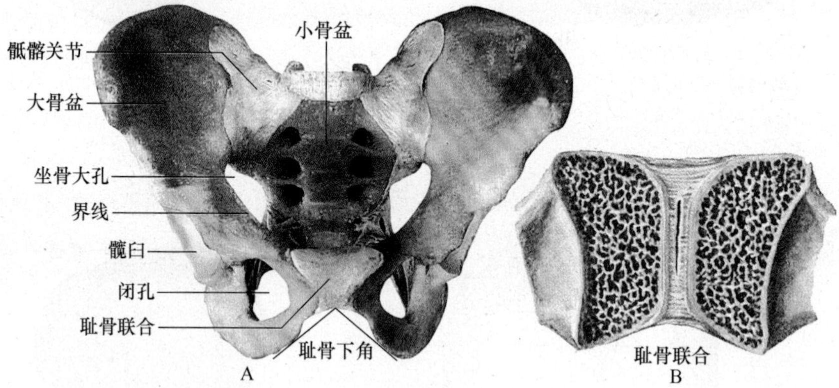

图 2-45　骨盆与耻骨联合

A. 骨盆；B. 耻骨联合（冠状切面）

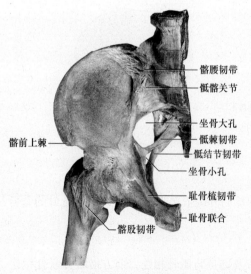

图 2-46　骨盆的韧带

（1）骶髂关节：由骶骨与髋骨的耳状面构成，关节囊厚而紧张，关节的运动性很小。其后下方在骶骨与坐骨之间有两条韧带相连：一条称骶结节韧带，从骶、尾骨侧缘连至坐骨结节；另一条称骶棘韧带，位于骶结节韧带前方，从骶、尾骨侧缘连至坐骨棘。两条韧带分别与坐骨大、小切迹共同围成坐骨大孔和坐骨小孔（图 2-46）。

（2）耻骨联合：由左、右耻骨联合面借纤维软骨相连。其内有一条矢状位裂隙，女性分娩时稍分离，有利于胎儿娩出。

（3）骨盆：由骶骨、尾骨和左、右髋骨连结而成，具有保护骨盆腔内的器官和传递重力等作用。骨盆可通过界线分为大骨盆和小骨盆。界线由骶骨的岬、弓状线、耻骨梳、耻骨结节和耻骨联合上缘共同围成。界线以上为大骨盆，参与腹腔的围成。界线以下为小骨盆，有上、下两口：上口即界线；下口由尾骨尖、骶结节韧带、坐骨结节、坐骨支、耻骨下支和耻骨联合下缘围成。小骨盆的内腔称为骨盆腔。在耻骨联合下方左、右耻骨下支所形成的夹角称耻骨下角。

从青春期开始，骨盆出现性别差异。女性骨盆的形态特点与妊娠和分娩有关。男、女性骨盆的形态差异（表 2-1）。

表 2-1　男、女性骨盆的形态差异

结构特点	男性骨盆	女性骨盆
骨盆外形	窄而长	宽而短
骨盆上口	心形	椭圆形
骨盆下口	较窄小	较宽大
骨盆腔	漏斗形	圆桶形
耻骨下角	70°～75°	90°～100°

（考点：骨盆的组成、女性骨盆的特点）

2. 髋关节　由髋臼和股骨头组成（图 2-47）。髋臼深，周缘附有髋臼唇。关节囊厚而坚韧，周围有强大的髂股韧带等加强，囊内有股骨头韧带连于股骨头与髋臼之间。股骨颈的前部全部包于关节囊内，但后部外侧 1/3 位于关节囊外，故临床上股骨颈骨折有囊内、囊外和混合性骨折之分。髋关节能做屈、伸、收、展、旋内、旋外和环转运动。因受髋臼等限制，其运动幅度不及肩关节，但具有较大的稳定性，以适应下肢负重和行走的功能。

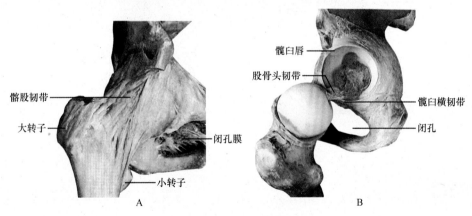

图 2-47　髋关节
A. 髂股韧带；B. 股骨头韧带

（考点：髋关节的组成、结构特点和运动形式）

3. 膝关节　是人体最大、结构最复杂的关节，由股骨下端、胫骨上端及髌骨组成（图 2-48）。关节囊宽而松弛，囊的各壁均有韧带加强。关节囊前有强大的髌韧带，两侧分别有胫侧副韧带和腓侧副韧带，囊内有交叉韧带，连于股骨和胫骨之间。交叉韧带分为前交叉韧带和后交叉韧带，可限制胫骨向前、后移位。在股骨与胫骨的关节面之间垫有 2 块半月形纤维软骨板，称半月板。内侧半月板呈 "C" 形，外侧半月板呈 "O" 形（图 2-49）。半月板

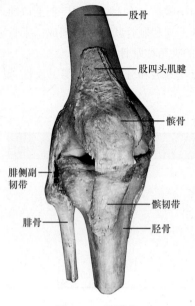

图 2-48 膝关节

使关节面更为相适，增加关节的稳固性和运动的灵活性，同时在运动时起缓冲作用。膝关节主要做屈、伸运动。

（考点：膝关节的组成、结构特点和运动形式）

4. 小腿骨间的连结 胫骨和腓骨之间，上端借胫腓关节相连，体和下端分别借小腿骨间膜和韧带相连，两骨间活动度小。

5. 足关节 包括距小腿关节、跗骨间关节、跗跖关节、跖趾关节和趾骨间关节（图 2-50）。

距小腿关节又称踝关节，由胫骨、腓骨的下端和距骨组成，可做背屈（伸）和跖屈（屈）运动。距小腿关节与跗骨间关节协同运动时，可使足内翻和足外翻。足底朝向内侧的运动称足内翻，足底朝向外侧的运动称足外翻。

6. 足弓 跗骨和跖骨借关节和韧带紧密相连，在纵、横方向上都形成凸向上方的弓形结构，称足弓（图 2-51）。足弓具有弹性，可缓冲运动时产生的震荡，还可保护足底的血管和神经。

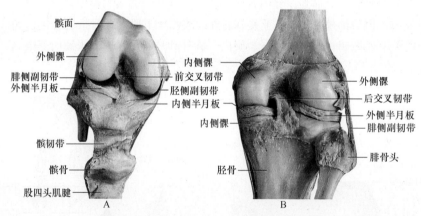

图 2-49 膝关节的内部结构
A. 前面观；B. 后面观

知识链接

重要的骨性标志

躯干骨重要的骨性标志：胸骨柄上缘、胸骨角、剑突、肋弓、第 7 颈椎棘突、胸椎棘突、腰椎棘突等。

颅骨重要的骨性标志：颧弓、乳突、枕外隆凸、下颌角、下颌骨下缘、外耳门、舌骨等。

四肢骨重要的骨性标志：锁骨、肩胛骨下角、肩峰、肱骨内上髁、肱骨外上髁、尺骨鹰嘴、尺骨茎突、桡骨茎突、髂嵴、髂前上棘、髂结节、坐骨结节、耻骨结节、股骨大转子、髌骨、胫骨粗隆、内踝、外踝等。

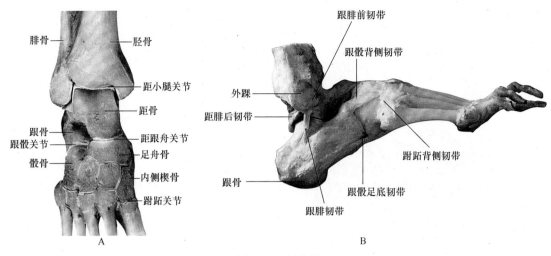

图 2-50　足关节

A. 斜切面观；B. 外侧面观

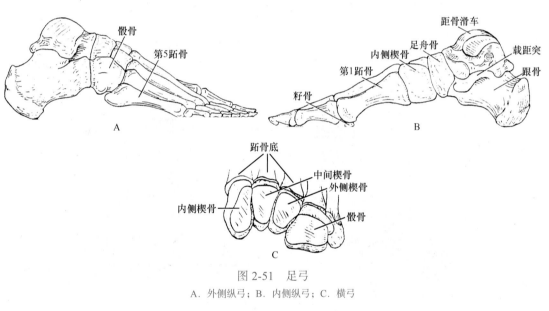

图 2-51　足弓

A. 外侧纵弓；B. 内侧纵弓；C. 横弓

第 5 节　头　肌

头肌分面肌和咀嚼肌。

一、面　肌

面肌位于面部和颅顶，多数起自颅骨，止于头面部皮肤，收缩时可改变口裂、睑裂和面部皮肤外形，出现不同面部表情，故又称表情肌（图 2-52，图 2-53）。

（一）颅顶肌

颅顶肌为颅顶部薄而阔的肌，如左右各一的枕额肌。枕额肌由前后两个肌腹和中间的帽状

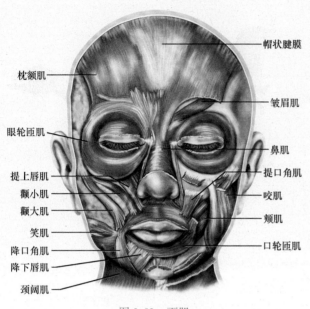

图 2-52 面肌

腱膜构成。前方的肌腹位于额部皮下称额腹，后方的肌腹位于枕部皮下称枕腹，两肌腹间借帽状腱膜连为一体。

（二）眼轮匝肌

眼轮匝肌位于睑裂周围，呈环形，收缩时睑裂闭合。

（三）口周围肌

口周围肌包括环形肌和辐射状肌两类。环绕口裂周围的环形肌称口轮匝肌，收缩时口裂闭合。辐射状肌中较重要的是颊肌，收缩时使唇、颊紧贴牙，帮助咀嚼和吸吮。

二、咀 嚼 肌

咀嚼肌分布于颞下颌关节的周围，运动颞下颌关节。主要有咬肌和颞肌等（图 2-53）。

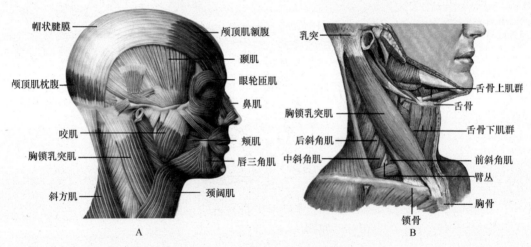

图 2-53 头肌和颈肌（右侧面）
A. 头肌；B. 颈肌

（一）咬肌

咬肌呈长方形，位于下颌支外面，起自颧弓，向下止于下颌角的外面，在体表能摸到，收缩时上提下颌骨。

（二）颞肌

颞肌呈扇形，位于颞窝内，在体表能摸到，收缩时上提下颌骨。

第 6 节 颈 肌

颈肌可依其所在位置分为颈浅肌和颈外侧肌、颈前肌、颈深肌三群（图 2-53～图 2-55）。

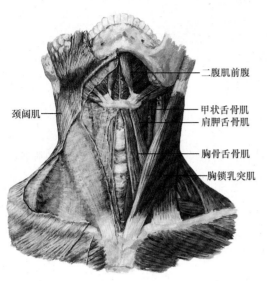

图 2-54 颈肌

二腹肌前腹

颈阔肌

甲状舌骨肌
肩胛舌骨肌

胸骨舌骨肌

胸锁乳突肌

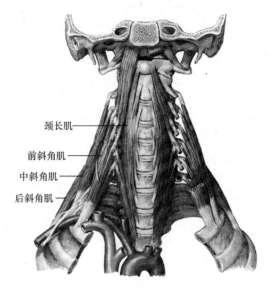

图 2-55 斜角肌

颈长肌

前斜角肌

中斜角肌

后斜角肌

一、颈浅肌和颈外侧肌

（一）颈阔肌

颈阔肌是位于颈部浅筋膜内的皮肌，薄而宽阔，一对非常薄的扁肌，有紧张颈部皮肤和下拉口角等的作用。

（二）胸锁乳突肌

胸锁乳突肌位于颈的外侧部，起自胸骨柄前面和锁骨的胸骨端，止于颞骨的乳突。该肌一侧收缩使头向同侧倾斜，面转向对侧；两侧收缩可使头后仰。

二、颈 前 肌

颈前肌包括舌骨上肌群和舌骨下肌群。

（一）舌骨上肌群

舌骨上肌群在舌骨与下颌骨和颅底之间，参与构成口腔底。收缩时能上提舌骨，协助吞咽；当舌骨固定时，可下降下颌骨，协助张口。

（二）舌骨下肌群

舌骨下肌群位于颈前部，舌骨与胸骨和肩胛骨之间，居喉、气管、甲状腺的前方。收缩时可下降舌骨和喉，参与吞咽动作。

三、颈 深 肌

颈深肌分内、外侧两群。内侧群在脊柱颈段的前方。外侧群位于脊柱颈段的两侧，有前、中、后斜角肌（图 2-53，图 2-55）。前、中斜角肌与第 1 肋之间的空隙为斜角肌间隙，有锁骨下动脉和臂丛通过。一侧斜角肌收缩，使颈侧屈；两侧肌同时收缩可上提第 1、2 肋助深吸气。

第7节 躯 干 肌

躯干肌包括背肌、胸肌、膈、腹肌和会阴肌。

一、背 肌

背肌位于躯干背面。主要有斜方肌、背阔肌和竖脊肌等（图2-56）。

（一）斜方肌

斜方肌位于背上部浅层，为三角形扁肌，左、右相合成斜方形。整肌收缩，可使肩胛骨向脊柱靠拢，如肩胛骨固定，两侧同时收缩时，头后仰。

（二）背阔肌

背阔肌位于背下部浅层，为全身最大的扁肌。其肌束向外上方集中，止于肱骨体上端的前面。该肌收缩，可使臂内收、旋内和后伸，完成"背手"姿势。

（三）竖脊肌

竖脊肌位于背部深层，纵列于棘突两侧。竖脊肌对维持人体直立起重要作用，单侧收缩使脊柱侧屈，两侧同时收缩可使脊柱后伸并仰头。

二、胸 肌

胸肌参与构成胸壁，主要包括胸大肌、胸小肌、前锯肌和肋间肌等（图2-57）。

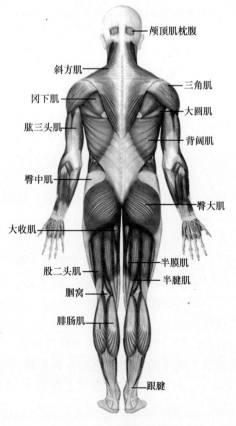

图 2-56　全身肌（后面观）

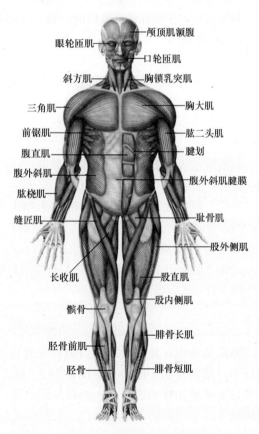

图 2-57　全身肌（前面观）

（一）胸大肌

胸大肌位于胸前壁上部的浅层，呈扇形，较宽厚。起于锁骨内侧端、胸骨和 1～6 肋软骨，止于肱骨体上端的前面。收缩时可使臂内收和旋内；上肢上举固定时，收缩可上提躯干。

（二）胸小肌

胸小肌位于胸大肌深面，呈三角形。收缩时可拉肩胛骨向前下方。

（三）前锯肌

前锯肌以肌齿起自上 8 个或 9 个肋骨外面，止于肩胛骨的内侧缘和下角，收缩时可拉肩胛骨向前紧贴胸廓，并使其下角旋外，以助臂上举，完成"梳头"动作。

（四）肋间肌

肋间肌位于肋间隙内，分浅、深两层。浅层称肋间外肌，肌束起于上位肋骨的下缘，斜向前下，止于下位肋骨的上缘，收缩时可提肋助吸气。深层称肋间内肌，肌束起于下位肋骨的上缘，斜向前上，止于上位肋骨下缘，收缩时可降肋助呼气。

三、膈

膈为一膨隆向上的穹窿状宽阔扁肌，分隔胸腔和腹腔。膈的周围部由肌束构成，附于胸廓下口；中央部为腱性结构，称中心腱。膈上有 3 个裂孔：主动脉裂孔位于脊柱前方，有主动脉和胸导管通过；食管裂孔位于主动脉裂孔的左前上方，有食管和迷走神经通过；腔静脉孔位于食管裂孔右前上方的中心腱内，有下腔静脉通过（图 2-58）。

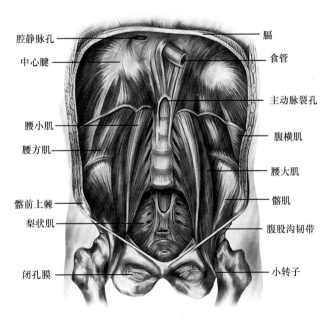

图 2-58　膈和腹肌后群

膈是重要的呼吸肌。收缩时膈顶下降，胸腔容积增大，助吸气；舒张时膈顶升复原位，胸腔容积减小，助呼气。膈与腹肌联合收缩，能增加腹压，协助排便、呕吐、咳嗽、打喷嚏及分娩等活动。

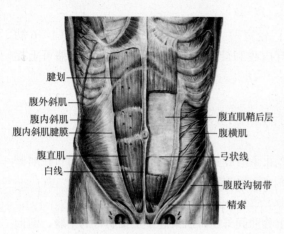

腱划

腹外斜肌

腹内斜肌

腹内斜肌腱膜

腹直肌鞘后层

腹直肌

腹横肌

白线

弓状线

腹股沟韧带

精索

图 2-59　腹肌前外侧群

四、腹　　肌

腹肌位于胸廓下部和骨盆上缘之间，包括位于腹前外侧壁的腹直肌、腹外斜肌、腹内斜肌、腹横肌和位于腹后壁的腰方肌（图 2-58，图 2-59）。腹肌参与腹壁的构成，保护和支持腹腔器官；收缩时可降肋助呼气；可使脊柱做前屈、侧屈和旋转运动；与膈共同收缩时，可增加腹压，协助排便、排尿、分娩和呕吐。

（一）腹直肌

腹直肌呈长带状，位于腹前壁正中线的两侧，被腹直肌鞘包裹。腹直肌全长被 3～4 条横行的腱划分隔成多个肌腹，腱划与腹直肌鞘前层结合紧密，不能分离。

（二）腹外斜肌

腹外斜肌位于腹前外侧壁的最浅层，为一宽阔的扁肌。大部分肌束斜行向前下，至腹直肌外侧移行为腱膜，参与组成腹直肌鞘前层，终止于白线。腹外斜肌腱膜的下缘卷曲增厚，连于髂前上棘与耻骨结节之间，形成腹股沟韧带。在耻骨结节的外上方，腹外斜肌腱膜有一略呈三角形的裂孔，称腹股沟管浅环。

（三）腹内斜肌

腹内斜肌位于腹外斜肌的深面。大部分肌束呈扇形斜向内上，并移行为腱膜。腱膜在腹直肌外侧分为前后两层，包裹腹直肌，终止于白线。

（四）腹横肌

腹横肌位于腹内斜肌的深面。肌束横行向内移行为腱膜，参与腹直肌鞘后层的组成，终止于白线。在男性腹内斜肌和腹横肌的下部有少量肌束随精索降入阴囊，形成提睾肌。

（五）腰方肌

腰方肌呈长方形，位于腹后壁，脊柱两侧。

（六）腹肌形成的结构

1. 腹直肌鞘　是包裹腹直肌的纤维性鞘状结构，由腹前外侧壁三层扁肌的腱膜构成，分前、后两层。前层完整，由腹外斜肌腱膜和腹内斜肌腱膜的前层组成；后层由腹内斜肌腱膜的后层和腹横肌腱膜组成。鞘后层不完整，在脐下 4～5cm 处以下，转至腹直肌的前面参与构成腹直肌鞘前层。腹直肌鞘后层的下缘游离呈弧形称弓状线（图 2-60）。

2. 白线　位于腹前壁正中线上，由两侧腹直肌鞘纤维交织而成。白线结构坚韧而少血管，常为腹部手术入路。白线中部有一圆形的腱环称脐环，是腹壁的薄弱点，为脐疝的好发部位（图 2-59）。

3. 腹股沟管　位于腹股沟韧带内侧半上方，为腹前壁下部的一斜行裂隙，长 4～5cm（图 2-61）。管的内口称腹股沟管深环（腹环），位于腹股沟韧带中点上方约 1.5cm 处；外口称腹股沟管浅环（皮下环）位于耻骨结节外上方，为腹外斜肌腱膜形成的三角形裂孔。管内，男性有精索通过，女性有子宫圆韧带通过。腹股沟管是腹壁下部的薄弱区，在病理情况下，腹腔内

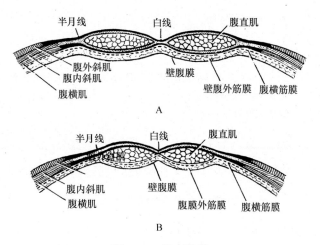

图 2-60　腹直肌鞘
A. 弓状线以上；B. 弓状线以下

容物可由此突出，形成腹股沟斜疝。

（考点：腹股沟管的位置、内容物）

4. 腹股沟三角　位于腹前壁的下部，内侧界是腹直肌的外侧缘，外侧界是腹壁下动脉，下界是腹股沟韧带。腹股沟三角也是腹壁的薄弱区和疝的易发部位。

五、会 阴 肌

会阴肌指封闭小骨盆下口的肌群，主要有肛提肌和会阴深横肌等（图 2-62）。

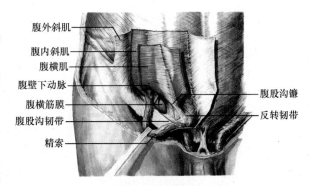

图 2-61　腹股沟管

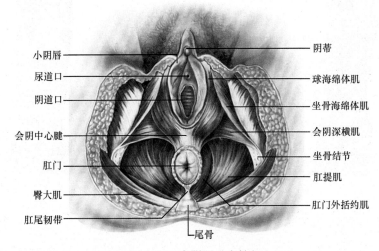

图 2-62　会阴肌（女性）

第8节　四　肢　肌

　　　　患者，女，17岁。因发热到附近社区诊所就诊，肌内注射抗生素治疗。连续治疗 3天后，发热症状有所缓解。

问题：1. 说出臀大肌的位置及形态特点。

　　　　2. 临床上除了选择臀大肌肌内注射外，还可选择哪些部位进行肌内注射术？

四肢肌分上肢肌和下肢肌。上肢肌数目多而细小，下肢肌数目少而粗壮。

一、上　肢　肌

上肢肌按部位分为肩肌、臂肌、前臂肌和手肌。

（一）肩肌

肩肌配布在肩关节周围，主要有三角肌等。三角肌呈三角形，参与肩部的圆隆状的形成，收缩时可使肩关节外展（图2-63）。三角肌的外上1/3部，肌质丰厚，且无重要的血管、神经经过，是临床上肌内注射常选部位。

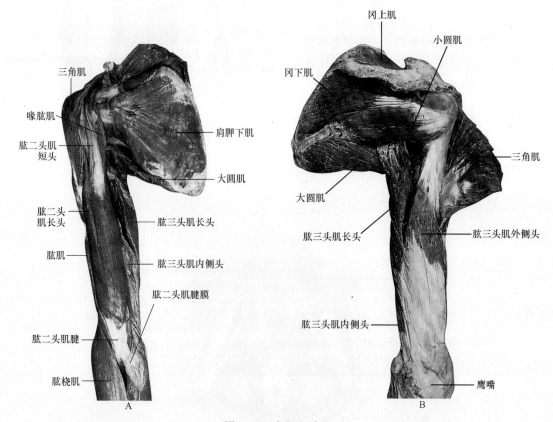

图 2-63　肩肌和臂肌

A. 前面观；B. 后面观

知识链接

三角肌注射部位

三角肌注射部位选择：将三角肌分为前、中、后 3 部分，中部的上 2/3 肌质较厚，深面无大的血管和神经走行，为注射安全区；中部的下 1/3 肌较薄，无临床意义，不宜选作注射部位；前部、后部的深面均有大血管或神经走行，为注射危险区（图 2-64）。三角肌注射的层次依次为皮肤、浅筋膜、深筋膜至三角肌。

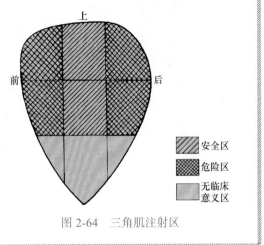

图 2-64　三角肌注射区

（二）臂肌

臂肌配布在肱骨周围，分前、后两群（图 2-63）。

1. 前群　为屈肌，有肱二头肌、肱肌喙和肱肌。肱二头肌呈长梭形，位于臂前部的浅层。有长、短两头，长头起于肩胛骨的关节盂上方，短头起于肩胛骨的喙突，二头合为一个肌腹，经肘关节前面，以扁腱止于桡骨粗隆。其作用主要为屈肘关节，还可屈肩关节。喙肱肌在肱二头肌的后内方，作用是协助肩关节屈和内收。肱肌位于肱二头肌的下半部的深面，作用是屈肘关节。

2. 后群　为伸肌，有肱三头肌。肱三头肌位于臂后部。有三个头，长头起于肩胛骨的关节盂下方，内、外侧头起于肱骨后面，三头合为一个肌腹，以扁腱止于尺骨鹰嘴。其作用主要为伸肘关节，长头还可使肩关节后伸。

（三）前臂肌

前臂肌数目较多，位于桡、尺骨周围，分前、后两群。大多数前臂肌的肌腹位于前臂的近侧部，以细长的肌腱止于腕骨、掌骨或指骨（图 2-65，图 2-66）。

1. 前群　共 9 块肌肉，分为浅、深两层。浅层 6 块，桡侧向尺侧依次为肱桡肌、旋前圆肌、桡侧腕屈肌、掌长肌、指浅屈肌和尺侧腕屈肌；深层 3 块，拇长屈肌位于桡侧半，指深屈肌位于尺侧半，旋前方肌位于桡骨、尺骨远端的前面。前群肌的作用主要是屈腕、屈指和使前臂旋前。

2. 后群　共 10 块肌肉，分为浅、深两层。浅层 5 块，由桡侧向尺侧依次为桡侧腕长伸肌、桡侧腕短伸肌、指伸肌、小指伸肌和尺侧腕伸肌；深层 5 块，由上外向下内依次为旋后肌、拇长展肌、拇短伸肌、拇长伸肌和示指伸肌。前臂肌后群的作用主要是伸腕、伸指和使前臂旋后。

（四）手肌

手肌主要位于手的掌面，分外侧、中间和内侧 3 群（图 2-67）。

1. 外侧群　位于手掌外侧部，外观丰满隆起称鱼际，有 4 块肌，分浅、深两层，分别为拇短展肌、拇短屈肌、拇对掌肌和拇收肌，可使拇指做内收、外展、屈和对掌运动。

2. 中间群　位于掌心和掌骨之间，由蚓状肌、骨间掌侧肌和骨间背掌侧肌构成，参与第

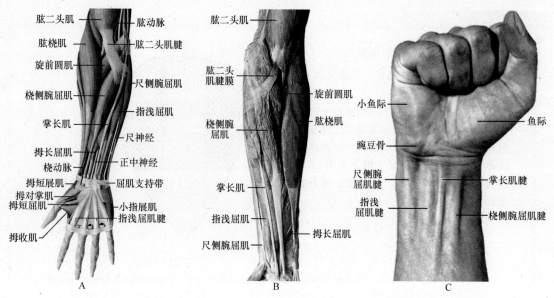

图 2-65 前臂肌前群、手肌和手掌侧的体表标志

A. 右前臂肌前群及手肌；B. 左前臂肌前群；C. 右手掌侧的体表标志

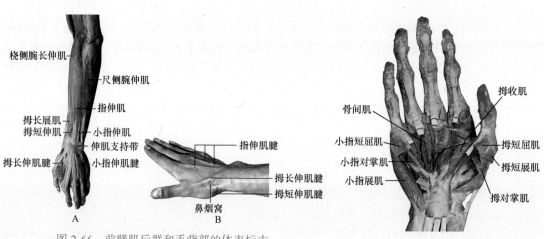

图 2-66 前臂肌后群和手背部的体表标志

A. 左前臂肌后群；B. 右手背部的体表标志

图 2-67 手肌（手掌浅层）

2、3、4、5 指的多种运动。

3. 内侧群 位于手掌内侧部，亦较丰满隆起称小鱼际，有 3 块，分别为小指展肌、小指短屈肌和小指对掌肌，主要是屈小指和使小指外展。

（五）上肢的局部结构

1. 腋窝 位于胸外侧壁和臂上部之间，是由肌围成的锥体形腔隙。腋窝内有大量的淋巴结、淋巴管和脂肪，并有神经和血管通过。

2. 肘窝 是位于肘关节前方的三角形浅窝。窝内有血管、神经和肱二头肌腱等通过。

二、下 肢 肌

下肢肌按部位分为髋肌、股肌、小腿肌和足肌。

（一）髋肌

髋肌分布于髋关节的周围，可分前、后两群。

1. 前群 主要由髂腰肌，由髂肌和腰大肌结合而成（图2-68）。收缩时可使髋关节前屈和旋外。下肢固定时，可前屈躯干。

2. 后群 位于臀部。浅层有臀大肌，收缩时可使股后伸并旋外（图2-69）。臀大肌位置表浅，略呈四边形，肌质厚实，外上1/4部无重要的神经和血管通过，为肌内注射最常选部位。深层有臀中肌、臀小肌和梨状肌等。

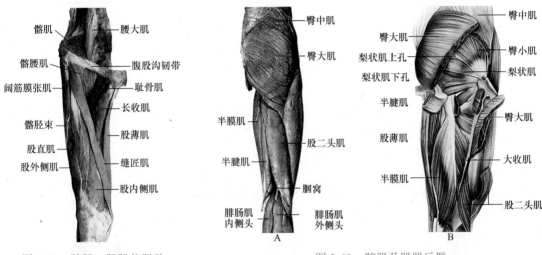

图2-68 髋肌、股肌前群及内侧群

图2-69 髋肌及股肌后群
A. 浅层；B. 深层

知识链接

臀肌注射部位

臀大肌注射部位：臀大肌深面有坐骨神经和较大血管通过，注射时应避免损伤。定位方法有2种（图2-70）。①"十"字法：从臀裂顶点向左或右做一水平线，然后从髂嵴最高点做一垂直线，将一侧臀部划分为4个象限，其外上象限（避开内角）为注射部位。②连线法：从髂前上棘至尾骨连线的外上1/3处为注射部位。

臀中肌、臀小肌注射部位：臀中肌和臀小肌血管、神经分布较少，且脂肪组织较薄。定位方法有2种。①构角法（图2-71）：以示指尖和中指尖（中指尽量与示指分开）分别置于髂前上棘和髂嵴下缘处，在髂嵴、示指、中指之间构成一个三角区域，此区域即为注射部位。②三指法：髂前上棘后外侧三横指处（以患儿自己的手指宽度为标准）。2岁以下的婴幼儿因臀大肌不发达，若一定要选臀肌肌内注射，宜选用臀中肌与臀小肌注射。

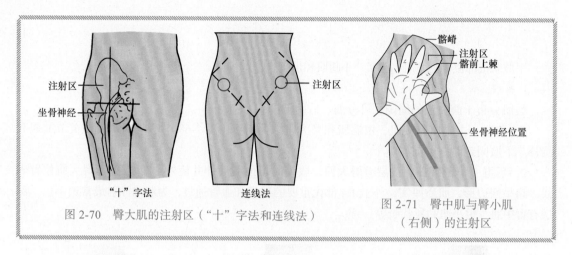

图 2-70 臀大肌的注射区（"十"字法和连线法）

图 2-71 臀中肌与臀小肌（右侧）的注射区

（二）股肌

股肌位于股骨周围，分为前群、后群和内侧群（图 2-68，图 2-69）。

1. 前群　有缝匠肌和股四头肌。缝匠肌可屈髋关节和膝关节。股四头肌能伸膝关节、屈髋关节。股四头肌有四个头，分别称股直肌、股内侧肌、股外侧肌、股中间肌，四个头向下形成一个肌腱，包绕髌骨，向下续为髌韧带，止于胫骨粗隆。

2. 内侧群　主要有长收肌等，可内收髋关节。

3. 后群　主要有股二头肌，能伸髋关节、屈膝关节。

（三）小腿肌

小腿肌位于腓骨和胫骨周围，分前群、外侧群和后群（图 2-72，图 2-73）。

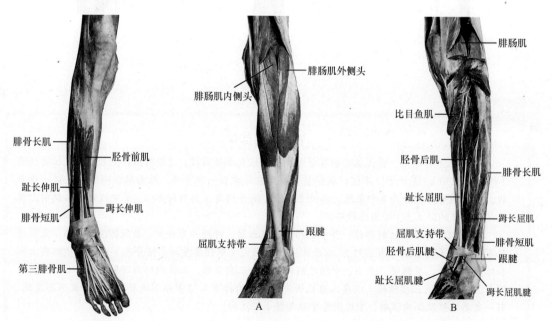

图 2-72　小腿肌前群和外侧群

图 2-73　小腿肌后群
A. 浅层；B. 深层

1. 前群　主要有胫骨前肌等。胫骨前肌能伸距小腿关节（背屈），使足内翻。

2. 外侧群　有腓骨长肌和腓骨短肌，能屈距小腿关节（跖屈），使足外翻。

3. 后群　主要有小腿三头肌、胫骨后肌等。小腿三头肌由浅部的腓肠肌和深部的比目鱼肌构成，肌腹形成小腿后方的膨隆外形，向下以粗大的跟腱止于跟骨，主要作用是屈距小腿关节和屈膝关节。胫骨后肌能屈距小腿关节，使足内翻。

（四）足肌

足肌位于足部，分足背肌和足底肌（图 2-74）。足肌的主要作用在于维持足弓。

（五）下肢的局部结构

1. 股三角　位于大腿前面的上部，呈倒置三角形，由腹股沟韧带、缝匠肌和长收肌内侧缘围成。股三角内，由内侧向外侧依次排列有股静脉、股动脉和股神经。

2. 腘窝　是位于膝关节后方的一个菱形窝，窝内有血管、神经、淋巴结和脂肪等。

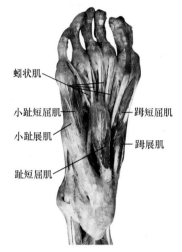

图 2-74　足底肌

知识链接

重要的肌性标志

全身重要的肌性标志主要有咬肌、胸锁乳突肌、竖脊肌、胸大肌、腹直肌、腹股沟韧带、三角肌、肱二头肌、臀大肌、股四头肌、髌韧带、小腿三头肌和跟腱等。

自 测 题

单项选择题

1. 有关椎骨各部特点的描述，正确的是（　　　）
   A. 所有颈椎的棘突均有分叉
   B. 第 6 颈椎又称隆椎
   C. 胸椎棘突水平向后
   D. 腰椎棘突宽短呈板状
   E. 胸椎椎体前方有肋凹

2. 属面颅骨的是（　　　）
   A. 顶骨　　　　　B. 颞骨
   C. 犁骨　　　　　D. 蝶骨
   E. 筛骨

3. 在颅中窝能寻找到的结构是（　　　）
   A. 颈静脉孔　　　B. 棘孔
   C. 枕骨大孔　　　D. 舌下神经管
   E. 筛孔

4. 关于椎间盘的说法，错误的是（　　　）

A. 是椎体间的连结结构
B. 椎间盘的中央为髓核
C. 椎间盘的周围部是纤维环
D. 可使椎体间有少量的运动
E. 纤维环破裂时，髓核易向前外侧脱出

5. 下列结构中，与肩胛骨关节盂一起构成关节的是（　　　）
   A. 肱骨大结节　　　B. 肱骨头
   C. 肱骨外科颈　　　D. 肱骨桡神经沟
   E. 肱骨小结节

6. 构成骨盆的结构是（　　　）
   A. 坐骨、髂骨、髋骨
   B. 骶骨、髋骨
   C. 耻骨、尾骨、左右髋骨
   D. 骶骨、尾骨、左右髋骨
   E. 以上都不是

7. 描述髋关节的结构特点，正确的是（　　）
   A. 髋臼窝浅
   B. 关节囊广阔而松弛
   C. 关节囊包绕股骨颈的全长
   D. 关节囊内有股骨头韧带
   E. 髂股韧带内含有营养股骨头的血管

8. 不属于膝关节的结构是（　　）
   A. 髌韧带　　　　　B. 腓骨头
   C. 膝交叉韧带　　　D. 半月板
   E. 胫侧副韧带

9. 有关膈的说法，错误的是（　　）

   A. 是向上隆起的扁肌
   B. 中央部为腱膜
   C. 为重要呼吸肌
   D. 有主动脉裂孔、食管裂孔和腔静脉孔
   E. 收缩时膈顶上升

10. 关于腹股沟管，正确的是（　　）
   A. 是腹直肌间的斜行管道
   B. 位于腹股沟韧带外侧半的稍上方
   C. 外口称腹股沟管深环
   D. 内口位于耻骨结节的外上方
   E. 为腹壁结构的薄弱部位

（任茂华）

第3章

消 化 系 统

第1节 概　述

一、消化系统的组成和功能

消化系统由消化管和消化腺两部分组成（图3-1），主要功能是摄取并消化食物、吸收营养、排出食物残渣。

消化管包括口腔、咽、食管、胃、小肠（十二指肠、空肠和回肠）和大肠（盲肠、阑尾、结肠、直肠和肛管）。临床上通常把口腔至十二指肠的一段消化管称上消化道；空肠以下的消化管称下消化道。

消化腺包括大消化腺和小消化腺，分泌的消化液参与食物的消化。大消化腺是独立的消化器官，如大唾液腺、肝和胰。小消化腺是分布于消化管壁内的小腺体，如食管腺、胃腺和肠腺等。

（考点：消化系统的组成和上、下消化道的概念）

二、胸部标志线和腹部分区

为便于描述胸、腹腔内各器官的正常位置和体表投影，同时方便临床诊疗及护理工作的施行，通常在胸、腹部体表确定若干标志线，并将腹部分为若干区（图3-2，图3-3）。

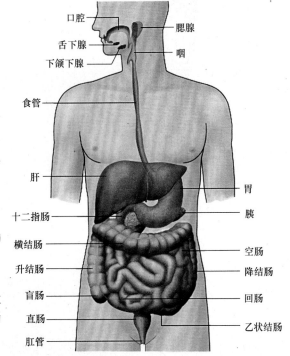

图 3-1　消化系统

（一）胸部标志线

1. 前正中线　沿身体前面正中所做的垂线。
2. 胸骨线　经胸骨最宽处的外侧缘所做的垂直线。
3. 锁骨中线　经锁骨中点所做的垂线。
4. 胸骨旁线　经胸骨线与锁骨中线连线的中点所做的垂线。
5. 腋前线　通过腋前襞向下所做的垂线。
6. 腋中线　沿腋前、后线的中点所做的垂线。
7. 腋后线　通过腋后襞所做的垂线。
8. 肩胛线　通过肩胛骨下角所做的垂线。

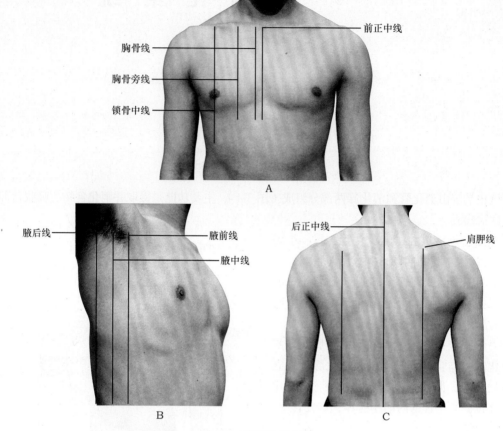

图 3-2 胸部的标志线

A. 前面；B. 侧面；C. 后面

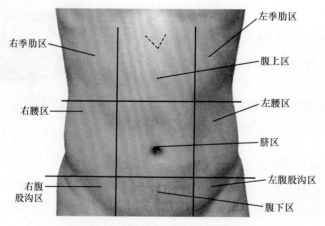

图 3-3 腹部分区（九分法）

9. 后正中线 沿身体后面正中所做的垂线。

（二）腹部分区

1. 四分法 临床工作中常以脐为中心做水平面和矢状面，将腹部分为左上腹部、左下腹部、右上腹部、右下腹部 4 个区。

2. 九分法　通过左、右肋弓最低点做肋下平面，通过左、右髂结节做结节间水平面，再通过左、右腹股沟韧带中点做两个矢状面，将腹部分成左季肋区、腹上区、右季肋区、左腹外侧区（左腰区）、脐区、右腹外侧区（右腰区）、左腹股沟区（左髂区）、腹下区、右腹股沟区（右髂区）9 个区。

第 2 节　消 化 管

案例 3-1　患者，男，18 岁。因转移性右下腹疼痛伴恶心、呕吐、食欲缺乏 7 小时来诊。体格检查：体温 37.8℃，右下腹有明显压痛、反跳痛、腹肌紧张，余未发现异常。实验室检查：血白细胞 $12.5×10^9/L$，中性粒细胞 0.85，尿常规未见异常。B 超示阑尾管腔积液、肿大。临床诊断：急性阑尾炎。

问题：1. 说出阑尾的位置及阑尾根部的体表投影。

2. 阑尾末端游离且游动性较大，在手术中如何寻找阑尾？

一、消化管壁的一般结构

除口腔、咽和肛管下部外，消化管壁由内向外分为黏膜、黏膜下层、肌层和外膜 4 层（图 3-4）。

（一）黏膜

黏膜是消化管壁的最内层，是消化吸收的主要结构，由上皮、固有层和黏膜肌层构成。

1. 上皮　衬于黏膜的表面。口腔、咽、食管和肛管下部的上皮为非角化的复层扁平上皮，耐摩擦，具有保护功能；其余部分为单层柱状上皮，以消化吸收功能为主。

2. 固有层　位于上皮深面，由结缔组织构成，含有血管、神经、淋巴管和淋巴组织。胃、肠固有层内还含有腺体，开口于上皮。

3. 黏膜肌层　为薄层平滑肌，其收缩可以改变黏膜的形态，促进腺体的分泌、血液和淋巴的运行，有利于物质的吸收和转运。

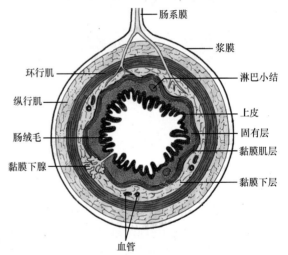

图 3-4　消化管壁一般结构

（二）黏膜下层

黏膜下层由疏松结缔组织构成，内含小动脉、小静脉、淋巴管和神经丛。食管的黏膜下层含有食管腺。

在消化管的某些部位，黏膜和部分黏膜下层共同突向管腔，形成纵行或环行皱襞，以扩大黏膜的表面积。

（三）肌层

口腔、咽、食管上段的肌层和肛门外括约肌为骨骼肌，其余部分为平滑肌。肌层一般分为内环、外纵两层，两层之间有肌间神经丛。

（四）外膜

外膜是消化管壁的最外层。咽、食管和大肠末段的外膜为纤维膜，由薄层结缔组织构成；

胃、小肠和大肠的大部分的外膜为浆膜。浆膜由薄层结缔组织及表面的间皮构成，间皮表面光滑湿润，有利于胃肠的运动。

二、口　腔

口腔是消化管的起始部，前借口裂与外界相通，后经咽峡与咽相续。口腔的前壁为上、下唇，侧壁为颊，上壁为腭，下壁为口腔底。口腔借上、下牙弓和牙龈分为口腔前庭和固有口腔。当上、下颌牙咬合时，口腔前庭和固有口腔可借上、下第 3 磨牙后方的间隙相通，临床上对牙关紧闭的患者，可经此间隙插管或注入营养物质（图 3-5）。

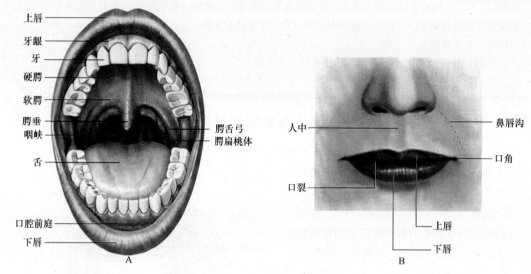

图 3-5　口腔与咽峡
A. 口腔内部结构；B. 口腔外部结构

（一）口唇和颊

唇分为上唇和下唇。上、下唇围成口裂，口裂的两端称为口角。上唇外表面正中线处有一浅沟称人中，上唇的外面两侧与颊交界处的浅沟称鼻唇沟。

颊为口腔的两侧壁，由皮肤、颊肌和颊黏膜构成。颊黏膜在平对上颌第 2 磨牙的牙冠处，有腮腺管的开口。

（二）腭

腭是口腔的上壁，分隔鼻腔与口腔。腭的前 2/3 部主要由骨腭表面覆以黏膜构成，称硬腭；后 1/3 部由肌、腱膜和黏膜等构成，称软腭。软腭后缘游离，其中部有一向下的突起称腭垂。自腭垂两侧向下各有两条弓形黏膜皱襞：前方的一对延伸至舌根的外侧，称腭舌弓；后方的一对延伸至咽侧壁，称腭咽弓。腭垂、两侧腭舌弓和舌根共同围成咽峡，是口腔与咽的分界处（图 3-5）。

（考点：咽峡的概念）

（三）牙

牙为人体最坚硬的器官，嵌于上、下颌骨的牙槽内。有咀嚼食物和协助发音等功能。

1. 牙的形态和构造　每个牙分为牙冠、牙根和牙颈 3 部分。露于口腔的部分为牙冠；镶嵌入牙槽内的部分为牙根；牙冠与牙根之间的部分为牙颈，被牙龈所包绕（图3-6）。

牙由牙质、釉质、牙骨质和牙髓构成（图3-6）。牙质构成牙的主体，位于牙的内部。在牙冠，牙质的表面覆盖有洁白坚硬的釉质。在牙颈和牙根，牙质的表面包有一层牙骨质。牙内的腔隙称牙腔，腔内含有牙髓，由结缔组织、神经、血管和淋巴管组成。

2. 牙的分类和排列　人的一生先后萌出两组牙，第一组称乳牙，第二组称恒牙。乳牙一般在出生后6个月开始萌出，3岁左右出齐，共20个，分为乳切牙、乳尖牙和乳磨牙。6岁左右，乳牙开始陆续脱落，恒牙相继萌出。恒牙全部出齐共32个，分为切牙、尖牙、前磨牙和磨牙。14岁左右恒牙基本出齐，只有第3磨牙萌出较晚，有的要迟至28岁或更晚，故第3磨牙又称迟牙或智齿。第3磨牙终身不萌出者约占30%。

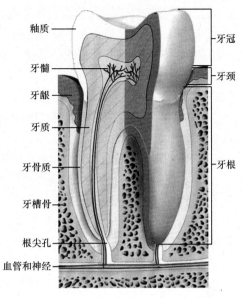

图 3-6　牙的形态和构造

临床上，为了便于记录牙的位置，常以被检查者方位为准，用"＋"记号将上、下颌牙弓划成四个区，以罗马数字Ⅰ～Ⅴ表示乳牙，以罗马数字1～8表示恒牙（图3-7）。例如："$\overline{\text{Ⅴ}|}$"表示右下颌第2乳磨牙；"$|\underline{5}$"表示左上颌第2前磨牙。

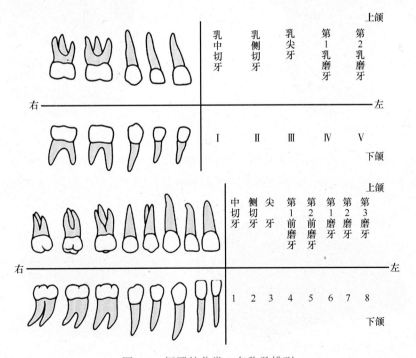

图 3-7　恒牙的分类、名称及排列

3. 牙周组织　包括牙槽骨、牙周膜和牙龈，对牙起支持、固定和保护作用。牙槽骨即构成牙槽的骨质。牙周膜是介于牙根与牙槽骨之间的致密结缔组织膜，有固定牙根、缓冲咀嚼时压力的功能。牙龈是口腔黏膜的一部分，紧贴于牙颈周围及邻近的牙槽骨上，血管丰富，呈淡红色，坚韧而有弹性。

（四）舌

舌位于口腔底，由舌肌被覆黏膜构成。参与咀嚼、吞咽和搅拌食物，同时还有味觉和辅助发音功能。

1. 舌的形态　舌后 1/3 为舌根，舌前 2/3 为舌体，舌体的前端称舌尖。舌的上面称舌背。

2. 舌黏膜　舌背的黏膜呈淡红色，可见许多细小突起，称舌乳头。可分为丝状乳头、菌状乳头、叶状乳头和轮廓乳头 4 种（图 3-8）。除丝状乳头外，其他乳头均含有味觉感受器，可感受酸、甜、苦和咸等味觉刺激。在舌根背面的黏膜内，淋巴组织构成许多大小不等的突起，称舌扁桃体。

舌下面的黏膜在正中线上有一舌系带，向下连于口腔底。舌系带根部两侧的黏膜隆起称舌下阜，其外侧的斜行黏膜皱襞称舌下襞（图 3-9）。

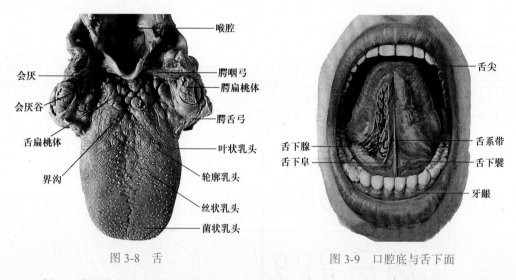

图 3-8　舌　　　　　　　　　图 3-9　口腔底与舌下面

3. 舌肌　舌肌分为舌内肌和舌外肌，均为骨骼肌（图 3-10）。其中最重要的是一对颏舌肌。颏舌肌起自下颌体内面中部，肌纤维向后上呈扇形分散，止于舌中线两侧。双侧颏舌肌同时收

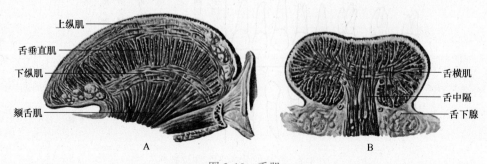

图 3-10　舌肌
A. 正中矢状切面；B. 冠状切面

缩，舌尖伸向前方；单侧颏舌肌收缩，舌尖伸向对侧。若一侧颏舌肌瘫痪，患者伸舌时舌尖偏向瘫痪侧。

（五）口腔腺

口腔腺位于口腔周围，分泌唾液，起清洁口腔和初步消化食物的功能。包括腮腺、下颌下腺、舌下腺3对大唾液腺和许多小唾液腺（图3-11）。

1. 腮腺　位于外耳道的前下方，略呈三角形，是最大的一对唾液腺。腮腺管从腮腺的前缘发出，在颧弓下方一横指处沿咬肌表面前行，至咬肌前缘处弯向内侧，穿过颊肌，开口于平对上颌第2磨牙的颊黏膜上。

2. 下颌下腺　呈卵圆形，位于下颌体的内面，下颌下腺管开口于舌下阜。

3. 舌下腺　位于舌下襞黏膜的深面，舌下腺大管开口于舌下阜，舌下腺小管开口于舌下襞（图3-9）。

三、咽

咽是呼吸道和消化道的共同通道，位于第1～6颈椎的前方，上端附于颅底，下至第6颈椎下缘水平移行为食管。咽是肌性管道，上宽下窄，呈前后略扁的漏斗状，前壁不完整，分别与鼻腔、口腔、喉腔相通。咽以软腭平面和会厌上缘平面为界，分为鼻咽、口咽和喉咽（图3-12）。

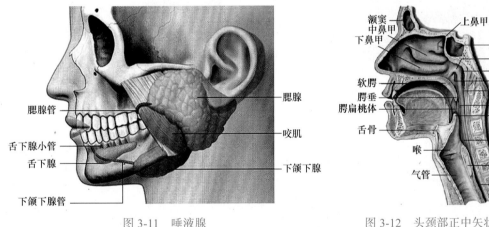

图3-11　唾液腺　　　　　　　图3-12　头颈部正中矢状切面

（一）鼻咽

在软腭平面与颅底之间，向前借鼻后孔与鼻腔相通。在其外侧壁上，相当于下鼻甲后方约1cm处有咽鼓管咽口，借此空气经咽鼓管通中耳鼓室。咽鼓管咽口的后上方与咽后壁之间有一纵行的深窝，称咽隐窝，是鼻咽癌的好发部位。鼻咽后上壁黏膜内含丰富的淋巴组织，称为咽扁桃体，幼儿较发达，约至10岁后完全退化。

（二）口咽

位于软腭和会厌上缘之间，向前经咽峡通口腔。在其外侧壁上，腭舌弓与腭咽弓之间有一凹窝，窝内有腭扁桃体。腭扁桃体是淋巴器官，呈卵圆形，具有防御功能。

咽扁桃体、腭扁桃体和舌扁桃体等共同构成咽淋巴环，是消化道和呼吸道起始端的重要防御结构。

（三）喉咽

位于会厌上缘平面以下，至第 6 颈椎体下缘平面与食管相续。向前经喉口通向喉腔，在喉口两侧各有一深凹，称为梨状隐窝，是异物容易滞留的部位（图 3-13）。

（考点：咽的分部及交通）

四、食　　管

（一）食管的位置和分部

食管上端在第 6 颈椎体下缘与咽相接，向下沿脊柱前方下行，经胸廓上口入胸腔，穿过膈的食管裂孔入腹腔，末端在第 11 胸椎体的左侧与胃的贲门相连。食管全长约 25cm，按行程可分为颈部、胸部和腹部（图 3-14）。食管颈部较短，长约 5cm，位于颈椎之前，气管之后，两侧有颈部的大血管。

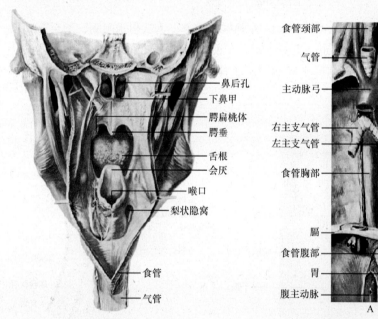

图 3-13　咽腔（后面观）

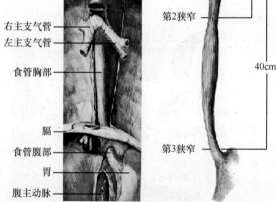

图 3-14　食管的位置、毗邻（A）及狭窄（B）

（二）食管的狭窄

食管全长有 3 处生理性狭窄，第 1 处狭窄位于食管起始处，距中切牙约 15cm；第 2 处狭窄位于食管与左主支气管交叉处，距中切牙约 25cm；第 3 处狭窄位于食管穿膈处，距中切牙约 40cm（图 3-14）。这些狭窄是食管炎症、肿瘤的好发部位。临床上进行食管内插管时，要注意食管狭窄的位置。

（考点：食管 3 处狭窄的部位及距中切牙的距离）

（三）食管的组织结构特点

食管腔面有 7~10 条纵行黏膜皱襞，当食物通过时，管腔扩大，皱襞消失。食管壁的黏膜上皮为复层扁平上皮，有保护作用；黏膜下层内含有大量食管腺，分泌黏液润滑食管，有利于食团下行；管壁肌层，上 1/3 段为骨骼肌，中 1/3 段由骨骼肌和平滑肌混合组成，下 1/3 段为平滑肌；外膜为纤维膜。

胃置管术应用解剖

胃置管术是一项临床常用的护理操作技术，可用于鼻饲、洗胃、抽取胃液等，也是临床上大部分胸、腹部手术和头颅重伤患者的术前准备之一。胃管插入途径是：胃管由口腔或鼻腔插入，经咽、食管进入胃内。经鼻腔插胃管时，应注意鼻中隔前下部是易出血区，胃管插入14～16cm（咽喉部）时，嘱患者做吞咽动作，以使胃管易进入并通过食管；成人插管的长度为45～55cm，即从前额发际到胸骨剑突处，或由耳垂经鼻尖到胸骨剑突处的距离。插管通过食管的狭窄处时，插管速度不宜过快；若遇阻力，不可强行插管，以免损伤食管黏膜。

五、胃

胃是消化管中最膨大的部分，上接食管，下续十二指肠，成人胃的容量约1500ml。胃能受纳食物、分泌胃液和初步消化食物，还有内分泌功能。

（一）胃的形态和分部

胃有入、出二口，大、小二弯和前、后二壁（图3-15）。入口称贲门，与食管相连；出口称幽门，与十二指肠相接。上缘称胃小弯，其最低处称角切迹；下缘称胃大弯。两壁即前壁和后壁。

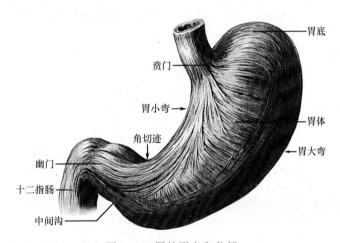

图3-15 胃的形态和分部

胃可分为4部分（图3-15）。位于贲门附近的部分，称贲门部；高出贲门平面以上的部分，称胃底；胃底向下与角切迹之间的部分，称胃体；角切迹与幽门之间的部分，称幽门部。幽门部又可分为左侧的幽门窦和右侧的幽门管。胃溃疡和胃癌多发生于幽门部近胃小弯处。

（二）胃的位置和毗邻

胃的位置根据不同的体型、体位及充盈程度会有所不同。通常胃在中等程度充盈时，大部分位于左季肋区，小部分位于腹上区。

胃前壁右侧与肝左叶相邻，左侧份与膈相邻，为左肋弓所掩盖，中间部分于剑突下方与腹前壁直接相贴，是临床上触诊胃的部位。胃后壁与胰、横结肠、左肾和左肾上腺相邻，胃底则与膈和脾相邻。

（三）胃壁的形态和组织结构特点

胃壁由黏膜、黏膜下层、肌层和外膜构成（图3-16，图3-17）。胃壁组织主要结构特点如下。

1. 胃空虚或半充盈时，黏膜形成许多皱襞。黏膜表面有许多针孔样小窝，称胃小凹，底部有胃腺的开口（图3-17）。

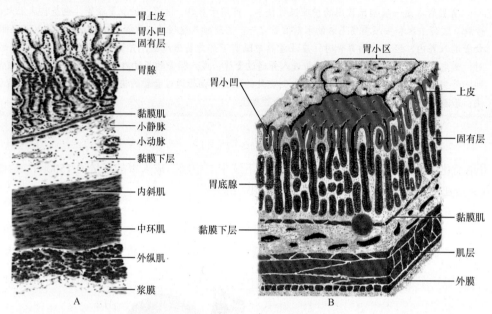

图3-16 胃壁结构（胃底和胃体）

A. 胃壁光镜像；B. 胃壁结构

2. 黏膜的固有层内含大量的胃腺。胃腺可分为胃底腺、贲门腺和幽门腺3种。贲门腺、幽门腺分别位于贲门部和幽门部，分泌黏液和溶菌酶等。胃底腺位于胃底和胃体部，主要由3种细胞组成（图3-17）。①主细胞：又称胃酶细胞，数量多，细胞呈柱状，核圆形，靠近细胞基底部，胞质呈嗜碱性。主细胞能分泌胃蛋白酶原。②壁细胞：又称盐酸细胞，数量较少，细胞较大，呈圆形或锥体形，核圆形，位于细胞中央，胞质呈嗜酸性。壁细胞能合成、分泌盐酸和内因子。③颈黏液细胞：位于胃底腺顶部，数量少，细胞呈柱状，核扁平，位于细胞基底部。颈黏液细胞能分泌黏液，具有保护胃黏膜的作用。

3. 肌层较厚，由内斜行、中环行和外纵行3层平滑肌构成。环行肌在幽门处增厚，称幽门括约肌。

4. 外膜为浆膜。

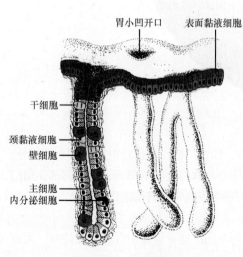

图3-17 胃底腺

六、小 肠

小肠是消化管最长的一段，成人长5~7m，是消化和吸收的主要部位。上起胃的幽门，下接盲肠，分为十二指肠、空肠和回肠3部分。

（一）十二指肠

成人的十二指肠（duodenum）长约25cm，呈"C"字形包绕胰头，可分为上部、降部、水平部和升部4部分（图3-18）。

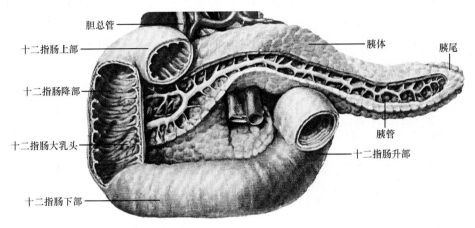

图3-18 十二指肠和胰（前面）

1. 上部 在第1腰椎体的右侧起于幽门，向右走行，至胆囊颈附近急转向下移行为十二指肠降部。临床上将靠近幽门、长约2.5cm的一段肠管称十二指肠球，是十二指肠溃疡的好发部位。

2. 降部 沿1～3腰椎体的右侧下降，达第3腰椎下缘平面弯向左侧，移行为水平部。在降部的后内侧壁上有一纵行皱襞，纵襞下端的突起称十二指肠大乳头，是肝胰壶腹的开口处。

3. 水平部 在第3腰椎下缘平面横行向左，越过下腔静脉至腹主动脉前方移行为升部。

4. 升部 斜向左上方，达第2腰椎体左侧弯向前下续于空肠。十二指肠与空肠转折处形成的弯曲，称为十二指肠空肠曲。十二指肠空肠曲被十二指肠悬肌固定于腹后壁。十二指肠悬肌和腹膜形成的皱襞共同形成十二指肠悬韧带（Treitz韧带）。十二指肠悬韧带是腹部外科手术中确定空肠起始部的重要标志。

（二）空肠和回肠

空肠上端接十二指肠，回肠下端连盲肠，迂回盘曲于腹腔中、下部。空肠和回肠之间无明显的界线，近侧2/5为空肠，位居腹腔左腰区和脐区；远侧3/5为回肠，位于脐区、右腹股沟区和盆腔内。从外观看，空肠管径较粗，管壁较厚，颜色较红，活体外观呈粉红色；回肠管径较细，管壁较薄，血管较少，活体外观呈粉灰色（图3-19）。

（三）小肠壁的组织结构特点

小肠壁的组织结构特点主要体现在黏膜层，腔面有许多环行皱襞和绒毛，固有层中有大量小肠腺和淋巴组织。

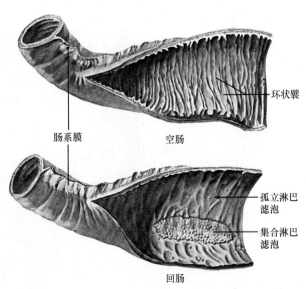

图3-19 空肠与回肠

1. **环行皱襞** 小肠黏膜和黏膜下层向肠腔内突出，形成环形皱襞。小肠近侧端的环形皱襞高而密，向远侧端逐渐减少变低。

2. **绒毛** 小肠黏膜的上皮和固有层向肠腔内突出，形成许多细小的指状突起，称绒毛。绒毛的上皮主要由柱状细胞和杯形细胞构成，柱状细胞的游离面密集排列着微绒毛。固有层形成绒毛的中轴，内含毛细血管、毛细淋巴管（中央乳糜管）和散在的平滑肌纤维等（图3-20）。

环行皱襞、绒毛和微绒毛使小肠表面积扩大约600倍，有利于营养物质的吸收。

3. **小肠腺** 是黏膜上皮下陷至固有层而形成的管状腺，腺管开口于相邻绒毛根部之间。小肠腺主要由柱状细胞、杯状细胞、潘氏细胞和内分泌细胞等构成（图3-20）。其中柱状细胞（吸收细胞）最多，分泌多种消化酶；杯状细胞分泌黏液，对小肠黏膜起润滑和保护作用；潘氏细胞常三五成群，分布在小肠腺的基部，呈锥体形，细胞质内含有粗大的嗜酸性颗粒，内含溶菌酶等，对肠道细菌有杀灭作用。

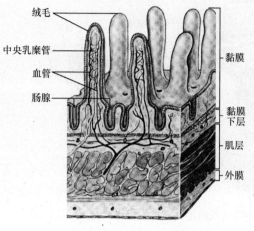

图3-20　小肠绒毛与肠腺

4. **淋巴组织** 小肠固有层内散布有许多淋巴组织，是小肠壁重要的防御结构。在十二指肠和空肠中含有散在的淋巴组织，称孤立淋巴滤泡。回肠中的淋巴组织常聚集成群，称集合淋巴滤泡。

七、大　肠

大肠是从回肠末端至肛门的粗大肠管，长约1.5m。可分为盲肠、阑尾、结肠、直肠和肛管5部分（图3-21）。盲肠和结肠在外形上有3种特征性结构，即结肠带、结肠袋和肠脂垂。结肠

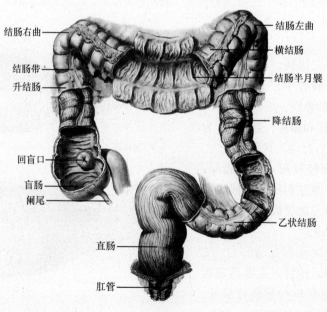

图3-21　大肠

带由肠壁纵行肌增厚形成，共 3 条，沿肠管表面纵行排列，汇集于阑尾根部；结肠袋是肠壁向外呈囊袋状膨出部分；肠脂垂为沿结肠带两侧分布的许多脂肪突起。以上特征是盲肠和结肠区别于小肠的重要标志（图 3-22）。

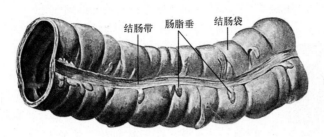

图 3-22　结肠的特征性结构

（一）盲肠

盲肠是大肠的起始部，位于右髂窝内，向上续于升结肠，左接回肠（图 3-23）。在盲肠与回肠相接处，回肠末端突入盲肠，形成上、下两个半月形的皱襞，称为回盲瓣。回盲瓣的功能是控制小肠内容物进入盲肠的速度，并可防止大肠内容物逆流入小肠。在回盲瓣下方约 2cm 处，有阑尾的开口。

（二）阑尾

阑尾为一蚓状盲管，长 5～7cm，其根部连通于盲肠后内侧壁，末端游离，游动性较大（图 3-24）。阑尾根部位置恒定，其体表投影在脐与右髂前上棘连线的中、外 1/3 交点处，称麦氏点。急性阑尾炎时，麦氏点附近常有明显的压痛。手术中可沿结肠带寻找阑尾。

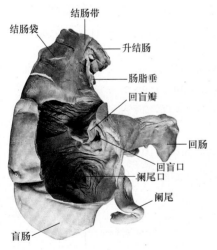

图 3-23　盲肠和阑尾（1）

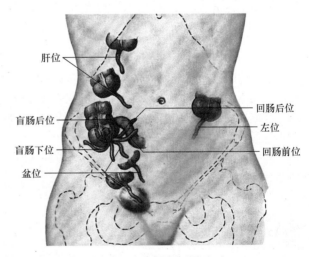

图 3-24　盲肠和阑尾（2）

（考点：阑尾根部的体表投影）

（三）结肠

结肠围绕在空、回肠周围，可分为升结肠、横结肠、降结肠和乙状结肠 4 部分（图 3-21）。

1. **升结肠**　是盲肠的直接延续，在右腹外侧区上行，至肝下方转向左，移行为横结肠。转折处称结肠右曲。

2. **横结肠**　左行至脾下方转折向下，移行为降结肠。转折处称结肠左曲。

3. **降结肠**　在左腹外侧区下行，达左髂嵴处移行为乙状结肠。

4. **乙状结肠**　在左髂窝内呈"乙"字形弯曲，向下至第3骶椎前方移行为直肠。

（四）直肠

直肠长10～14cm，位于盆腔的后部，骶骨的前方，向下穿盆膈移行为肛管。直肠并非一条笔直的管道，在矢状面及冠状面上都有弯曲。直肠在矢状面上有2个弯曲：直肠骶曲沿着骶骨前面凸向后方；直肠会阴曲是直肠绕过尾骨尖形成凸向前方的弯曲（图3-25）。在冠状面上，直肠有3个弯曲：上、下两个较小，凸向右侧；中间一个较大，凸向左侧。

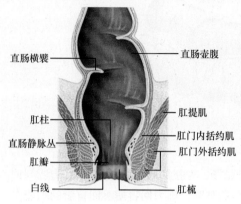

图3-25　直肠和肛管

（图中标注：直肠横襞、肛柱、直肠静脉丛、肛瓣、白线、直肠壶腹、肛提肌、肛门内括约肌、肛门外括约肌、肛梳）

直肠下部显著扩大，称直肠壶腹。直肠内面常有上、中、下3条半月形皱襞，称直肠横襞。其中第2条最为恒定，位于直肠前右侧壁，距肛门约7cm。临床上做直肠镜或乙状结肠镜检查时，应注意上述弯曲和皱襞，以免损伤直肠壁（图3-25）。

（五）肛管

肛管上端接续直肠，下端止于肛门，长3～4cm，肛门被括约肌包绕，有控制排便的功能（图3-25）。

肛管内面有6～10条纵行的黏膜皱襞，称为肛柱。各肛柱下端之间的半月形黏膜皱襞称为肛瓣，肛瓣与相邻两个肛柱下端之间形成开口向上的小凹窝，称为肛窦。连接各肛柱下端与各肛瓣边缘的锯齿状环形线，称为齿状线，又称肛皮线，它是黏膜和皮肤的分界线。在齿状线下方的肛管内面有一宽约1cm略微突起的光滑环行带，称为肛梳或痔环。肛梳下缘有不甚明显的环行线，称为白线，白线是肛门内括约肌与肛门外括约肌皮下部的分界线。

肛梳的皮下组织和肛柱黏膜的下层内含有丰富的静脉丛，有时可因某种病理因素而形成静脉曲张，突入管腔内，称为痔。

肛管部的环行平滑肌增厚，形成肛门内括约肌，有协助排便的作用；在肛门内括约肌的周围和下方，由骨骼肌构成肛门外括约肌，具有括约肛门和控制排便的作用（图3-25）。

（考点：齿状线的概念及临床意义）

知识链接

灌肠术应用解剖

灌肠术是一项临床常用的护理操作技术，是用导管把将一定量的液体由肛门经直肠灌入结肠。患者通常取左侧卧位插管（阑尾炎、阿米巴痢疾肠道给药取右侧卧位），以脐的方向为准，插入3～4cm后转向下后，避开直肠矢状面上的骶曲、会阴曲及冠状面上的3个不太明显的侧曲，以顺利通过直肠。插管时勿用强力，以免损伤直肠黏膜，特别是直肠横襞。

第3节 消 化 腺

案例 3-2　　患者，女，37 岁。因进食高脂肪午餐后 2 小时，突发右上腹绞痛，疼痛并向有右肩部放射，伴胃寒、发热急诊入院。体格检查：右上腹部压痛、反跳痛、墨菲征阳性。B 超检查提示胆囊体积明显增大，并见结石阴影。血常规检查：白细胞 $10.5 \times 10^9/L$，中性粒细胞 0.86。临床诊断：胆囊结石，急诊胆囊炎。

问题： 1. 说出胆囊的位置及胆囊的分部。

　　　　2. 说出并指出胆囊底的体表投影。

一、肝

肝是人体最大的腺体，重约 1350g，呈红褐色，质软而脆，受暴力打击时易破裂出血。肝不仅能分泌胆汁，参与食物的消化，还具有物质代谢、解毒、防御等功能。

（一）肝的形态

肝似楔形，分上、下两面。肝的上面隆凸，与膈相贴，称膈面。肝的下面凹凸不平，与腹腔器官相邻，又称脏面。脏面有两条纵沟和一条横沟，呈 "H" 形排列。横沟称肝门，是肝左管、肝右管、肝固有动脉、肝门静脉、神经和淋巴管出入肝的部位。右纵沟宽而浅，其前部为胆囊窝，容纳胆囊；后部为腔静脉沟，有下腔静脉通过。左纵沟前部有肝圆韧带，是胎儿时期脐静脉闭锁后的遗迹；后部有静脉韧带，是胎儿时期静脉导管闭锁后的遗迹。

肝的上面被镰状韧带分为左、右 2 叶。肝的下面借 "H" 形的沟分为 4 叶：右纵沟右侧为右叶；左纵沟左侧为左叶；两纵沟之间在肝门前方的为方叶；两纵沟之间在肝门后方的为尾状叶（图 3-26）。

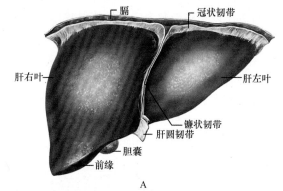

A

（二）肝的位置

肝大部分位于右季肋区和腹上区，小部分位于左季肋区。肝的前面大部分被肋所掩盖，仅在腹上区左、右肋弓之间露出，直接与腹前壁接触。

肝的上界与膈一致，在右锁骨中线平第 5 肋，左锁骨中线平第 5 肋间隙；肝的下界，右侧与肋弓大体一致，在腹上区可达剑突下 3～5cm。7 岁前的小儿，肝的体积相对较大，肝的下界可低于右肋弓下缘 1～2cm。

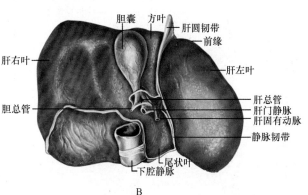

B

图 3-26　肝

A. 膈面；B. 脏面

（三）肝的组织结构

肝表面大部分有浆膜覆盖，浆膜

下为薄层结缔组织。结缔组织在肝门处随肝固有动脉、肝门静脉和肝管的分支深入肝内，将肝实质分隔成 50 万～100 万个肝小叶（图 3-27）。

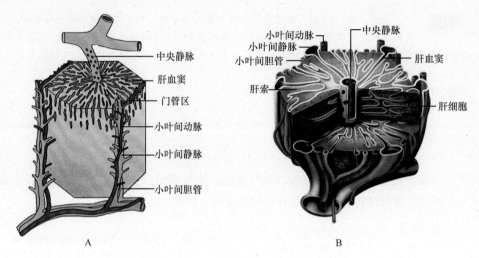

图 3-27　肝小叶立体结构
A. 门管区；B. 中央静脉

1. 肝小叶　是肝的基本结构单位，呈多面棱柱状（图 3-27）。每个肝小叶中央有一条中央静脉。肝细胞以中央静脉为中心呈放射状排列，呈板状结构，称肝板。肝板在切面上呈索状，又称肝索。肝索之间的间隙称肝血窦。肝板内有胆小管。

（1）肝细胞：肝细胞体积较大，呈多边形，核大而圆，位于细胞中央，有的可见双核，胞质呈嗜酸性。肝细胞高度分化，各种细胞器发达。线粒体为肝细胞代谢提供能量；粗面内质网能合成各种血浆蛋白；滑面内质网与胆汁的合成，糖原、固醇类物质的代谢及解毒等功能有关；高尔基复合体参与肝细胞的分泌活动；溶酶体参与细胞内消化、胆红素代谢和铁的储存。此外，肝细胞内还有糖原、脂滴和色素等。

（2）肝血窦：是位于相邻肝板之间形态不规则的腔隙，通过肝板上的孔互相连成网状管道（图 3-27）。窦壁由一层扁平的有孔内皮细胞围成，细胞之间有间隙，有较大的通透性，有利于肝细胞与血液之间进行物质交换。肝血窦内散在有一种体积较大而形态不规则的细胞，称为肝巨噬细胞，能吞噬细菌、异物和衰老的红细胞等（图 3-28）。

（3）窦周隙：是肝血窦内皮细胞与肝细胞之间的狭窄间隙，其内充满着来源于肝血窦的血浆。窦周隙是肝细胞与血液之间进行物质交换的场所，其内还有贮脂细胞，能贮存维生素 A（图 3-28）。

（4）胆小管：相邻的肝细胞之间形成胆小管，在肝板内穿行并吻合成网，其管

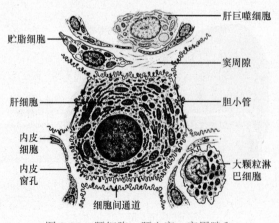

图 3-28　肝细胞、肝血窦、窦周隙和胆小管超微结构

壁由两侧肝细胞的细胞膜局部凹陷围成。胆小管以盲端起于中央静脉附近，向小叶周边延伸，出肝小叶后汇成小叶间胆管。肝细胞分泌的胆汁，经胆小管输入小叶间胆管（图 3-27，图 3-28）。

2. 门管区　相邻肝小叶之间的结缔组织小区，称门管区，内有小叶间动脉、小叶间静脉和小叶间胆管（图 3-27）。

（四）肝内血液循环

入肝的血管有肝门静脉和肝固有动脉两套血管，故肝的血液供应丰富。出肝的是肝静脉。肝内血液循环途径归纳如下：

肝固有动脉→小叶间动脉↘
　　　　　　　　　　　　肝血窦→中央静脉→小叶下静脉→肝静脉→下腔静脉
肝门静脉→小叶间静脉↗

（五）胆囊和输胆管道

1. 胆囊　位于肝下面的胆囊窝内，有贮存和浓缩胆汁的功能（图 3-29）。胆囊呈梨形，容量为 40～60ml，借结缔组织与肝相连，可分为胆囊底、胆囊体、胆囊颈和胆囊管 4 部分。胆囊底常露于肝的前缘，与腹前壁相贴，其体表投影在右锁骨中线与右肋弓下缘交点附近。胆囊发炎时，此处可有压痛。

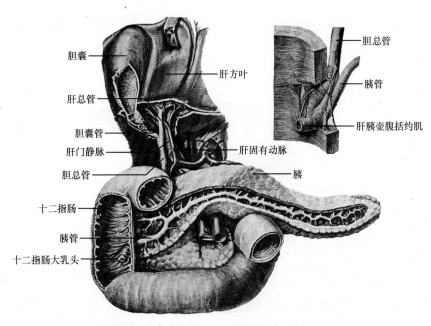

图 3-29　胆囊和肝外输胆管道

胆囊内面衬有黏膜，胆囊颈和胆囊管的黏膜呈螺旋状突入管腔，形成螺旋襞，有控制胆汁进出的作用。胆囊结石常由于螺旋襞的阻碍而嵌顿于此。

（考点：胆囊的位置及胆囊底的体表投影）

2. 输胆管道　由肝内和肝外两部分组成。肝内胆道包括胆小管和小叶间胆管等；肝外胆道由肝左管、肝右管、肝总管和胆总管等组成（图 3-29）。

胆小管汇合成小叶间胆管。小叶间胆管逐级汇合，形成肝左管和肝右管。肝左管与肝右管出肝门后汇合成肝总管。肝总管下行与胆囊管汇合成胆总管。

胆总管在肝十二指肠韧带内下行，经十二指肠上部的后方，下行到胰头与十二指肠降部之间，其下端与胰管汇合斜穿十二指肠壁，形成膨大的肝胰壶腹，开口于十二指肠大乳头。在肝胰壶腹周围有增厚的环行平滑肌，称肝胰壶腹括约肌（Oddi 括约肌），它控制胆汁和胰液的排放（图 3-29）。

3. 胆汁的产生和排出途径　空腹时，由于肝胰壶腹括约肌收缩，肝细胞分泌的胆汁经肝左管和肝右管、肝总管、胆囊管入胆囊贮存和浓缩；进食后，胆囊收缩，肝胰壶腹括约肌舒张，胆囊内的胆汁经胆囊管与肝细胞分泌的胆汁由胆总管排入十二指肠（图 3-29）。

（考点：胆汁的产生部位及其排出途径）

二、胰

（一）胰的位置和形态

胰位于腹上区和左季肋区，横置于第 1～2 腰椎体前方，并紧贴于腹后壁。胰可分为胰头、胰颈、胰体和胰尾 4 部分。胰头为右端膨大的部分，位于第 2 腰椎体的右前方，被十二指肠包绕（图 3-30）；胰颈是位于胰头与胰体之间的狭窄扁薄部分，其后面有肠系膜上静脉和肝门静脉起始部通过。胰体占胰的大部分，略呈三棱柱形，位于第 1 腰椎前方；胰尾较细，向左上方抵达脾门。胰管位于胰实质内，自胰尾起始，沿胰长轴右行至胰头，最后与胆总管汇合成肝胰壶腹，开口于十二指肠大乳头。在胰头的上部内、胰管的上方常可见副胰管，开口于十二指肠小乳头。

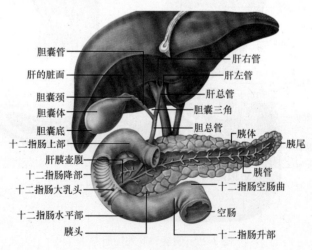

胆囊管　　　　　　　　　　　　肝右管
肝的脏面　　　　　　　　　　　肝左管
胆囊颈　　　　　　　　　　　　肝总管
胆囊体　　　　　　　　　　　　胆囊三角
胆囊底　　　　　　　　　　　　胆总管
十二指肠上部　　　　　　　　　胰体
肝胰壶腹　　　　　　　　　　　胰尾
十二指肠降部　　　　　　　　　胰管
十二指肠大乳头　　　　　　　　十二指肠空肠曲
十二指肠水平部　　　　　　　　空肠
胰头　　　　　　　　　　　　　十二指肠升部

图 3-30　胰及其毗邻

（二）胰的组织结构

胰的实质由外分泌部和内分泌部两部分组成（图 3-31）。外分泌部占胰的绝大部分，由腺泡和导管构成，分泌胰液，内含多种消化酶。内分泌部称胰岛，是散在于腺泡之间的大小不等的内分泌细胞群，主要有 A 细胞、B 细胞等。A 细胞分泌胰高血糖素，可使血糖浓度升高；B 细胞最多，分泌胰岛素，可使血糖浓度降低。

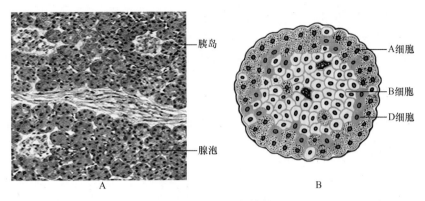

图 3-31　胰的微细结构
A. 胰岛光镜结构像；B. 胰岛细胞分布

第 4 节　腹　膜

一、腹膜与腹膜腔的概念

腹膜是覆盖于腹、盆壁内面和腹、盆腔脏器表面的一层浆膜，由间皮和少量结缔组织构成，薄而光滑。其中被覆于腹、盆壁内面的称壁腹膜；覆盖于腹、盆腔脏器表面的称脏腹膜。壁腹膜与脏腹膜相互延续移行围成的不规则的腔隙称腹膜腔，腔内有少量浆液。男性的腹膜腔是一密闭的腔隙；女性的腹膜腔则借输卵管的腹膜腔口，经输卵管、子宫、阴道与外界相通（图 3-32）。腹膜具有分泌、吸收、保护、支持、修复等功能。

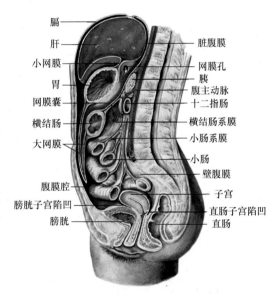

图 3-32　腹、盆腔矢状切面（女性）

知识链接

腹腔与腹膜腔

腹腔与腹膜腔在解剖学上是两个不同的概念。腹腔是指膈以下、小骨盆上口以上、由腹壁围成的腔，广义的腹腔包括小骨盆腔在内。腹膜腔是指脏腹膜与壁腹膜之间的潜在性腔隙，腔内含有少量浆液。腹、盆腔脏器均在腹膜腔之外，但均在广义的腹腔之内。临床上肾和膀胱等手术，常在腹膜外进行，不用经过腹膜腔，以免造成腹膜腔的感染和术后粘连。

二、腹膜与脏器的关系

根据脏器被腹膜覆盖的范围不同，可将腹、盆腔脏器分为腹膜内位器官、腹膜间位器官和腹膜外位器官（图 3-32）。

（一）腹膜内位器官

脏器表面几乎全部被腹膜覆盖，如胃、十二指肠上部、空肠、回肠、盲肠、阑尾、横结肠、乙状结肠、脾、输卵管、卵巢等。这类器官活动性大。

（二）腹膜间位器官

表面大部分被腹膜覆盖的器官称腹膜间位器官，如肝、胆囊、升结肠、降结肠、膀胱、子宫、直肠上段等。

（三）腹膜外位器官

仅有一面或很少部分被腹膜覆盖的器官称腹膜外位器官，如肾、肾上腺、输尿管、胰、十二指肠降部和水平部、直肠中段和下段等。这类器官活动性小。

三、腹膜形成的结构

腹膜在脏器之间及脏器与腹、盆壁之间互相移行，形成网膜、系膜、韧带和陷凹等结构，对器官起连接、固定等作用。

（一）网膜

网膜是与胃大弯和胃小弯等相连的腹膜皱襞，内有血管、神经、淋巴管及结缔组织等，包括大网膜和小网膜。

1. 大网膜　是连于胃大弯与横结肠之间的4层腹膜结构，形似围裙，悬垂在横结肠和空、回肠的前面（图3-33）。大网膜内含大量脂肪组织、毛细血管及巨噬细胞，有重要的防御和再生修复功能。当腹腔脏器有炎症时，大网膜可将病灶部位包裹起来，防止炎症扩散。小儿的大网膜较短，因此下腹部的炎性病灶不易被大网膜包裹，炎症易扩散。

2. 小网膜　是连于肝门与胃小弯、十二指肠上部之间的双层腹膜结构（图3-34）。小网膜的左侧部分，连于肝门与胃小弯之间，称肝胃韧带；右侧部分连于肝门与十二指肠上部之间，称肝十二指肠韧带。小网膜右缘游离，后方为网膜孔，经此孔可进入网膜囊。

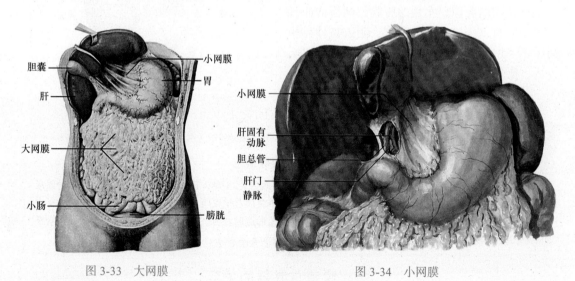

图3-33　大网膜　　　　　　　　　　图3-34　小网膜

小网膜和胃后壁的后方有一窄隙，称网膜囊，它是腹膜腔的一部分，又称小腹膜腔。网膜孔是网膜囊通向腹膜腔其他部分的唯一通道。

（二）系膜

系膜是将一些脏器系于腹后壁的两层腹膜结构，两层腹膜之间有血管、神经、淋巴管和淋巴结等。系膜包括肠系膜、横结肠系膜、乙状结肠系膜和阑尾系膜等（图3-35）。空、回肠和乙状结肠的系膜较长，活动度大，有时会发生肠扭转。

（三）韧带

韧带是脏器之间或脏器与腹、盆壁之间的双层腹膜结构，如肝镰状韧带、冠状韧带、子宫阔韧带等（图3-35）。

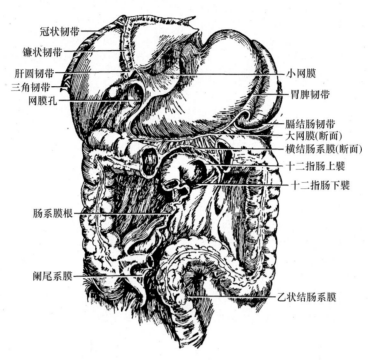

图 3-35　腹膜形成的结构

（四）陷凹

陷凹主要位于盆腔内，是由腹膜在盆腔器官之间移行返折形成的较大而恒定的腹膜间隙。男性在膀胱与直肠之间有直肠膀胱陷凹。女性在膀胱与子宫之间有膀胱子宫陷凹，在直肠与子宫之间有直肠子宫陷凹（图3-32）。站立或坐位时，男性的直肠膀胱陷凹和女性的直肠子宫陷凹是腹膜腔的最低部位，故腹膜腔内的积液多聚积于此。

知识链接

阴道后穹窿穿刺术应用解剖

阴道后穹窿穿刺术是妇产科常用操作技术之一。操作时，选择在患者的阴道后穹窿后中央部进针，穿刺进针方向应与子宫颈管方向平行，针依次经阴道后壁、腹膜进入直肠子宫陷凹（图3-32）。当针穿过阴道壁后失去阻力、有落空感时表示到达直肠子宫陷凹，抽取积液以做进一步处理。穿刺时，穿刺深度及方向要适宜，避免损伤直肠、子宫。穿刺前嘱咐患者排尿排便，因当膀胱充盈直肠空虚时，子宫底可能被推向后，朝向骶骨，使子宫倾斜度减小，变成直立位甚至后倾位，此时穿刺易伤及子宫；当直肠充盈时，直肠子宫陷凹容积变小，此时穿刺易刺入直肠。

自测题

单项选择题

1. 上消化道不包括（　　）

　　A. 食管　　　　　　B. 空肠
　　C. 胃　　　　　　　D. 十二指肠
　　E. 口腔

2. 十二指肠大乳头位于十二指肠的（　　）

　　A. 水平部　　　　　B. 十二指肠空肠曲
　　C. 降部　　　　　　D. 升部
　　E. 上部

3. 胃腺的主细胞分泌（　　）

　　A. 黏液　　　　　　B. 盐酸
　　C. 内因子　　　　　D. 胃蛋白酶原
　　E. 胃蛋白酶

4. 阑尾根部的体表投影位于（　　）

　　A. 脐与髂前上棘连线中、外 1/3 的交界处
　　B. 脐与左髂前上棘连线内、中 1/3 的交界处
　　C. 脐与左髂前上棘连线中、外 1/3 的交界处
　　D. 脐与右髂前上棘连线内、中 1/3 的交界处
　　E. 脐与右髂前上棘连线中、外 1/3 的交界处

5. 食管的第 3 个狭窄距中切牙的距离（　　）

　　A. 40cm　　　　　　B. 25cm
　　C. 45cm　　　　　　D. 15cm

E. 35cm

6. 识别空肠起端的标志是（　　）

　　A. 十二指肠水平部　B. 十二指肠悬韧带
　　C. 十二指肠降部　　D. 十二指肠上部
　　E. 十二指肠大乳头

7. 下列器官中，不具有结肠袋、结肠带和肠脂垂的是（　　）

　　A. 横结肠　　　　　B. 升结肠
　　C. 阑尾　　　　　　D. 盲肠
　　E. 乙状结肠

8. 肛管腔面黏膜与皮肤的分界标志是（　　）

　　A. 直肠横襞　　　　B. 白线
　　C. 肛梳　　　　　　D. 齿状线
　　E. 以上均不是

9. 出入肝门的结构不包括（　　）

　　A. 肝左管　　　　　B. 肝门静脉左右属支
　　C. 肝右管　　　　　D. 肝固有动脉左右分支
　　E. 肝静脉

10. 能分泌胰岛素的是（　　）

　　A. B 细胞　　　　　B. PP 细胞
　　C. D 细胞　　　　　D. A 细胞
　　E. 未分化细胞

（万爱军）

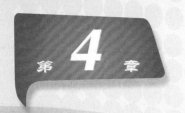

呼 吸 系 统

呼吸系统由呼吸道和肺组成（图4-1）。呼吸道是传送气体的管道，包括鼻、咽、喉、气管、主支气管等。肺是进行气体交换的器官，由肺实质和肺间质组成。临床上通常称鼻、咽、喉为上呼吸道；气管、主支气管及肺内支气管的各级分支为下呼吸道。

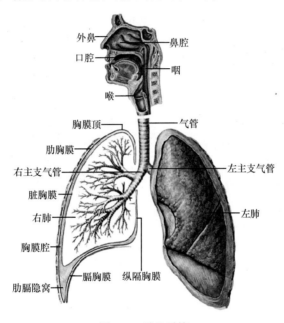

图 4-1 呼吸系统

（考点：呼吸系统的组成和上、下呼吸道的概念）

呼吸系统的主要功能是进行气体交换，即吸入氧，排出二氧化碳。还有发音、嗅觉等功能。

第1节 呼 吸 道

 案例 4-1 患者，男，16岁。因期中考试紧张、疲劳，在早晨洗脸时突然发现鲜血从鼻孔流出来，宿舍同学立即找来棉球为其填塞鼻腔，血液便不再流出。

问题：1. 说出鼻腔易出血的部位。
2. 说出各鼻旁窦的名称、位置及开口部位。

一、鼻

鼻由外鼻、鼻腔和鼻旁窦3部分组成，它是呼吸道的起始部，又是嗅觉器官，具有滤过空气、辨别气味和辅助发音的功能。

（一）外鼻

外鼻位于面部的中央，以鼻骨和软骨作为支架，外覆皮肤和少量皮下组织（图4-2）。外鼻的上端为鼻根，向下延伸为鼻背，末端突出部分为鼻尖。鼻尖向两侧呈弧状扩大的部分称鼻翼。在呼吸困难时可出现鼻翼扇动，小儿更为明显。从鼻翼外下方至口角外侧的浅沟称鼻唇沟。鼻尖和鼻翼处的皮肤较厚，富含皮脂腺和汗腺，常为痤疮、酒渣鼻及疖肿的好发部位。

（二）鼻腔

鼻腔是由骨和软骨围成的腔，内衬黏膜和皮肤（图4-3）。前以鼻孔通外界，后经鼻后孔通鼻咽。被鼻中隔分为左、右鼻腔，鼻中隔常向左偏曲。每侧鼻腔以鼻阈为界分为鼻前庭和固有鼻腔。鼻阈为鼻内皮肤与黏膜的交界处。

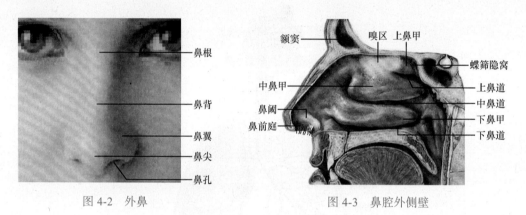

图4-2　外鼻　　　　　　　　图4-3　鼻腔外侧壁

1. 鼻前庭　为鼻腔的前下部，大致为鼻翼所遮盖的部分，内面衬以皮肤，生有鼻毛，能滤过、净化吸入的空气。

2. 固有鼻腔　为鼻腔的主要部分。固有鼻腔外侧壁自上而下有近似水平排列的上鼻甲、中鼻甲和下鼻甲。各鼻甲的下方分别有上鼻道、中鼻道和下鼻道。下鼻道的前端有鼻泪管的开口。在上鼻甲后上方与鼻腔顶部之间尚有一凹陷，称蝶筛隐窝。固有鼻腔内面衬以黏膜，根据其结构和功能分为嗅区和呼吸区。位于上鼻甲内侧面及其相对的鼻中隔以上部分的鼻黏膜区域为嗅区，活体上呈淡黄色，黏膜内有嗅细胞，是嗅觉感受器。嗅区以外的鼻黏膜区域为呼吸区，活体上呈淡红色，内有丰富的血管和鼻腺，可调节吸入空气的温度和湿度。鼻中隔前下部的黏膜较薄，且血管丰富，受外伤或干燥空气刺激时，血管易破裂，是鼻腔出血的好发部位，称鼻易出血区（Little区）。

知识链接

神奇的鼻

人的外鼻形态各异，有着种族和地区的明显差异。鼻是呼吸系统的一个重要器官，是抵御疾病的一道重要防线。健康的鼻，能为人带来美好的感受，让我们领略花草的芬芳，享受饭菜的香味；为我们阻拦空气中的尘埃，帮助我们发现有害气体的异味，保证吸入的空气接近体温，使干燥的空气变得湿润，有利于气体在肺部的交换；讲话发音时，鼻腔还能起到共鸣作用，使发音准确而清晰，使其成为人体重要的发音器官之一。

（三）鼻旁窦

　　鼻旁窦（副鼻窦）有上颌窦、额窦、筛窦和蝶窦 4 对（图 4-4），是鼻腔周围的、颅骨内的一些与鼻腔相通的含气空腔，有温暖、湿润吸入的空气及对发音产生共鸣的作用。窦壁内衬黏膜并与鼻黏膜相移行，故鼻腔的炎症可蔓延至鼻旁窦，引起鼻窦炎。上颌窦是最大的一对鼻旁窦，开口位置较窦底高，窦腔积液时不易排除，故上颌窦慢性炎症较常见。筛窦依据窦口的部位将其分为前筛窦、中筛窦和后筛窦 3 部分。蝶窦开口于蝶筛隐窝，后筛窦开口于上鼻道，前、中筛窦及上颌窦、额窦均开口于中鼻道（图 4-5）。

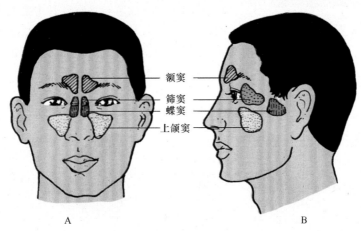

图 4-4　鼻旁窦的体表投影
A. 正面；B. 侧面

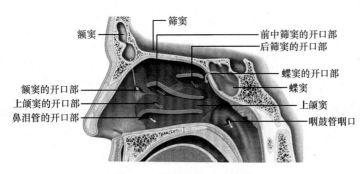

图 4-5　鼻旁窦的开口位置

二、咽

　　见第 3 章消化系统。

三、喉

　　喉既是呼吸的通道，又是发音的器官。

（一）喉的位置

　　喉位于颈前部中份，成人的喉与第 3～6 颈椎相对。上借甲状舌骨膜与舌骨相连，向下与气管相续，前面被舌骨下肌群覆盖，后方为喉咽，两侧邻颈部的大血管、神经和甲状腺侧叶等，可随吞咽或发音而上下移动（图 4-6）。

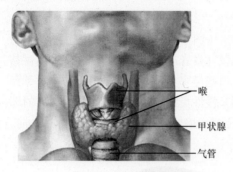

图 4-6　喉的位置

（二）喉的结构

喉由数块软骨互相连结而成，外附喉肌，内衬黏膜。

1. 喉软骨及其连结　喉软骨构成喉的支架，包括不成对的甲状软骨、会厌软骨、环状软骨和成对的杓状软骨等（图 4-7）。喉的连结主要包括环甲关节和环杓关节，以及结缔组织膜和韧带（图 4-8）。

（1）甲状软骨：是喉软骨中最大的一块，位于舌骨下方，环状软骨的上方。由两块近似方形的软骨板在前方连结而成，连结处的上端向前突出于颈前部皮下，称喉结，成年男性尤为明显。甲状软

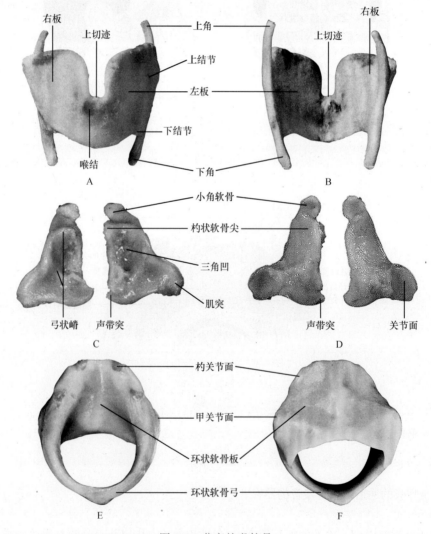

图 4-7　分离的喉软骨

A. 甲状软骨（前面观）；B. 甲状软骨（后面观）；C. 杓状软骨（前面观）；D. 杓状软骨（后面观）；
E. 环状软骨（前面观）；F. 环状软骨（后面观）

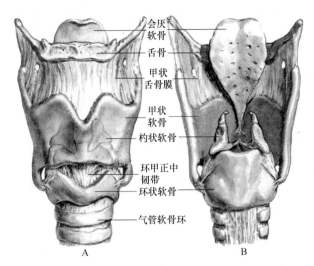

图 4-8　喉软骨及其连接

A. 前面观；B. 后面观

骨上缘借甲状舌骨膜与舌骨相连，下缘除中部借环甲正中韧带与环状软骨相连外，两侧还与环状软骨构成环甲关节。

（2）环状软骨：位于甲状软骨的下方，下与气管相连。环状软骨呈环状，是呼吸道中唯一完整的软骨环，对保持呼吸道的通畅起着重要的作用。由前部低窄的环状软骨弓和后部高宽的环状软骨板构成。环状软骨弓平对第 6 颈椎。

（3）会厌软骨：形似树叶，上宽下窄，下端借韧带连于甲状软骨后面。会厌软骨被覆黏膜构成会厌。吞咽时，喉升高，会厌遮盖喉口，阻止食物进入喉腔。

（4）杓状软骨：左右各一，位于环状软骨板的上方。杓状软骨形似三棱锥体，尖向上，底朝下与环状软骨板上缘构成环杓关节。杓状软骨的底向前伸出的突起称声带突，有声韧带附着；向外侧伸出的突起称肌突，大部分喉肌附着于此。

知识链接

环甲正中韧带穿刺术应用解剖

　　环甲正中韧带穿刺术是一种院外急救常用的简便、快速建立人工气道的有效手段。环甲正中韧带前方为皮肤及皮下组织，因位置表浅，无重要的血管、神经及特殊的组织结构，是穿刺或切开最方便、最安全的部位。进针时拉紧并固定颈部皮肤，在颈前部触及甲状软骨，沿甲状软骨正中线向下，确定甲状软骨下缘与环状软骨弓上缘中部之间的凹陷处，深面即是环甲正中韧带。作为一种应急措施，穿刺针留置时间不宜过长，一般不超过 24 小时。穿刺时进针不要过深，避免损伤喉后壁黏膜。穿刺完成后，挤压胸廓有气流出来，证实穿刺成功。

　　2. 喉腔　喉的内腔称为喉腔。喉腔的入口称为喉口，朝向后上方。喉腔向上经喉口与喉咽相交通，向下与气管内腔相延续。

　　喉腔中部的侧壁上有上、下两对呈前后方向走行的黏膜皱襞（图 4-9）。上方的一对称前庭襞，活体上呈粉红色。两侧前庭襞之间的裂隙，称为前庭裂。下方的一对称声襞，活体上颜色较苍白。两侧声襞及杓状软骨底和声带突之间的裂隙称声门裂。声门裂是喉腔最狭窄的部位。

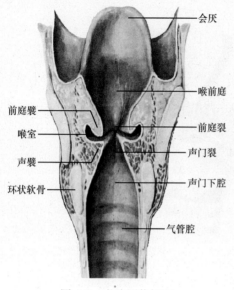

图 4-9　喉腔冠状切面

声襞与深部的声韧带等共同构成发音的重要结构，即声带。

　　喉腔分为喉前庭、喉中间腔和声门下腔 3 部分（图 4-9）。喉口至前庭裂平面之间的部分，称喉前庭。前庭裂平面至声门裂平面之间的部分，称喉中间腔，其中位于前庭襞与声襞之间的梭形隐窝，称喉室。声门裂平面至环状软骨下缘平面之间的部分，称声门下腔，呈上窄下宽的圆锥状。声门下腔的黏膜下组织较疏松，炎症时易发生水肿，尤其是小儿的喉腔狭小，喉水肿时易引起喉梗塞，造成呼吸困难。

（考点：喉腔的分部以及易引起水肿的部位）

　　3. 喉肌　喉肌为数块小的骨骼肌，主要作用于环甲关节和环杓关节。包括使声带紧张或松弛的肌群及使声门裂开大或缩小的肌群。喉肌的运动可调节音调高低，可控制发音的强弱。

四、气管与主支气管

　　气管与主支气管是连接在喉与肺之间的通气管道（图 4-10）。气管与主支气管均由若干"C"字形的气管软骨环借韧带相连而成，气管软骨的缺口朝后，由平滑肌和结缔组织封闭。

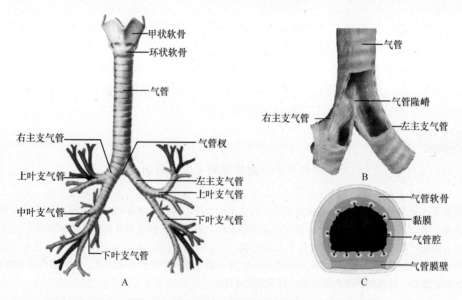

图 4-10　气管与主支气管

A. 大体结构；B. 气管隆嵴；C. 微细结构

（一）气管

　　气管位于食管前方，上接环状软骨，经颈部正中下行入胸腔，在胸骨角平面分为左、右主支气管，其分叉处称气管杈。在气管杈内面有一向上突起的半月形嵴，称为气管隆嵴，常略偏向左侧，是支气管镜检查时判断气管分叉的重要标志。

根据气管的行程与位置，可将其分为颈部和胸部两部分。颈部较短且位置表浅，沿前正中线下行，在颈静脉切迹上方可以摸到。其前方除有皮肤和舌骨下肌群外，在第 2～4 气管软骨环的前方还有甲状腺峡，两侧邻近颈部的大血管和甲状腺侧叶，后方贴近食管。胸部较长，前面与胸骨之间有大血管和胸腺，后方紧贴食管。临床上气管切开术常在第 3～5 气管软骨环处施行。

知识链接

气管切开术应用解剖

气管切开术是切开气管颈部的前壁，将适当大小的气管套管插入气管，以保持呼吸道通畅的一种抢救垂危患者的急救手术。气管切开的目的是防止或迅速解除呼吸道阻梗，确保呼吸道通畅，改善呼吸，便于分泌物从气道吸出，便于给氧或行机械通气。在体表定位时，两侧胸锁乳突肌前缘与颈静脉切迹之间的三角区域为气管切开的安全三角，气管切开在此三角内沿中线进行，可避免损伤颈部大血管。如行横切口则在环状软骨下方 2～3cm 处；如行纵切口则在环状软骨下缘至颈静脉切迹上缘一横指处沿正中线做一个 3～5cm 切口。

（二）主支气管

主支气管行向下外，经肺门入肺。左主支气管细长，走向较水平；右主支气管粗短，走向较垂直，故误入气管内的异物多坠入右主支气管（图 4-10）。

（考点：左、右主支气管的形态特点）

（三）气管与主支气管的组织结构

气管与主支气管的管壁由内向外依次分为黏膜、黏膜下层和外膜 3 层（图 4-11）。

1. 黏膜　由上皮和固有层构成。上皮为假复层纤毛柱状上皮，纤毛可向咽侧快速摆动，将黏液及其黏附的尘粒、细菌等推向咽部而咳出。固有层含有较多的弹性纤维，也有散在的淋巴组织，起免疫防御作用。

2. 黏膜下层　为疏松结缔组织，内有较多的混合性腺。

3. 外膜　主要由透明软骨环和结缔组织构成，软骨环的缺口处有弹性纤维构成的韧带和平滑肌束。

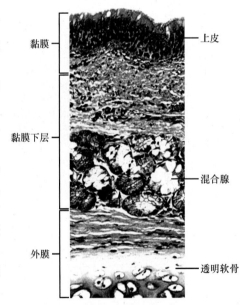

图 4-11　气管壁光镜结构

第 2 节　肺

案例 4-2　　患者，男，58 岁。因持续性咳嗽、咳血痰伴右侧胸痛 2 个月余入院。既往无结核病接触史，患者有近 41 年的吸烟史。胸部 X 线片显示右肺下叶有一占位性病变，右侧肋膈隐窝处有阴影状。支气管镜检查见右肺下叶支气管内有一肿块，取材活检，病理诊断为鳞状上皮癌。临床诊断：肺癌，右侧胸膜腔积液。

　问题：1. 支气管镜检查时，要经过哪些结构才能到达右肺下叶支气管腔内？

　　　　　2. 肺导气部包括哪些结构？

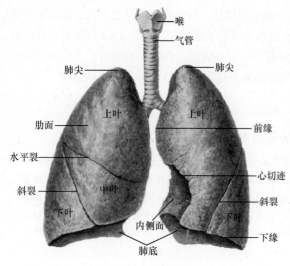

图 4-12 肺的形态

一、肺的位置和形态

（一）肺的位置

肺位于胸腔内，纵隔的两侧，左、右各一（图 4-12，图 4-13）。左肺狭长，右肺宽短。肺质软而轻，呈海绵状且富有弹性。幼儿肺呈淡红色，随着年龄的增长，由于吸入空气中的尘埃不断沉积，肺的颜色逐渐变为灰暗或蓝黑色，吸烟者尤为明显。

（二）肺的形态

肺形似半圆锥形，有一尖、一底、二面和三缘。肺尖钝圆，向上经胸廓上口突至颈根部，超出锁骨内侧 1/3 上方约 2.5cm。肺

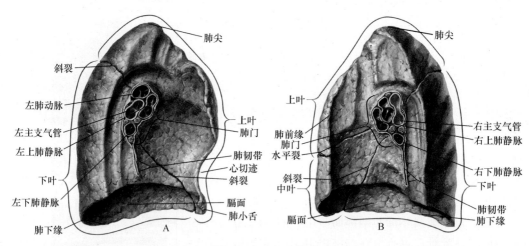

图 4-13 肺的内侧面

A. 左肺；B. 右肺

底与膈相邻，略向上凹陷，又称膈面。外侧面隆凸，与肋和肋间肌相邻，故又称肋面。内侧面与纵隔相邻，故又称纵隔面，其中央处有一椭圆形凹陷称肺门，是主支气管、血管、淋巴管和神经等出入肺的部位。这些出入肺门的结构被结缔组织包绕在一起，称肺根。肺的前缘和下缘都较锐利，后缘钝圆。左肺前缘的下部有一弧形凹陷，称心切迹。

左肺被自后上方斜向前下方的斜裂分为上、下 2 叶。右肺除有斜裂外，还有一条近似水平方向走行的水平裂，因而右肺被斜裂和水平裂分为上、中、下 3 叶（图 4-12）。

二、肺的组织结构

肺组织柔软而富有弹性，由肺实质和肺间质组成，表面包有脏胸膜。

（一）肺实质

肺实质包括肺内支气管的各级分支和肺泡，可分为肺导气部和肺呼吸部。

1. **肺导气部** 肺导气部是主支气管经肺门入肺后的逐级分支，依次包括肺叶支气管、肺段

支气管、小支气管、细支气管和终末细支气管，宛如树冠，称支气管树（图4-14）。每一肺段支气管及其分支和所属的肺组织构成一个支气管肺段，简称肺段。通常左、右肺各有10个肺段，临床上常以肺段为单位进行定位诊断及肺切除术。直径小于1mm的细支气管连同其各级分支和肺泡，称肺小叶（图4-15）。

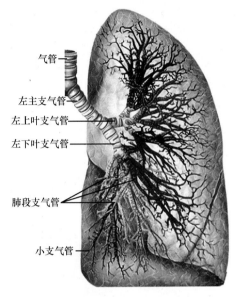

图 4-14　支气管树

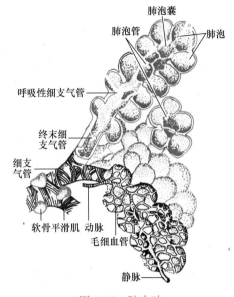

图 4-15　肺小叶

肺导气部只能传送气体，不能进行气体交换。肺导气部的各级支气管随着管径渐细、管壁变薄，管壁结构也发生变化。其结构的主要变化是：①上皮由假复层纤毛柱状上皮逐渐变成单层柱状上皮；②杯状细胞逐渐减少至消失；③腺体逐渐减少至消失；④软骨逐渐变小、减少至消失；⑤平滑肌逐渐增多，直至形成完整的环行肌层。在终末细支气管，上皮为单层柱状上皮，杯状细胞、腺体和软骨全部消失，平滑肌呈完整的环行肌层，其舒张和收缩，可改变管径的大小，调节进入肺泡的气流量。

2. 肺呼吸部　肺呼吸部包括呼吸性细支气管、肺泡管、肺泡囊和肺泡等（图4-15）。呼吸性细支气管、肺泡管、肺泡囊上连有肺泡。肺泡具有气体交换功能。

（1）呼吸性细支气管：是终末细支气管的分支，管壁上出现少量肺泡。

（2）肺泡管：是呼吸性细支气管的分支，管壁上有许多肺泡，自身的管壁结构很少，管壁结构仅存于相邻肺泡开口之间，呈结节状膨大。

（3）肺泡囊：连于肺泡管的末端，是几个肺泡的共同开口处，其管壁由肺泡围成。

（4）肺泡：为多面形囊泡，壁由肺泡上皮组成，是肺进行气体交换的部位。

肺泡上皮：由Ⅰ型肺泡细胞和Ⅱ型肺泡细胞组成（图4-16）。Ⅰ型肺泡细胞呈扁平形，表面较光滑，覆盖了肺泡约95%的表面积，是进行气体交换的部位，参与气-血屏障的构成。Ⅱ型肺泡细胞呈立方形或圆形，嵌于Ⅰ型肺泡细胞之间。Ⅱ型肺泡细胞能分泌表面活性物质，该物质可降低肺泡表面张力，有稳定肺泡大小的作用。

（考点：肺导气部和呼吸部的组成）

（二）肺间质

肺间质包括结缔组织、血管、淋巴管及神经等。

1. 肺泡隔　是位于相邻肺泡之间的薄层结缔组织。肺泡隔内含有丰富的毛细血管、大量的弹性纤维及肺巨噬细胞等。吸气时弹性纤维被动拉长，呼气时自然回缩，弹性纤维的弹性起回缩肺泡的作用。肺巨噬细胞来源于血液中的单核细胞，广泛分布于肺间质内，能清除进入肺泡和肺间质内的尘粒、细菌等异物。吞噬了较多尘粒的肺巨噬细胞称为尘细胞。丰富的毛细血管紧贴在肺泡壁外面。

2. 气－血屏障　是指肺泡内气体与肺泡隔毛细血管内的血液进行气体交换时所通过的结构，又称呼吸膜，由肺泡表面液体层、Ⅰ型肺泡细胞与基膜、薄层结缔组织、毛细血管基膜与连续内皮构成（图4-17）。

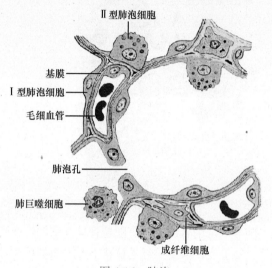

图 4-16　肺泡

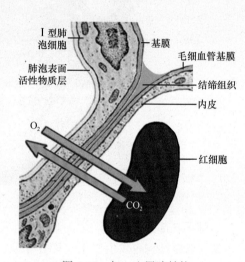

图 4-17　气－血屏障结构

气体进出呼吸器官和肺泡隔毛细血管的途径总结如下：

外界空气 $\underset{CO_2}{\overset{O_2}{\rightleftharpoons}}$ 鼻腔 $\rightleftharpoons$ 咽 $\rightleftharpoons$ 喉 $\rightleftharpoons$ 气管 $\rightleftharpoons$ 主支气管 $\rightleftharpoons$ 肺导气部 $\rightleftharpoons$ 肺呼吸部 $\underset{CO_2}{\overset{}{\rightleftharpoons}}$ 气－血屏障 $\rightleftharpoons$ 肺泡隔毛细血管

三、肺的血管

肺有两套血管。一套与气体交换有关，由肺动脉和肺静脉等组成；另一套与肺的营养有关，由支气管动脉和支气管静脉等组成。

第3节　胸　膜

案例 4-3　　　患者，男，23岁。1周前着凉后开始稍咳，低热，左胸痛，近日来活动后感觉气促。查体：左下胸叩诊呈浊音，听诊左肺上部可闻及支气管呼吸音，下部呼吸音减弱以致消失。临床诊断：渗出性胸膜炎，胸膜腔积液。

　　问题：1. 胸膜腔是如何形成的？坐位时，胸膜腔积液常积存在何处？
　　　　　　2. 胸膜下界与肺下缘的体表投影分别位于何处？

一、胸腔、胸膜和胸膜腔

1. 胸腔 是由胸廓和膈围成的腔。上界为胸廓上口，经此与颈部连通，下界借膈与腹腔分隔。胸腔分为3部，即左、右两侧为胸膜腔和肺，中间部为纵隔。

2. 胸膜 是衬覆于胸壁内面、膈上面和肺表面的浆膜，分为脏胸膜和壁胸膜2部分（图4-18）。脏胸膜紧贴肺表面，并伸入斜裂、水平裂内。壁胸膜衬贴在胸壁内面、纵隔侧面和膈的上面，按其部位又分为肋胸膜、膈胸膜、纵隔胸膜、胸膜顶4部分。肋胸膜贴附于肋骨与肋间肌等处的内面；膈胸膜贴附于膈的上面；纵隔胸膜贴附于纵隔的两侧面；胸膜顶突出胸廓上口，伸向颈根部，是覆盖在肺尖上方的部分，高出锁骨内侧1/3上方约2.5cm，由肋胸膜与纵隔胸膜向上的延伸而形成。

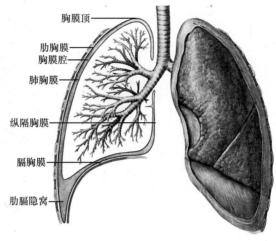

图4-18 胸膜及胸膜腔

3. 胸膜腔 是脏胸膜与壁胸膜在肺根处相互移行而形成的密闭的潜在性腔隙（图4-18）。左右各一，互不相通。胸膜腔呈负压，内有少量的浆液，可减少呼吸时胸膜之间的摩擦。肋胸膜与膈胸膜返折处形成的半环形间隙称肋膈隐窝，即使在用力吸气时，肺缘也达不到其内，是胸膜腔最低的部位。胸膜腔积液常积存于肋膈隐窝，是临床胸腔抽液的部位。

（考点：肋膈隐窝的临床意义）

知识链接

胸膜腔穿刺术应用解剖

胸膜腔穿刺术是一项临床诊断和治疗性操作技术，常用于检查胸膜腔积液的性质；抽液、抽气减轻压迫症状及胸膜腔内给药。临床上常沿肩胛线或腋后线第7~8肋间隙；有时也选腋中线第6~7肋间隙或腋前线第5肋间隙为穿刺点。进针部位沿肋骨上缘以免损伤肋间血管，同时应避免在第9肋间隙以下穿刺，以免刺破膈损伤腹腔脏器。另外，常沿锁骨中线第2或第3肋间隙中部穿刺，以进行人工气胸治疗或安置引流管，抽吸胸膜腔内的积气。

二、胸膜与肺的体表投影

脏、壁胸膜返折部位称胸膜返折线。肋胸膜与纵隔胸膜前缘的返折线是胸膜前界；肋胸膜与纵隔胸膜后缘的返折线是胸膜后界；肋胸膜与膈胸膜的返折线则是胸膜下界。胸膜前界的上端起自胸膜顶，向内下斜行，在第2胸肋关节水平，两侧互相靠拢，在正中线附近垂直下行，至第4胸肋关节平面以下，两侧胸膜返折线互相分开。在胸骨体下部和左侧第4、5肋软骨后方的三角形区域，称为心包区。此处心包前方没有胸膜遮盖，临床上可在心包区进行心包穿刺或心内注射，以免损伤胸膜和肺。

胸膜的体表投影即壁胸膜各部互相移行形成的返折线在体表的投影位置。胸膜与肺的前界和下界的体表投影具有较大的实用意义（图 4-19）。

胸膜下界的体表投影在锁骨中线处与第 8 肋相交，在腋中线处与第 10 肋相交，在肩胛线处与第 11 肋相交，最后在接近后正中线处平第 12 胸椎棘突高度。

肺下缘的体表投影在各标志线处其投影位置均较胸膜下界高出约 2 个肋的距离，详见表 4-1。

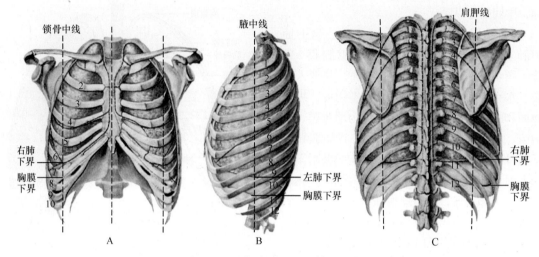

图 4-19　肺与胸膜下界的体表投影

A. 前面观；B. 左侧面观；C. 后面观

表 4-1　肺下缘与胸膜下界的体表投影

	锁骨中线	腋中线	肩胛线	后正中线
肺下缘	第 6 肋	第 8 肋	第 10 肋	第 10 胸椎棘突
胸膜下界	第 8 肋	第 10 肋	第 11 肋	第 12 胸椎棘突

第 4 节　纵　隔

一、纵隔的概念及边界

纵隔是左右两侧纵隔胸膜之间全部器官和组织的总称。其前界为胸骨，后界为脊柱胸段，两侧界为纵隔胸膜，上界为胸廓上口，下界为膈。

（考点：纵隔的概念）

二、纵隔的分部

通常以胸骨角平面将纵隔分为上纵隔和下纵隔。下纵隔以心包为界又分为 3 部分：位于胸骨与心包前面之间的部分为前纵隔；心包、心及与其相连大血管根部所占据的部分为中纵隔；心包后面与脊柱胸段之间的部分为后纵隔（图 4-20）。

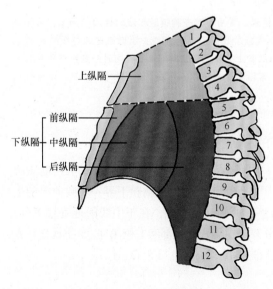

图 4-20　纵隔的分部

自 测 题

单项选择题

1. 某幼儿，1 岁，因呼吸困难而到医院就诊，经诊断为喉部水肿导致的喉梗塞。请问病变发生的部位主要在（　　）
   - A. 喉室
   - B. 喉中间腔
   - C. 声门下腔
   - D. 喉前庭
   - E. 喉口

2. 关于肺的外形，下列错误的是（　　）
   - A. 右肺较宽短
   - B. 左肺较狭长
   - C. 左肺分 2 叶
   - D. 右肺分 3 叶
   - E. 右肺有心的切迹

3. 喉结位于下列哪块软骨上（　　）
   - A. 环状软骨
   - B. 甲状软骨
   - C. 气管软骨
   - D. 会厌软骨
   - E. 杓状软骨

4. 站立时腔内分泌物不易流出的鼻旁窦是（　　）
   - A. 额窦
   - B. 上颌窦
   - C. 前筛窦
   - D. 蝶窦
   - E. 后筛窦

5. 喉腔最狭窄的部分是（　　）
   - A. 喉口
   - B. 前庭裂
   - C. 喉中间腔
   - D. 声门裂
   - E. 声门下腔

6. 关于肺，正确的是（　　）
   - A. 位于胸膜腔内
   - B. 左肺较右肺粗短
   - C. 左肺前缘有心切迹
   - D. 肺尖高出锁骨外侧 1/3 上方 2.5cm
   - E. 左肺分 3 叶，右肺分 2 叶

7. 肺根内的结构不包括（　　）
   - A. 主支气管
   - B. 肺静脉
   - C. 气管权
   - D. 肺动脉
   - E. 支气管动脉

8. 胸膜腔（　　）
   - A. 由壁胸膜围成
   - B. 借呼吸道与外界相交通
   - C. 肺位于胸膜腔内
   - D. 借肺根互相连通
   - E. 左右各一，互不相通

9. 肺下缘的体表投影在腋中线处与（　　）
   - A. 第 6 肋相交
   - B. 第 7 肋相交
   - C. 第 8 肋相交
   - D. 第 9 肋相交
   - E. 第 10 肋相交

10. 下列不属于气 - 血屏障的结构是（　　）
   - A. 毛细血管内皮
   - B. 肺泡上皮基膜
   - C. 毛细血管内皮基膜
   - D. 尘细胞
   - E. 肺泡上皮

（冯燕娟）

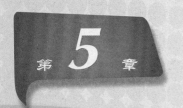

第 5 章

泌 尿 系 统

泌尿系统由肾、输尿管、膀胱和尿道组成（图 5-1），主要功能是尿的形成与排出，将人体新陈代谢产生的废物、多余的水和无机盐排出体外，以维持人体内环境的相对稳定。尿由肾产生，经输尿管流入膀胱贮存，最后经尿道排出体外。

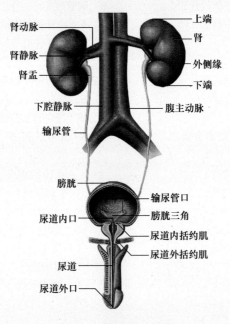

图 5-1　男性泌尿系统

第 1 节　肾

案例 5-1　　患者，男，37 岁。因腰痛伴腹痛急诊入院。体格检查：左肾区叩击痛明显，左下腹有轻度压痛。尿常规检查可见红细胞，经 B 超探查，左肾盂有 1.1cm 大小之高密度阴影。临床诊断：左肾盂结石。

问题：1. 说出肾区的概念及临床意义。

2. 说出泌尿系统的组成及肾的位置。

一、肾的形态和位置

（一）肾的形态

肾是实质性器官，左右各一，形似蚕豆，新鲜时呈红褐色（图 5-2）。肾分为上下两端、前后两面、内外两缘。肾后面较平坦，紧贴腹后壁；内侧缘中部凹陷为肾门，有肾动脉、肾静脉、肾盂、神经和淋巴管等出入，这些结构被结缔组织包裹形成肾蒂。肾门凹陷入肾实质形成肾窦，内含肾动脉的分支、肾静脉的属支、肾小盏、肾大盏、肾盂、神经、淋巴管和脂肪组织等。

（二）肾的位置

　　肾位于脊柱的两侧，紧贴腹后壁上部，是腹膜外位器官（图5-3）。左肾上端平第11胸椎体下缘，下端平第2～3腰椎间盘之间，第12肋斜过左肾中部的后方。右肾略低于左肾。右肾上端平第12胸椎体上缘，下端平第3腰椎体上缘，第12肋斜过右肾上部的后方。肾门约平第1腰椎体。在腰背部，肾门的体表投影在竖脊肌外侧缘与第12肋所形成的夹角内，称肾区。当肾患某些疾病时，触压或叩击肾区常引起疼痛。

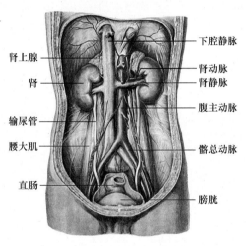

图 5-2　肾和输尿管

下腔静脉
肾上腺
肾
肾动脉
肾静脉
输尿管
腹主动脉
腰大肌
髂总动脉
直肠
膀胱

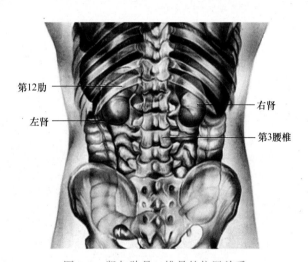

图 5-3　肾与肋骨、椎骨的位置关系

第12肋
左肾
右肾
第3腰椎

（考点：肾区的概念及其临床意义）

二、肾 的 被 膜

　　肾的表面由内向外依次有纤维囊、脂肪囊和肾筋膜3层被膜（图5-4）。

（一）纤维囊

　　纤维囊紧贴肾表面，薄而坚韧，由致密结缔组织和少量弹性纤维构成。肾破裂或部分肾切除时需缝合此膜。

（二）脂肪囊

　　脂肪囊又称肾床，包被于纤维囊外面，并经肾门延伸至肾窦内，与肾窦内的脂肪组织相续，对肾有保护作用。临床上行肾囊封闭时，药物即经腹后壁注入此囊内。

（三）肾筋膜

　　肾筋膜位于脂肪囊外面，分前、后两层，包被肾和肾上腺。前层与对侧前层相连续，后层与腰大肌筋膜相融合。前、后两层在肾的外侧和上方相融合，下方分开，有输尿管通过。肾筋膜深面发出许多结缔组织小束，穿过脂肪囊和纤维囊相连，对肾起固定作用。

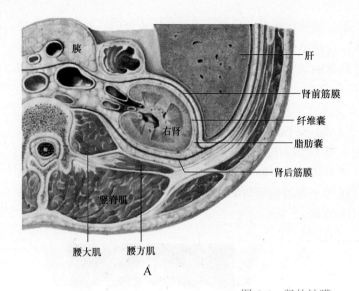

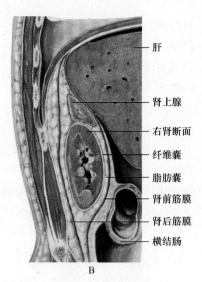

图 5-4　肾的被膜
A. 横切面；B. 矢状切面

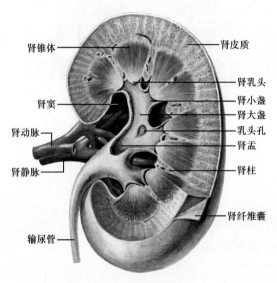

图 5-5　右肾冠状切面

肾的正常位置依靠肾被膜、肾血管、腹膜、腹内压和肾的邻近器官等来固定和维持，当肾的固定装置不健全时，肾可向下移位，形成肾下垂或游走肾。

三、肾的剖面结构

在肾的冠状剖面上，肾实质分为浅层的肾皮质和深层的肾髓质 2 部分（图 5-5）。肾皮质呈红褐色，其深入肾髓质内的部分称肾柱。肾髓质颜色较淡，由 15～20 个肾锥体组成。肾锥体呈圆锥形，底部朝向肾皮质，尖端钝圆，朝向肾窦，称肾乳头，其顶端有许多乳头孔，开口于肾小盏。

包绕在肾乳头周围的漏斗状膜性管道，称肾小盏，共 7～8 个；2～3 个肾小盏汇合成 1 个肾大盏；2～3 个肾大盏汇合成肾盂，肾盂出肾门后逐渐变细移行为输尿管。

四、肾的组织结构

肾实质主要由大量的肾单位和集合小管系构成，其间有少量的结缔组织、血管、淋巴管和神经等结构。泌尿小管是肾实质内与尿液形成有关的单层上皮性管道（图 5-6，图 5-7）。

（一）肾单位

肾单位是肾结构和功能的基本单位，由肾小体和与其相连的肾小管组成。每个肾约有 150

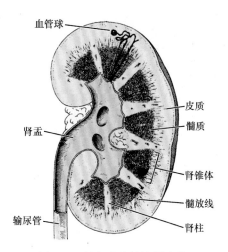

图 5-6　肾实质内的泌尿小管

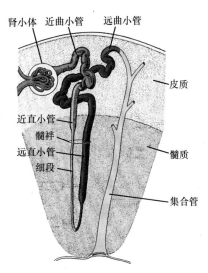

图 5-7　肾单位和集合小管系

万个肾单位。

1. **肾小体**　位于肾皮质内，呈球形，由血管球和肾小囊构成。肾小体有两极，微动脉出入端为血管极，与近曲小管相接端为尿极（图 5-8）。

（1）血管球：又称肾小球，是位于入球微动脉与出球微动脉之间蟠曲成球状的毛细血管，管壁由有孔内皮细胞及其外面的基膜构成。

（2）肾小囊：为肾小管起始部膨大并凹陷而成的双层盲囊。两层囊壁之间的腔隙称肾小囊腔。肾小囊的外层称肾小囊壁层，由单层扁平上皮构成，与近端小管的上皮相延续；内层称肾小囊脏层，由足细胞构成，贴附于血管球毛细血管基膜周围（图 5-9）。足细胞发出初级突起和次级突起，相邻次级突起相互穿插嵌合，其间有裂孔，为裂孔膜所覆盖。当血液流经血管球时，血浆中除大分子的蛋白质外，均可经有孔的内皮细胞、

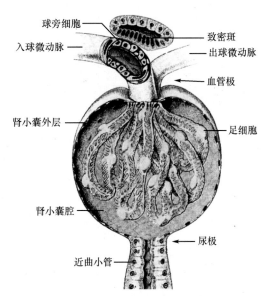

图 5-8　肾小体与球旁复合体

基膜和裂孔膜滤入肾小囊腔，这三层结构称滤过屏障，又称滤过膜（图 5-10）。若滤过屏障受损，蛋白质甚至血细胞都有可能漏入肾小囊腔，出现蛋白尿或血尿。

（考点：滤过屏障的概念）

2. **肾小管**　由近端小管、细段和远端小管组成，管壁为单层上皮，与肾小囊外层相连续（图 5-7）。

（1）近端小管：为肾小管起始段，分为近曲小管和近直小管，管壁均由单层立方或锥形上皮构成。近曲小管盘曲于肾小体附近，始端与肾小囊腔相通。近直小管位于近曲小管和细段之间。

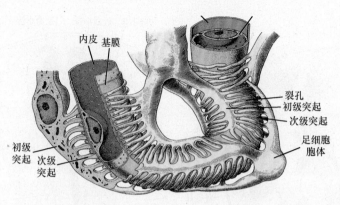

图 5-9　血管球毛细血管和足细胞

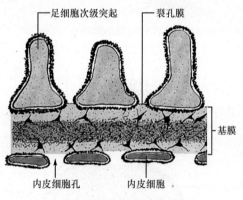

图 5-10　滤过屏障结构

（2）细段：为肾小管中管径最细的部分，管壁为单层扁平上皮。

（3）远端小管：包括远直小管和远曲小管，管壁均由单层立方上皮构成。远曲小管盘曲于肾小体附近。

近直小管、细段和远直小管共同构成"U"形髓袢，又称肾单位袢，能减缓肾小管内液体流速。

（二）集合小管系

集合小管系是连接于远曲小管和肾小盏之间的上皮性小管（图 5-7），包括弓形集合小管、直集合小管和乳头管 3 段。弓形集合小管由相邻肾单位远曲小管末段汇合而成，由肾皮质行向肾髓质，陆续与其他集合小管汇合成乳头管，开口于肾乳头。

知识链接

口服维生素 B_2 排出体外的途径

口服维生素 B_2 经口腔→咽→食管→胃→小肠→肠系膜上静脉→肝门静脉→肝血窦→肝静脉→下腔静脉→右心房→右心室→肺动脉→肺毛细血管→肺静脉→左心房→左心室→升主动脉→主动脉弓→胸主动脉→腹主动脉→肾动脉→经肾门入肾→入球微动脉→血管球（滤过屏障）→肾小囊腔→近曲小管→近直小管→细段→远直小管→远曲小管→弓形集合小管→直集合小管→乳头管→肾乳头→肾小盏→肾大盏→肾盂→输尿管→膀胱→尿道→体外

（三）球旁复合体

球旁复合体又称血管球旁器，由球旁细胞、致密斑和球外系膜细胞组成（图 5-8）。

1. **球旁细胞**　入球微动脉行至肾小体血管极处，管壁中的平滑肌细胞分化为上皮样细胞，称球旁细胞。细胞体积较大，呈立方形，能分泌肾素。

2. **致密斑**　为远曲小管靠近肾小球侧的上皮细胞形成的椭圆形斑，此处上皮细胞呈柱状，排列紧密，细胞核位于近细胞顶部。致密斑是 Na^+ 感受器，有调节球旁细胞分泌肾素的功能。

3. **球外系膜细胞**　在致密斑与入球微动脉、出球微动脉之间的三角形区域内，也称为极垫细胞，可能有传递信息的作用。

五、肾的血液循环

肾的血液循环兼有营养肾组织和参与尿生成的双重作用，具有如下特点：①肾动脉直接发自腹主动脉，血管粗短，压力高，血流量大。②入球微动脉粗短，出球微动脉细长，血管球内的压力较高，利于滤过。③动脉两次形成毛细血管网，第 1 次是入球微动脉分支形成血管球，有利于原尿的形成；第 2 次是出球微动脉分支在肾小管周围形成球后毛细血管网，有利于肾小管和集合管的重吸收。

第 2 节　输 尿 管

案例 5-2　　患者，男，33 岁。右侧腰痛伴血尿 2 个月入院。2 个月前，右侧腰部持续性胀痛，活动后出现血尿并伴轻度尿急，尿频，尿痛。查体：右肾区压痛、叩痛，右输尿管走行区平脐水平有深压痛。实验室检查：尿 pH5.6、尿蛋白阳性、尿酸升高。逆行造影右输尿管充盈性缺损。B 超检查：右肾盂扩张、右输尿管上段扩张。临床诊断：右输尿管结石。

问题：1. 说出输尿管狭窄的位置。
　　　2. 输尿管结石易滞留于何处？行体外碎石后，结石经何途径排出体外？

输尿管是一对细长的肌性管道，长 20～30cm，管径 0.5～1.0cm，最窄处管径只有 0.2～0.3cm。输尿管起自肾盂，在腹膜后沿腰大肌前面下行，于小骨盆上口处跨髂总动脉分叉处前方入盆腔，斜穿膀胱底外上角的膀胱壁，开口于膀胱底内面的输尿管口（图 5-1，图 5-2）。

一、输尿管的分部

输尿管全长分为输尿管腹部、输尿管盆部和输尿管壁内部。输尿管腹部介于肾盂末端和小骨盆入口处之间；盆部介于小骨盆入口和膀胱底之间；输尿管壁内部为输尿管斜穿膀胱壁的部分。当膀胱充盈时，由于膀胱内压的升高，输尿管壁内部被挤压而闭合，可防止尿液逆流入输尿管。

二、输尿管的狭窄

输尿管全长有 3 处狭窄：①输尿管起始处，即肾盂与输尿管移行处；②越过小骨盆入口处，即与髂血管交叉处；③斜穿膀胱壁处。这些狭窄处是输尿管结石易滞留的部位。

（考点：输尿管 3 处狭窄的位置）

第 3 节　膀　　胱

膀胱是贮存尿的囊状肌性器官，膀胱的形状、大小、位置和壁的厚度是随膀胱内尿充盈程度的变化而变化的。通常成人的膀胱容量为 350～500ml，新生儿膀胱容量约为成人的 1/10。

一、膀胱的形态

膀胱空虚时呈三棱锥体形，可分为 4 部分。膀胱尖细小，朝向前上方；膀胱底近呈三角形，

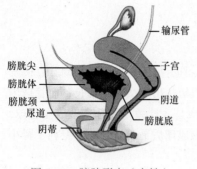

图 5-11　膀胱形态（女性）

朝向后下方；膀胱尖与膀胱底之间的部分为膀胱体；膀胱的最下部称膀胱颈，与尿道相接（图 5-11）。膀胱各部之间无明显界限。

二、膀胱的位置和毗邻

成人膀胱空虚时位于小骨盆腔内，前方邻耻骨联合，后方在男性与精囊、输精管壶腹和直肠相邻，在女性与子宫和阴道相邻。膀胱颈的下方，男性邻前列腺，女性邻尿生殖膈。

膀胱空虚时，膀胱尖不超过耻骨联合上缘（图 5-12）。膀胱充盈时，膀胱尖高出耻骨联合之上，由腹前壁返折向膀胱的腹膜也随之上移至耻骨联合上方，此时在耻骨联合上方施行膀胱穿刺术，可避免损伤腹膜及污染腹膜腔。

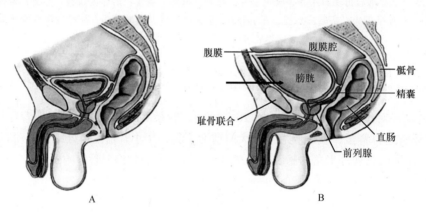

图 5-12　膀胱与腹膜关系（男性骨盆正中矢状切面）
A. 膀胱空虚时；B. 膀胱充盈时

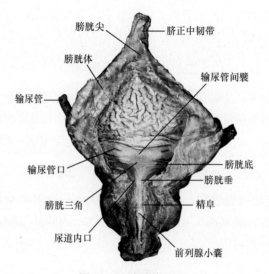

图 5-13　膀胱内面观

三、膀胱壁的结构

膀胱壁由内向外依次由黏膜、肌层和外膜构成。膀胱空虚时，内面可形成许多黏膜皱襞；充盈时皱襞可减少或消失。在膀胱底的内面，位于左、右输尿管口和尿道内口之间的三角形区域称膀胱三角，无论膀胱充盈或空虚，其黏膜始终平滑无皱襞，是膀胱肿瘤、结核和炎症的好发部位（图 5-13）。在左、右输尿管口之间的皱襞称输尿管间襞，可作为膀胱镜检查时寻找输尿管口的标志。

（考点：膀胱三角的概念及其临床意义）

知识链接

尿 路 结 石

尿路结石是一些晶体物质和有机基质在泌尿道异常聚积形成的石状物，包括肾结石、输尿管结石、膀胱结石和尿道结石。上尿路结石是位于肾集合系统和输尿管内的结石，可引起继发性尿路梗阻、感染等病症。下尿路结石是位于膀胱和尿道的结石，临床常有血尿和尿路刺激症状。尿路结石又称尿石症，可有肾绞痛、血尿、尿闭及尿路感染等症状，为常见的泌尿外科疾病。我国古代医家称其为"石淋""砂淋"或"淋"。

第 4 节　尿　　道

男、女性尿道的结构和功能不完全相同。

男性尿道具有排尿与排精的功能。（见男性生殖系统）

女性尿道长 3～5cm，较男性尿道具有短、宽、直的特点，起自尿道内口，穿过尿生殖膈，开口于阴道前庭的尿道外口（图 5-14）。在尿生殖膈中，在尿道和阴道周围有尿道阴道括约肌环绕，此肌为骨骼肌，有控制排尿的作用。

（考点：女性尿道的特点及其开口部位）

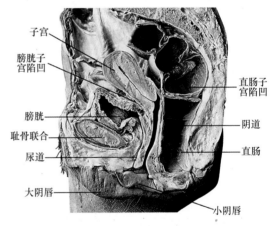

图 5-14　女性盆腔正中矢状切面

知识链接

女性导尿术应用解剖

导尿术是在严格无菌操作下，将导尿管经尿道插入膀胱引出尿液的临床诊疗技术。其目的是为了解除尿潴留、协助临床诊断和膀胱疾病（如膀胱炎、膀胱癌）治疗等。为女性导尿插管时，要仔细观察，认清尿道外口，避免误入阴道（图 5-14）。女性尿道外口位于阴道前庭前部，阴蒂与阴道口之间，距阴蒂 2～2.5cm，距阴道口约 1cm。将导尿管从尿道外口插入 4～6cm，见尿流出再插入 1cm，固定即可。

自测题

一、单项选择题

1. 关于肾的位置，正确的是（　　）
   A. 位于腹后壁脊柱两侧
   B. 第 12 肋斜过左肾的上部
   C. 右肾比左肾高
   D. 属于腹膜间位器官
   E. 属于腹膜内位器官

2. 人体最重要的排泄器官是（　　）
   A. 皮肤　　　　　B. 肝
   C. 大肠　　　　　D. 肺
   E. 肾

3. 输尿管的第 2 处狭窄在（　　）
   A. 肾门　　　　　B. 输尿管起始处
   C. 小骨盆上口处　D. 穿膈处
   E. 穿膀胱壁处

4. 膀胱肿瘤好发部位在（　　）
   A. 膀胱底　　　　B. 膀胱颈
   C. 膀胱体　　　　D. 膀胱三角
   E. 膀胱任一区

5. 肾单位是指（　　）
   A. 肾小体和肾小管　B. 肾小球和肾小管
   C. 肾小囊和肾小管　D. 肾小球和集合管
   E. 肾小体和集合管

6. 关于尿道的叙述，正确的是（　　）
   A. 男、女性尿道都只有排尿功能
   B. 女性尿道穿过盆膈
   C. 女性尿道短、宽、直
   D. 女性尿道前壁邻接阴道
   E. 尿道阴道括约肌都是平滑肌

7. 全长有 3 个生理性狭窄的器官是（　　）
   A. 气管　　　　　B. 腮腺管
   C. 输卵管　　　　D. 输尿管
   E. 女性尿道

8. 球旁细胞由哪种细胞分化而成（　　）
   A. 出球微动脉平滑肌细胞
   B. 入球微动脉平滑肌细胞
   C. 小叶间动脉平滑肌细胞
   D. 出球微动脉内皮细胞
   E. 入球微动脉内皮细胞

9. 肾锥体位于（　　）
   A. 肾小盏　　　　B. 肾窦
   C. 肾皮质　　　　D. 肾大盏
   E. 肾髓质

10. 不通过肾门的是（　　）
    A. 肾静脉　　　　B. 神经
    C. 淋巴管　　　　D. 输尿管
    E. 肾动脉

（冯燕娟）

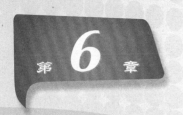

生 殖 系 统

生殖系统分为男性生殖系统和女性生殖系统。男、女性生殖系统根据器官所在部位均可分为内生殖器和外生殖器两部分（表6-1）。内生殖器多位于盆腔内，包括生殖腺、生殖管道和附属腺。外生殖器露于体表。

生殖系统主要有产生生殖细胞，分泌性激素，繁殖后代等功能。

表 6-1 生殖系统组成

		男性生殖系统	女性生殖系统
内生殖器	生殖腺	睾丸	卵巢
	生殖管道	附睾、输精管、射精管、男性尿道	输卵管、子宫、阴道
	附属腺	精囊、前列腺、尿道球腺	前庭大腺
外生殖器		阴囊、阴茎	女阴

第1节 男性生殖系统

案例 6-1 患者，男，29岁。左侧阴囊有坠胀感，持续半年；结婚2年，性生活正常，未采取任何避孕措施，女方未怀孕。体格检查：左侧阴囊下垂，扪及迂曲柔软的团块。精液常规检查：射精量2ml，精子计数 3.9×10^6/ml，活动率35%，活动度低。临床诊断：精索静脉曲张、少精症。

　问题：1. 说出睾丸的位置及精液的组成。
　　　　2. 什么是精索？

男性内生殖器由生殖腺（睾丸）、生殖管道（附睾、输精管、射精管、男性尿道）和附属腺（精囊、前列腺、尿道球腺）组成（图6-1，图6-2）。男性外生殖器包括阴囊和阴茎，前者容纳睾丸、附睾等，后者是男性的性交器官。

一、男性内生殖器

（一）睾丸

睾丸是男性生殖腺，可产生精子和分泌雄激素。

1. 睾丸的位置和形态　睾丸位于阴囊内，左右各一。睾丸表面光滑，呈微扁的椭圆形，分内外侧面、上下端和前后缘。内侧面较平坦，外侧面较隆凸。下端及前缘游离，上端及后缘有附睾相连，并有血管、淋巴管、神经在后缘出入（图6-3）。在性成熟期以前睾丸发育较慢，至性成熟期发育迅速，老年人睾丸萎缩变小。

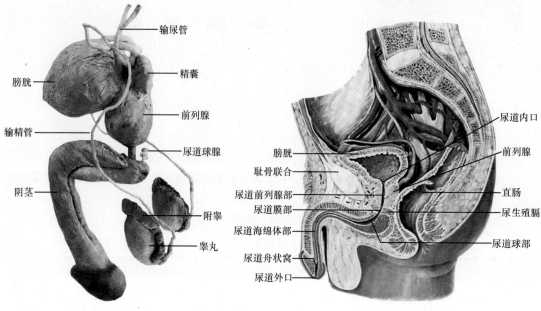

图 6-1　男性生殖系统

图 6-2　男性盆腔正中矢状切面

睾 丸 下 降

　　胚胎早期，睾丸位于腹后壁、肾的下方，以后逐渐下降；胚胎第 3 个月时可下降至髂窝，胚胎第 7 个月可下降至腹股沟管深环，胚胎第 9 个月降入阴囊。出生 2 个月后，如果单侧或双侧睾丸没有下降到阴囊内，仍停留在腹腔或腹股沟管内，临床上统称为隐睾症。由于精子发生须在低于体温 2～3℃的环境中进行，故隐睾症患者常因精子发生障碍而不育。

　　2. 睾丸的组织结构　睾丸表面有一层致密结缔组织构成的白膜（图 6-4）。白膜在睾丸后缘

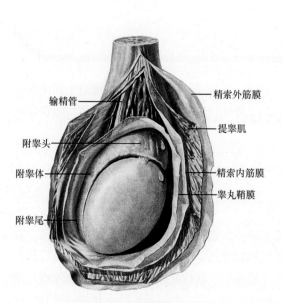

图 6-3　睾丸与附睾

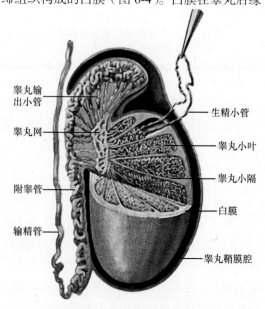

图 6-4　睾丸与附睾的结构

增厚形成睾丸纵隔，后者发出睾丸小隔将睾丸分成约 250 个锥形的睾丸小叶。每个睾丸小叶内有 1～4 条细长而弯曲的生精小管。生精小管在接近睾丸纵隔处变为短而直的精直小管，后者进入睾丸纵隔后相互吻合形成睾丸网，随后汇合成 8～12 条睾丸输出小管进入附睾头部。生精小管之间的疏松结缔组织称为睾丸间质。

（1）生精小管：生精小管是产生精子的场所，主要由生精上皮构成（图 6-5）。生精上皮由支持细胞和 5～8 层生精细胞组成（图 6-6）。

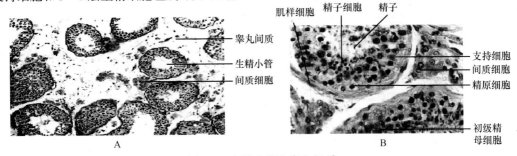

图 6-5　生精小管和睾丸间质

A. 低倍镜结构；B. 高倍镜结构

1）支持细胞：呈不规则长锥体形，基部紧贴基膜，顶部伸达腔面，侧面和腔面镶嵌着各级生精细胞。支持细胞对生精细胞起支持、营养、保护等作用，还能合成、分泌雄激素结合蛋白，以保持生精小管内较高的雄激素水平，促进精子发生。

2）生精细胞：生精小管管壁内可见不同发育阶段的生精细胞，从基膜到管腔依次为精原细胞、初级精母细胞、次级精母细胞、精子细胞和精子。从精原细胞到精子形成的

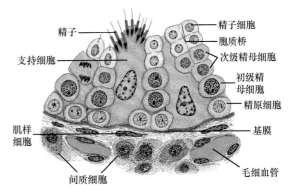

图 6-6　支持细胞和生精细胞

过程称为精子发生，需要（64±4.5）天才能完成。①精原细胞：是最幼稚的生精细胞，紧贴基膜排列，细胞呈圆形或椭圆形，直径约 12μm，细胞核染色较深。精原细胞分为 A、B 两型，A 型精原细胞是生精细胞中的干细胞，不断分裂增殖，一部分细胞继续作为干细胞，另一部分细胞转化为 B 型精原细胞；B 型精原细胞经过数次分裂后，分化成初级精母细胞，并向腔面移动。②初级精母细胞：位于精原细胞的近腔侧，细胞呈圆形，体积较大，直径约 18μm。细胞核大而圆，核型为 46，XY。初级精母细胞经 DNA 复制后进行第一次减数分裂，形成两个次级精母细胞。③次级精母细胞：位于初级精母细胞的近腔侧，细胞直径约 12μm。细胞核圆形，染色较深，核型为 23，X 或 23，Y。次级精母细胞未经 DNA 复制，迅速进行第二次减数分裂，产生两个精子细胞。④精子细胞：位于近腔面，细胞直径约 8μm。细胞核圆形，核型为 23，X 或 23，Y。精子细胞不再分裂。⑤精子：形似蝌蚪，长约 60μm，分头、尾两部，由精子细胞经过复杂的形态变化而成。由精子细胞变形形成精子的过程称为精子形成。精子头部嵌附于支持细胞的顶部，精子尾部游离于生精小管腔内（图 6-6）。精子头部主要是高度浓缩的细胞核，核的前 2/3 被顶体覆盖。顶体内含多种水解酶，在受精过程中发挥重要作用。精子尾部细长，能摆动，是精子的运动装置。

（2）睾丸间质：睾丸间质是位于生精小管之间的富含血管、神经、淋巴管的疏松结缔组织，

其中有成群分布的睾丸间质细胞（图 6-5，图 6-6）。睾丸间质细胞，又称 Leydig 细胞，呈圆形或多边形，细胞核圆形，细胞质呈嗜酸性。从青春期开始，睾丸间质细胞分泌雄激素。雄激素有促进精子发生和男性生殖器官发育、维持男性第二性征和性功能、促进红细胞生成等作用。

血-睾屏障位于睾丸间质的毛细血管与生精小管之间，又称血-生精小管屏障，由毛细血管内皮及其基膜、结缔组织、生精上皮基膜和支持细胞的紧密连接等构成。它能阻挡血液中某些物质接触生精上皮，形成并维持有利于精子发生的微环境，能防止精子抗原物质逸出到生精小管外而引发的自身免疫反应。

（考点：睾丸的位置及功能）

（二）生殖管道

男性生殖管道包括附睾、输精管、射精管、男性尿道 4 部分。

1. 附睾　紧贴于睾丸的上端和后缘，呈新月形，主要由睾丸输出小管和附睾管组成（图 6-3，图 6-4）。上端膨大为附睾头，中部为附睾体，下端缩细为附睾尾。附睾尾向上返折移行为输精管。附睾具有分泌、贮存精子并促进精子进一步成熟等功能。若附睾功能异常，会影响精子的成熟，导致男性不育。

2. 输精管　是输送精子的肌性管道（图 6-1，图 6-2）。活体触摸时呈坚实的细索状。输精管依行程分为 4 部。

（1）睾丸部：最短，起于附睾尾，沿睾丸后缘、附睾内侧上行至睾丸上端。

（2）精索部：介于睾丸上端与腹股沟管浅环之间，此段位置表浅，易于触及。临床上常在此部行输精管结扎术。

（3）腹股沟管部：位于腹股沟管内。

（4）盆部：为输精管最长的一段，起自腹股沟管深环，沿盆腔侧壁行向后下，绕行至膀胱底的后方形成膨大的输精管壶腹（图 6-7）。输精管壶腹的末端变细，与精囊的排泄管汇合成射精管。

精索是位于睾丸上端至腹股沟管深环之间的柔软的圆索状结构，主要由输精管、睾丸动脉、蔓状静脉丛、淋巴管和神经等构成。精索表面包有 3 层被膜，从外向内依次为精索外筋膜、提睾肌和精索内筋膜（图 6-8）。

3. 射精管　是由输精管的末端与精囊的排泄管汇合成，长约 2cm，向前下穿过前列腺实质，开口于尿道前列腺部（图 6-2，图 6-7）。射精管管壁有平滑肌纤维，能产生有力的收缩，协助精液排出。

4. 男性尿道　详见本节第三部分。

（考点：输精管结扎的部位、射精管的开口部位）

（三）附属腺

附属腺包括精囊、前列腺、尿道球腺。

1. 精囊　又称精囊腺，是 1 对长椭圆形的囊状器官，位于膀胱底的后方，输精管壶腹的外侧，其排泄管与输精管的末端汇合成射精管（图 6-1，图 6-7）。精囊分泌液体参与精液的组成。

2. 前列腺　是单一的实质性器官，位于膀胱颈与尿生殖膈之间，其前方为耻骨联合，后

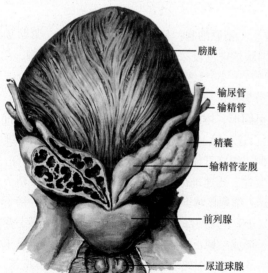

膀胱
输尿管
输精管
精囊
输精管壶腹
前列腺
尿道球腺

图 6-7　精囊腺、前列腺及尿道球腺

方为直肠壶腹（图 6-1，图 6-2，图 6-7）。前列腺呈前后稍扁的栗子形，上端宽大，下端尖细，后面正中有一纵行浅沟称前列腺沟。尿道前列腺部纵形穿过前列腺。前列腺的排泄管直接开口于尿道前列腺部，其分泌物参与精液的组成。

前列腺由腺组织和平滑肌组织等构成。前列腺一般可分为 5 叶，即前、中、后叶和两侧叶。前叶位于尿道前方和左、右侧叶之间；中叶位于尿道和射精管之间；左、右侧叶分别位于尿道、中叶、前叶的两侧；后叶位于中叶和侧叶的后方，是前列腺肿瘤的易发部位。

小儿前列腺较小；自青春期开始，前列腺迅速增大，分泌活动增强；老年时腺组织退化，结缔组织增生，形成前列腺增生。前列腺增生多发生在中叶和侧叶，可压迫尿道，引起排尿困难甚至尿潴留。

3. 尿道球腺 是 1 对豌豆大小的球形器官，位于会阴深横肌内，其排泄管开口于尿道球部，分泌物参与精液的组成（图 6-1，图 6-7）。

精液由男性生殖管道、附属腺的分泌物和睾丸产生的精子混合而成，为乳白色呈弱碱性液体。成年男性 1 次射精量 2～5ml，含 3 亿～5 亿个精子。

精子的产生及精液排出途径可表示为：

精囊分泌物 ↘
睾丸生精小管产生精子→附睾→输精管→射精管→男性尿道→体外
前列腺分泌物 ↗ ↘ 尿道球腺分泌物

（考点：精子的产生及精液排出途径）

二、男性外生殖器

（一）阴囊

阴囊为位于阴茎后下方的皮肤囊袋，由皮肤和肉膜组成（图 6-8），被阴囊中隔分为左、右两腔，分别容纳同侧的睾丸、附睾等。阴囊的皮肤薄而柔软，颜色深暗，有少量阴毛；肉膜为浅筋膜，内含平滑肌纤维，可随外界环境温度的变化而舒缩，从而调节阴囊内的温度，有利于精子的生存和发育。

阴囊深面有包被睾丸和精索的被膜，由外向内有（图 6-8）：①精索外筋膜，为腹外斜肌腱膜的延续；②提睾肌，来自腹内斜肌和腹横肌的肌纤维束，可反射性地提起睾丸；③精索内筋膜，为腹横筋膜的延续；④睾丸鞘膜，来源于腹膜，分为壁层和脏层，壁层紧贴精索内筋膜内面，脏层包贴睾丸和附睾表面。睾丸鞘膜的脏层和壁层在睾丸后缘处相互移行，围成密闭的鞘膜腔，内有少量浆液，起润滑作用。

（二）阴茎

阴茎是男性的性交和排尿器官，分阴茎头、阴茎体和阴茎根 3 部分（图 6-9）。阴茎

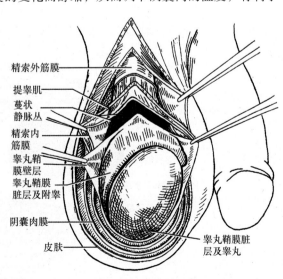

图 6-8 精索被膜及阴囊结构

前端膨大为阴茎头；中部为圆柱形阴茎体，以韧带悬于耻骨联合的前下方；后端为阴茎根，藏于阴囊和会阴部皮肤的深面。

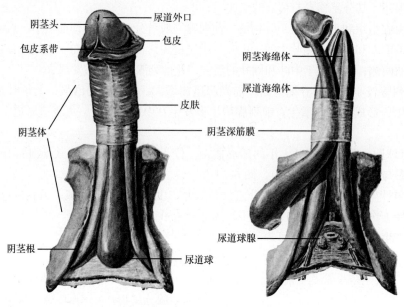

图 6-9　阴茎

阴茎由背侧的两条阴茎海绵体和腹侧的 1 条尿道海绵体外被筋膜和皮肤构成（图 6-9，图 6-10）。两条阴茎海绵体紧密相连，前端嵌入阴茎头后面的凹陷内；后端称阴茎脚，分别附着于两侧的坐骨支和耻骨下支。尿道海绵体内有尿道纵行贯穿其全长。尿道海绵体的前端膨大，即阴茎头，有呈矢状位的尿道外口；后端膨大，称尿道球，位于两侧的阴茎脚之间，固定在尿生殖膈的下面。海绵体内部是由与血管相通的腔隙和许多海绵体小梁组成的，当腔隙充血时，阴茎变粗变硬而勃起。阴茎的皮肤薄而柔软，富有伸展性，在阴茎体的前端形成双层游离的环形皱襞包绕阴茎头，称为阴茎包皮。在阴茎头腹侧，连于尿道外口下端与包皮之间的皮肤皱襞，称为包皮系带。临床上作包皮环切时应注意切勿伤及包皮系带，以免影响阴茎的正常勃起。

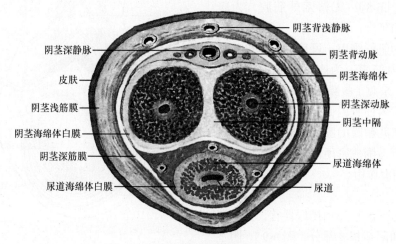

图 6-10　阴茎横断面

阴 茎 包 皮

　　幼儿的阴茎包皮较长，包着整个阴茎头，有保护作用。随着年龄的增长、阴茎的发育，阴茎包皮逐渐向后退缩，包皮口逐渐扩大，阴茎头显露于外。成年后，阴茎包皮不能退缩完全暴露阴茎头，称为包皮过长；若阴茎包皮口过小，阴茎包皮完全包着阴茎头，称为包茎，应行包皮环切。由于包皮过长或包茎，阴茎包皮下可积聚许多皮脂腺的分泌物，形成包皮垢，长期刺激，可引起阴茎头感染甚至可诱发阴茎癌。

三、男 性 尿 道

（一）男性尿道的分部

　　男性尿道兼有排尿和排精的的双重功能，始于尿道内口，终于尿道外口。成年男性尿道长 16～22cm，依行程分为前列腺部、膜部、海绵体部 3 部（图 6-2，图 6-11）。

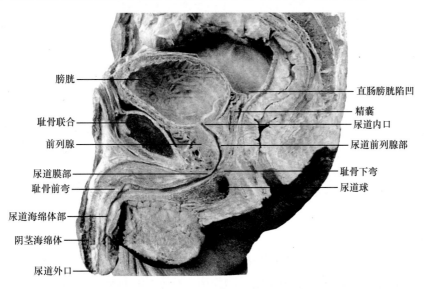

图 6-11　男性盆腔正中矢状切面

　　1．前列腺部　为尿道穿过前列腺的部分，长约 3cm，其后壁有前列腺排泄管及射精管的开口。

　　2．膜部　为尿道穿过尿生殖膈的部分，长约 1.5cm，其周围有尿道括约肌环绕，该肌是骨骼肌，有控制排尿的功能。膜部位置较固定，骨盆骨折时，易损伤此部。

　　3．海绵体部　为尿道穿过尿道海绵体的部分，长 12～17cm。尿道球内的尿道称为尿道球部，尿道球腺开口于此。阴茎头内尿道扩大，称尿道舟状窝。

　　临床上把尿道海绵体部称为前尿道，把尿道膜部和前列腺部合称为后尿道。

（二）男性尿道的形态特点

　　男性尿道全长有 3 处狭窄、3 处扩大和 2 个弯曲。3 个狭窄分别是尿道内口、尿道膜部、尿道外口，其中尿道外口是最狭窄的，尿道结石易嵌顿在狭窄处。3 处扩大分别位于前列腺部、尿道球部和尿道舟状窝，其中前列腺部是尿道的最宽阔处。2 个弯曲分别是耻骨下弯和耻骨前弯。耻骨下弯位于耻骨联合的后下方，凹面向前上方，由尿道的前列腺部、膜部和海绵体部的起始段形成，此弯曲固定，不能变直。耻骨前弯位于耻骨联合前下方，凹面向后下方，由尿道海绵体部的中段构成，阴茎勃起或将阴茎拉向腹壁时，此弯可变直而消失。临床上行膀胱镜检查或导尿时应注意这些解剖特点。

（考点：男性尿道的分部、狭窄、弯曲及其临床意义）

知识链接

男性导尿应用解剖

　　男性导尿是将导尿管从尿道外口插入，依次经过男性尿道的海绵体部、膜部和前列腺部，最后经尿道内口插入膀胱（图6-2），共约20cm，见有尿液流出，再插入2cm即可。操作时，提起患者的阴茎，使之与腹壁呈60°角，使男性尿道的耻骨前弯消失，从而形成一个凹面向上的大弯，以减少导尿管插入的阻力。在男性尿道的三个狭窄处，动作要更加轻柔、缓慢，边插边顺时针或逆时针或左右转动导尿管，以利于导尿管顺利插入，防止导尿管在尿道内蜷缩，切忌用力过猛造成尿道黏膜损伤。如遇患者阴茎勃起、尿道海绵体充血，插管困难，可让患者休息一会儿，待其恢复常态后再操作。

第2节　女性生殖系统

案例 6-2　　患者，女，53岁。因左侧乳房发现一肿块2个月而就诊。自述2个月前于洗澡时无意中发现左侧乳房有一小肿块，因无疼痛，就没有在意。近来发现肿块不断增大，乳房皮肤肿胀，急来就诊。体格检查：患者左侧乳房皮肤出现局部下陷及橘皮样改变，触诊可扪及4.5cm×4cm×3cm大小的肿块，质地坚硬，表面不光滑，与周围组织分界不清楚，活动度差，无压痛。左侧腋窝可触到多个较硬的淋巴结，无触痛。取活检病理检查报告为乳腺癌。临床诊断：乳腺癌。

　　问题：1. 说出女性乳房的结构。
　　　　　2. 用解剖知识分析乳房皮肤呈"橘皮样"改变的原因。

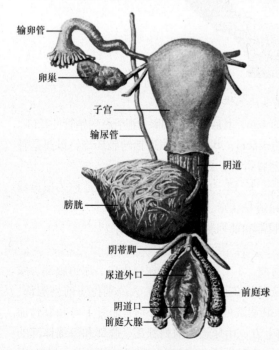

图6-12　女性生殖系统

女性内生殖器由生殖腺（卵巢）、生殖管道（输卵管、子宫、阴道）和附属腺（前庭大腺）组成。外生殖器即女阴（图6-12，图6-13）。会阴、乳房与生殖系统关系密切，也在本节叙述。

一、女性内生殖器

（一）卵巢

　　卵巢是女性生殖腺，有产生卵细胞，分泌雌激素、孕激素等功能。

　　1. 卵巢的位置和形态　卵巢左右各一，位于盆腔侧壁、髂总血管分叉处的卵巢窝内（图6-13）。卵巢呈扁卵圆形，分内、外侧面，上、下端和前、后缘。内侧面稍凸朝向盆腔；外侧面平坦贴于盆腔侧壁。上端与输卵管末端相接触，借卵巢悬韧带连于盆壁；下端借卵巢固有韧带连于子宫。前缘借卵巢系膜连于子宫阔韧带，称卵巢系膜缘，其中部有血管、淋巴管、神经等出入，称卵巢门；后缘游离，称独立缘。幼女的卵巢较小，表面光滑；性成熟期卵巢最大，后由于多次排卵，卵巢表面凹凸不平。35～40岁后，卵巢开始缩小；绝经后卵巢逐渐萎缩。

2. 卵巢的组织结构　卵巢表面覆盖有单层扁平上皮或单层立方上皮，上皮的深面为致密结缔组织构成的白膜。卵巢的实质分为浅层的皮质和深层的髓质。皮质含有不同发育阶段的卵泡、黄体等，髓质由疏松结缔组织、血管、淋巴管和神经等构成（图6-14）。

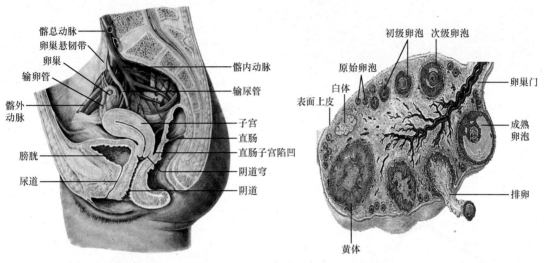

图 6-13　女性内生殖器　　　　　图 6-14　卵巢微细结构

（1）卵泡的发育：新生儿两侧卵巢有70万～200万个原始卵泡，青春期开始时仅存约4万个。从青春期开始，卵巢在垂体促性腺激素作用下，每隔28天左右有15～20个原始卵泡同时开始生长发育，但通常只有1个优势卵泡发育成熟并排卵。女子一生中两侧卵巢共排卵约400多个，其余卵泡都在不同发育阶段退化为闭锁卵泡。卵泡的发育，一般依次经过原始卵泡、生长卵泡、成熟卵泡3个阶段。

原始卵泡位于皮质浅层，体积小，数量多，由一个初级卵母细胞和围绕其周围的一层扁平的卵泡细胞构成。初级卵母细胞是胚胎时期卵原细胞分裂分化形成，并长期停滞在第一次减数分裂前期，直至排卵前才完成第一次减数分裂。卵泡细胞对初级卵母细胞起支持和营养作用。

自青春期开始，在垂体分泌的卵泡刺激素的作用下，部分原始卵泡开始生长发育而成为生长卵泡。生长卵泡包括初级卵泡和次级卵泡两个阶段。①初级卵泡阶段：初级卵泡细胞由扁平变成立方形或柱状，由1层增殖为多层；初级卵母细胞体积逐渐增大，并在其表面出现一层厚度均匀的嗜酸性膜，称透明带。随着初级卵泡的生长，其周围的结缔组织分化形成卵泡膜。②次级卵泡阶段：随着初级卵泡细胞的不断增殖，初级卵泡细胞之间出现一些大小不等的腔隙，此时的卵泡称为次级卵泡，多个小腔隙逐渐融合成一个大的卵泡腔，其内充满卵泡液。由于卵泡液不断增多，卵泡腔不断扩大，使初级卵母细胞、透明带及其周围的卵泡细胞逐渐居于卵泡腔的一侧，形成一个圆形隆起突入卵泡腔，称卵丘。紧靠透明带的一层高柱状卵泡细胞呈放射状排列，称放射冠（图6-15）。分布在卵泡腔周围的卵泡细胞排列紧密，称颗粒层，构成卵泡壁，卵泡细胞改称为颗粒细胞。随着次级卵泡的生长，卵泡膜分化成内、外两层，内层有多边形或梭形的膜细胞及毛细血管。颗粒细胞和膜细胞能协同合成雌激素。雌激素有激发并维持女性第二性征、促进女性生殖器官发育特别是促使子宫内膜增生等作用。

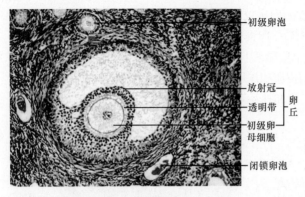

图 6-15　次级卵泡光镜结构

（初级卵泡）
（放射冠）
（透明带）卵丘
（初级卵母细胞）
（闭锁卵泡）

成熟卵泡（图 6-16）是卵泡发育的最后阶段。由于卵泡液急剧增多，卵泡腔变大，卵泡体积显著增大，直径可达 2cm 以上，占据皮质全层并凸出卵巢表面。在排卵前 36～48 小时，初级卵母细胞完成第一次成熟分裂，形成 1 个很大的次级卵母细胞和 1 个很小的第 1 极体，后者位于次级卵母细胞与透明带之间的间隙内。接着次级卵母细胞迅速开始第二次减数分裂，并停滞在分裂中期。

（2）排卵：在月经周期的第 14 天左右，成熟卵泡的卵泡壁破裂，次级卵母细胞连同透明带、放射冠与卵泡液一起脱离卵巢进入腹膜腔的过程称排卵（图 6-17）。一般情况下，左右卵巢交替排卵。次级卵母细胞在排卵后 24 小时内未能受精，则退化消失；若受精，则继续完成第二次减数分裂，形成 1 个卵细胞（23，X）和 1 个第 2 极体。

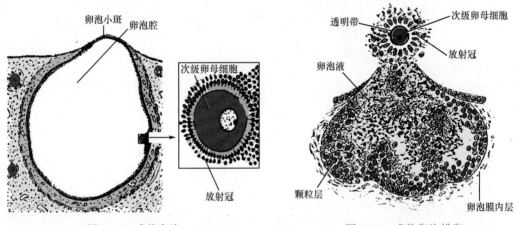

图 6-16　成熟卵泡

图 6-17　成熟卵泡排卵

（3）黄体的形成与退化：排卵后，残留在卵巢内的颗粒层和卵泡膜向卵泡腔内塌陷，在黄体生成素的作用下，逐渐发育成 1 个体积较大而又富有血管的内分泌细胞团，新鲜时呈黄色，称黄体。黄体能分泌孕激素及少量的雌激素。孕激素有促进子宫内膜增生、子宫腺分泌、乳腺发育和抑制子宫平滑肌收缩等作用。黄体的发育取决于排出的卵是否受精。如卵受精，黄体继续发育增大，可维持约 6 个月，称妊娠黄体；如卵未受精，黄体维持约 14 天即退化，称月经黄体。两种黄体最终都退化消失，逐渐被结缔组织取代成为白体。

（考点：卵巢的位置、功能；排卵的概念；黄体的概念）

（二）输卵管

输卵管是女性输送生殖细胞的肌性管道，长 10～14cm，左右各一，位于子宫底的两侧，包藏在子宫阔韧带的上缘内，其外侧端借输卵管腹腔口与腹膜腔相通，内侧端借输卵管子宫口与子宫腔相通（图 6-18）。输卵管由外侧到内侧分为输卵管漏斗、输卵管壶腹、输卵管峡和输卵管子宫部 4 个部分。

1. 输卵管漏斗　是输卵管外侧端的膨大部分，其中央有输卵管腹腔口，开口于腹膜腔；其

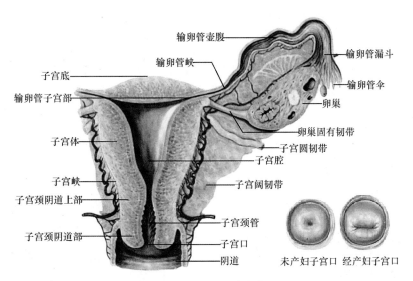

图 6-18　子宫和输卵管

游离缘有许多细长的指状突起，称输卵管伞，覆于卵巢表面，有引导卵细胞进入输卵管的作用，也可作为手术中识别输卵管的标志。

2. 输卵管壶腹　约占输卵管全长的 2/3，管径粗而弯曲，血供较丰富。卵细胞多在此部受精。

3. 输卵管峡　短直且腔窄，管壁厚，血管较少。输卵管炎易造成此部堵塞、狭窄而导致不孕。临床常在此部进行输卵管结扎术。

4. 输卵管子宫部　是输卵管穿过子宫壁的部分，经输卵管子宫口与子宫腔相通。

临床上将卵巢和输卵管统称子宫附件。

输卵管的管壁由黏膜、肌层和浆膜组成。黏膜的上皮为单层柱状上皮，由分泌细胞和纤毛细胞组成。肌层由内环行和外纵行的两层平滑肌构成。纤毛的规律性定向摆动和平滑肌的节律性收缩均有助于卵细胞或受精卵向子宫腔方向运送。

（考点：输卵管的分部及各部的临床意义）

（三）子宫

子宫是一个壁厚、腔小的肌性器官，是孕育胎儿、产生月经的场所。

1. 子宫的形态和分部　成人未产妇的子宫呈前后略扁的倒置梨形，长 7～8cm，宽约 4cm，厚 2～3cm。子宫分为子宫底、子宫体和子宫颈 3 部分（图 6-13，图 6-18）。子宫底为输卵管子宫口水平以上隆凸的部分。子宫颈为子宫下端呈细圆柱状的部分，成人长 2.5～3.0cm，是肿瘤的好发部位，它由突入阴道内的子宫颈阴道部和阴道以上的子宫颈阴道上部组成。子宫底与子宫颈之间的部分为子宫体。在子宫颈上端与子宫体相接处的较狭窄部分称子宫峡。在未妊娠期，子宫峡不明显，长约 1cm；在妊娠期，子宫峡逐渐伸展拉长变薄，形成子宫下段，妊娠末期可伸展至 7～11cm，产科常在此处行剖宫产术。未孕子宫内的腔隙较为狭窄，由位于子宫体内的子宫腔和位于子宫颈内的子宫颈管两部分组成。子宫腔呈底在上的前后略扁的三角形，两端通输卵管，尖端向下通子宫颈管。子宫颈管呈梭形，下借子宫口通阴道。未产妇子宫口呈圆形；经产妇子宫口为横裂状（图 6-18）。

2. 子宫的位置和固定装置

（1）子宫的位置：子宫位于盆腔中央，膀胱与直肠之间，下端突入阴道，两侧连有输卵管、子宫阔韧带等结构（图 6-13，图 6-18）。当膀胱空虚时，成年女性的子宫呈前倾前屈位。前倾是指整个子宫向前倾斜，子宫的长轴与阴道的长轴形成向前开放的钝角，稍大于 90°；前屈是指子宫体和子宫颈之间形成一个向前开放的钝角，约为 170°。膀胱和直肠的充盈程度可影响子宫的位置（图 6-19）。子宫后倾后屈等子宫位置异常是女性不孕的原因之一。

（2）子宫的固定装置：子宫主要依靠盆底肌、阴道的承托和韧带的牵引固定等多种因素共同作用维持其正常位置（图 6-20）。重要的韧带有 4 对。

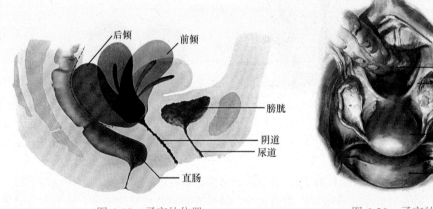

图 6-19　子宫的位置

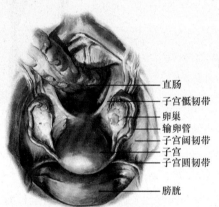

图 6-20　子宫的固定装置

1）子宫阔韧带：由子宫前后面的两层腹膜向两侧延伸至盆壁构成，主要功能是限制子宫向两侧移动。子宫阔韧带两层间包有输卵管、卵巢、卵巢固有韧带、子宫圆韧带、血管、淋巴管、神经等。

2）子宫圆韧带：由平滑肌和结缔组织构成的圆索状结构，起自子宫与输卵管交界处下方，经腹股沟管，止于阴阜和大阴唇的皮下，是维持子宫前倾的主要结构。

3）子宫骶韧带：由平滑肌和结缔组织构成，起自子宫颈后外侧，向后绕过直肠的两侧，止于骶骨的前面，向后上方牵引子宫颈，对维持子宫前屈位有重要作用。

4）子宫主韧带：由平滑肌和结缔组织构成，连于子宫颈两侧缘与盆侧壁之间，是维持子宫颈正常位置、防止子宫脱垂的重要结构。

3. 子宫壁的组织结构　子宫壁由内向外依次分为内膜、肌层和外膜（图 6-21）。

（1）内膜：由单层柱状上皮和固有层构成。固有层较厚，内含子宫腺、螺旋动脉等血管及大量分化程度低而增殖能力强的基质细胞（图 6-22）。子宫底和子宫体的内膜，根据其结构和功能特点可分为功能层和基底层。功能层较厚，位于浅层，每次月经来潮时发生脱落；妊娠时，胚泡植入此层。基底层较薄，位于深层，在月经和分娩时均不脱落，有增生、修复功能层的作用。

（2）肌层：肌层肥厚，由分层排列的平滑肌构成。妊娠时，在雌激素、孕激素等作用下，平滑肌细胞增生肥大并分裂增殖，使肌层显著增厚。分娩后，平滑肌细胞迅速恢复正常大小，部分平滑肌细胞凋亡。

（3）外膜：大部分为浆膜，只有子宫颈部分为纤维膜。

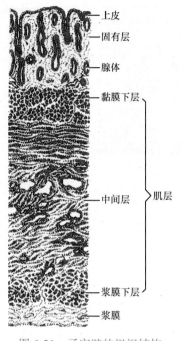

图 6-21 子宫壁的组织结构

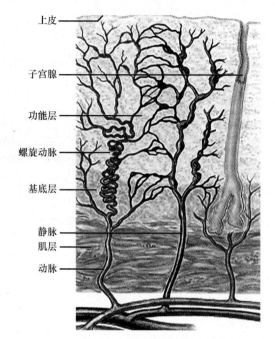

图 6-22 子宫腺与血管

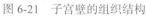

知识链接

人 工 流 产

妊娠 3 个月内用人工或药物方法终止妊娠称为早期妊娠终止，也可称为人工流产。用来作为避孕失败意外妊娠的补救措施，也用于因疾病不宜继续妊娠、为预防先天性畸形或遗传性疾病而需终止妊娠者。常用的方法有负压吸引人工流产术、钳刮人工流产术和药物流产术。人工流产主要靠医生凭经验通过负压吸引术吸除子宫内膜功能层（包括胚胎），以终止 14 周以内的妊娠。若吸除过度，轻者破坏子宫内膜基底层，导致子宫内膜不能正常修复，重者导致深部血管破裂出血，甚至子宫穿孔；若吸除不全，导致妊娠组织残留，术后流血不止，需再次手术。人工流产还可造成子宫颈管粘连、子宫腔粘连、慢性盆腔炎、月经不调、继发性不孕等。

4. 子宫内膜的周期性变化 自青春期开始，在卵巢分泌的雌激素和孕激素的周期性作用下，子宫底和子宫体的内膜功能层发生周期性变化，即每 28 天左右发生 1 次内膜剥脱、出血、增生、修复的过程，称月经周期。每个月经周期是从月经来潮的第 1 天起至下次月经来潮的前 1 天止，分为月经期、增生期和分泌期 3 个时期（图 6-23）。

（1）月经期：月经周期的第 1~4 天。由于排卵后卵未受精，月经黄体退化，血液中孕激素和雌激素急剧减少，引起子宫内膜功能层中的螺旋动脉持续收缩，导致功能层缺血坏死。随后螺旋动脉又骤然短暂地扩张，毛细血管破裂，血液涌入功能层，与坏死脱落的功能层经阴道流出体外，成为月经。月经期末子宫内膜功能层全部脱落。

（2）增生期：月经周期的第 5~14 天。卵巢内又有一批卵泡开始向成熟卵泡发育，雌激素分泌量逐渐增多。在雌激素的作用下，子宫内膜逐渐增厚，子宫腺和螺旋动脉均逐渐增长而出现轻度弯曲。增生期末，通常卵巢有 1 个卵泡发育成熟并排卵。

（3）分泌期：月经周期的第 15~28 天。卵巢内黄体逐渐形成，孕激素分泌量逐渐增多。在

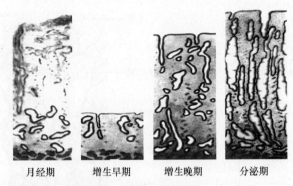

| 月经期 | 增生早期 | 增生晚期 | 分泌期 |

图 6-23　子宫内膜周期性变化

孕激素和雌激素的共同作用下，子宫内膜继续增厚，螺旋动脉增长变得更弯曲，子宫腺变得肥大而弯曲，并处于分泌状态，固有层内组织液增多。子宫内膜的这些变化，为胚泡的植入和发育做准备。若排出的卵已受精，妊娠黄体继续分泌孕激素和雌激素，子宫内膜继续增厚，发育为蜕膜；否则，又转入下一个月经周期。

（考点：子宫的形态、分部、位置及固定装置）

（四）阴道

阴道连接子宫和外生殖器的，为前后略扁且富有伸展性的肌性管道，是女性的性交器官和排出月经、娩出胎儿的通道（图 6-12，图 6-13）。

1. 阴道的位置　阴道位于小骨盆中央，前邻膀胱和尿道，后邻直肠，阴道下部穿经尿生殖膈。尿生殖膈内的尿道阴道括约肌、肛提肌等对阴道有括约作用。

2. 阴道的形态　阴道有前壁、后壁和两个侧壁，前壁较短，后壁较长，前、后壁常处于相贴状态。阴道上端宽阔，包绕子宫颈阴道部，在两者之间形成的环状凹陷，称阴道穹，可分为相互通连的前部、后部和两个侧部，其中后部最深。阴道下端较窄，以阴道口开口于阴道前庭。处女的阴道口周围附有黏膜皱襞称处女膜，一般呈环状、唇状或筛状；处女膜破裂后，阴道口周围留有处女膜痕。

3. 阴道的组织结构　阴道是由黏膜、肌层和外膜构成的。阴道黏膜形成许多横形皱襞，其上皮为复层扁平上皮，上皮的形态随月经周期发生变化。在雌激素作用下，阴道上皮细胞合成糖原增加，乳酸含量增多，使阴道 pH 下降，不利于致病菌生长，有利于防止感染。

（考点：阴道后穹的位置及其临床意义）

（五）前庭大腺

前庭大腺形如豌豆，左右各一，位于前庭球的后方、阴道口后外侧的深面，其导管开口于阴道前庭，分泌物有润滑阴道口的作用（图 6-12）。

二、女性外生殖器

女性外生殖器，即女阴，包括阴阜、大阴唇、小阴唇、阴道前庭、阴蒂和前庭球等（图 6-12，图 6-24）。

（一）阴阜

阴阜是耻骨联合前面的皮肤隆起，皮下富含

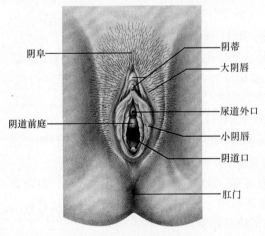

阴阜　　　　　　　　　　阴蒂
　　　　　　　　　　　　大阴唇
　　　　　　　　　　　　尿道外口
阴道前庭　　　　　　　　小阴唇
　　　　　　　　　　　　阴道口
　　　　　　　　　　　　肛门

图 6-24　女性外生殖器

脂肪，青春期后长有阴毛。

（二）大阴唇

大阴唇为 1 对纵行隆起的皮肤皱襞，位于阴阜的后下方，青春期后长有阴毛。大阴唇的前端和后端左右互相连合，形成唇前连合和唇后连合。

（三）小阴唇

小阴唇是一对较薄的皮肤皱襞，位于大阴唇内侧，表面光滑无毛。两侧小阴唇向前端延伸形成阴蒂包皮和阴蒂系带，后端汇合形成阴唇系带。阴唇系带在产妇分娩时易造成撕裂，应注意保护。

（四）阴道前庭

阴道前庭是位于两侧小阴唇之间的裂隙。前部有尿道外口，后部有阴道口，阴道口两侧各有一个前庭大腺导管的开口。

（五）阴蒂

阴蒂位于唇前连合的后方，由两个阴蒂海绵体构成，后者与男性的阴茎海绵体是同源体。阴蒂脚附着于耻骨下支和坐骨支，两侧阴蒂脚向前汇合形成阴蒂体，表面覆盖阴蒂包皮。露出阴蒂包皮的部分为阴蒂头，含有丰富的神经末梢，感觉十分敏锐。

（六）前庭球

前庭球与男性的尿道海绵体是同源体，呈蹄铁形，分为较细小的中间部和较大的外侧部。中间部位于尿道外口与阴蒂体之间的皮下，外侧部位于大阴唇的皮下。

三、会　阴

（一）会阴的概念

会阴有狭义和广义之分（图 6-25）。广义会阴是指盆膈以下封闭骨盆下口的全部软组织。其境界呈菱形，前界为耻骨联合下缘，后界为尾骨尖，两侧为耻骨下支、坐骨支、坐骨结节和骶结节韧带。狭义的会阴是指肛门与外生殖器之间的软组织。在男性是指阴囊根部与肛门之间的软组织；在女性是指阴道前庭后端与肛门之间的软组织，临床上常称为产科会阴。产科会阴在分娩时伸展扩张较大，结构变薄，助产时应注意保护，避免撕裂。

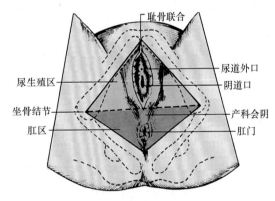

图 6-25　女性会阴

（考点：产科会阴的概念）

知识链接

女性会阴擦洗应用解剖

女性会阴擦洗是妇产科常用护理技术之一。操作时，要正确辨认尿道外口、阴道口和肛门的位置关系，注意擦洗顺序。会阴擦洗一般擦洗 3 遍。第 1 遍按自上而下、由外向内的顺序用棉球初步擦净会阴部的污垢、血迹等，先擦净一侧后换一个棉球擦净对侧，再用另一个棉球擦净中间，最后擦洗肛周和肛门。具体擦洗顺序为：①阴阜→②大阴唇→③小阴唇→④尿道外口→⑤阴道口→⑥肛门。第 2 遍的顺序以阴道口或伤口为中心，自内向外擦洗，最后擦洗肛门，防止尿道外口、阴道口或伤口被污染。第 3 遍顺序同第 2 遍。

（二）会阴的分区

通常以两侧坐骨结节之间的连线为界，把广义会阴分为尿生殖区和肛区（图6-25）。尿生殖区又称尿生殖三角，即两侧坐骨结节连线向前与耻骨联合下缘中点围成的三角区，男性有尿道通过，女性有尿道和阴道通过；肛区又称肛三角，即两侧坐骨结节连线向后与尾骨尖围成的三角区，中央有肛管通过。

四、乳　　房

乳房是人和哺乳动物特有的器官。人的乳房左右各一。男性乳房不发达，其乳头的位置较恒定，多位于第4肋间隙与锁骨中线相交处，常作为定位标志。女性乳房于青春期开始发育生长，妊娠期和哺乳期有分泌活动。下面重点叙述女性乳房。

（一）乳房的位置

乳房位于胸大肌和胸肌筋膜的表面，上起第2～3肋，下至第6～7肋，内侧缘至胸骨旁线，外侧缘可达腋中线。

（二）乳房的形态

成年未哺乳女性的乳房呈半球形，紧张而富有弹性，乳房表面中央的突起为乳头，通常位于第4肋间隙或第5肋与锁骨中线相交处。乳头的顶端有输乳管的开口，乳头周围有颜色较深的皮肤环形区称乳晕（图6-26）。乳头和乳晕的皮肤薄弱，易损伤而感染，在哺乳期尤应注意。

（三）乳房的结构

乳房由皮肤、乳腺和脂肪组织等构成。乳腺被结缔组织分隔成15～20个乳腺叶（图6-27）。每个乳腺

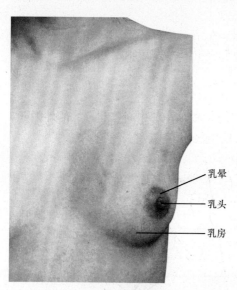

乳晕
乳头
乳房

图 6-26　乳房

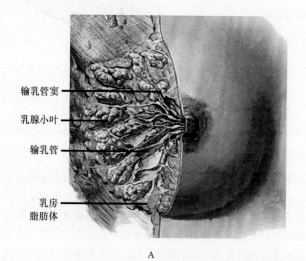

输乳管窦
乳腺小叶
输乳管
乳房脂肪体

A

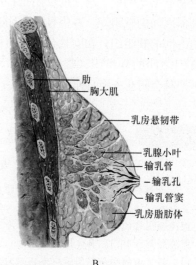

肋
胸大肌
乳房悬韧带
乳腺小叶
输乳管
输乳孔
输乳管窦
乳房脂肪体

B

图 6-27　成年女性乳房的形态结构
A. 正面观；B. 侧面观

叶有一条输乳管，在近乳头处膨大为输乳管窦，其末端变细开口于乳头。乳腺叶和输乳管都是以乳头为中心呈放射状排列的，乳房手术时应尽量采取放射状切口，以减少对乳腺叶和输乳管的损伤。在乳腺内有许多结缔组织纤维束连于乳房皮肤和乳腺深面的胸肌筋膜之间，称乳房悬韧带或 Cooper 韧带，对乳房起支持和固定作用。乳腺癌时，若肿瘤累及乳房悬韧带，可使其缩短而致肿瘤表面皮肤凹陷，出现"酒窝征"；若乳房皮下淋巴管被癌细胞堵塞，引起淋巴回流障碍，可出现真皮水肿，毛囊凹陷，乳房皮肤凹凸不平呈现"橘皮样"改变。

（考点：乳房悬韧带的概念）

自 测 题

单项选择题

1. 射精管开口于（　　　）
   A. 尿道球　　　　　B. 尿道膜部
   C. 尿道前列腺部　　D. 尿道海绵体部
   E. 输精管

2. 输卵管腹腔口开口于（　　　）
   A. 子宫　　　　　　B. 腹腔
   C. 阴道　　　　　　D. 腹膜腔
   E. 卵巢

3. 男性直肠指诊可明显触及的器官是（　　　）
   A. 输尿管　　　　　B. 阑尾
   C. 尿道球腺　　　　D. 精囊
   E. 前列腺

4. 精索内不含有（　　　）
   A. 射精管　　　　　B. 神经
   C. 蔓状静脉丛　　　D. 淋巴管
   E. 睾丸动脉

5. 男性尿道最狭窄的部位在（　　　）
   A. 前列腺部　　　　B. 尿道外口
   C. 尿道膜部　　　　D. 海绵体部
   E. 尿道内口

6. 乳腺手术应采用放射状切口，是因为（　　　）
   A. 容易找到发病部位

   B. 有利于伤口的愈合
   C. 可减少对输乳管损伤
   D. 可避免切断悬韧带
   E. 便于延长切口

7. 临床上所说的前尿道是指（　　　）
   A. 膜部　　　　　　B. 尿道球部
   C. 前列腺部　　　　D. 海绵体部
   E. 海绵体部和膜部

8. 防止子宫下垂的主要韧带是（　　　）
   A. 子宫阔韧带　　　B. 卵巢悬韧带
   C. 子宫骶韧带　　　D. 子宫圆韧带
   E. 子宫主韧带

9. 不属于女性内生殖器的是（　　　）
   A. 阴蒂　　　　　　B. 输卵管
   C. 子宫　　　　　　D. 卵巢
   E. 阴道

10. 子宫峡位于（　　　）
    A. 子宫腔内
    B. 子宫体与子宫颈之间
    C. 子宫体与子宫底之间
    D. 子宫与输卵管之间
    E. 子宫颈与阴道之间

（万爱军）

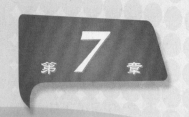

第7章

脉 管 系 统

脉管系统是封闭的管道系统，包括心血管系统和淋巴系统两部分。心血管系统内流动着血液，淋巴系统内流动着淋巴，淋巴最终也注入心血管系统。

脉管系统的主要功能是将营养物质、氧和激素等输送到全身各部的组织细胞，同时将组织细胞产生的代谢产物运送至排泄器官排出体外，保证人体新陈代谢的正常进行。

第1节 心血管系统

> **案例 7-1** 患者，女，36岁。劳累后心悸、气促10年，近年来常有心绞痛，偶有晕厥。检查：心脏叩诊向左下扩大，胸骨右缘可触及收缩期震颤并可闻及Ⅲ级喷射性收缩期杂音，血压135/60mmHg，两肺阴性。临床诊断：风湿性心脏病，主动脉瓣关闭不全。
>
> **问题：** 1. 说出心的位置及心尖的体表投影。
> 　　　　2. 说出心腔内各瓣膜的名称、位置及功能。

一、概　述

（一）心血管系统的组成

心血管系统由心和血管组成，血管包括动脉、毛细血管和静脉（图7-1，图7-2）。

1. **心** 为中空的肌性器官，腔内充满血液，是推动血液循环的动力器官。心有4个腔，分别称为左心房、右心房、左心室和右心室。左、右心房之间有房间隔，左、右心室之间有室间隔。同侧的心房与心室之间借室口相通。心有节律性的舒张和收缩，不停地将血液纳入心房，流入心室，再射入动脉，推动血液循环。

2. **动脉** 是引导血液离心的血管。动脉在行程中不断分支，愈分愈细，最后移行为毛细血管。

3. **毛细血管** 是连于微动脉与微静脉之间的微细血管，相互交织成网状。血液在毛细血管内流动缓慢，有利于血液与组织细胞之间进行物质交换。

4. **静脉** 是引导血液回心的血管。它起始于毛细血管的静脉端，在回心的过程中不断接受属支，管径逐渐变粗，最后注入心房。

（二）血液循环

血液由心射出，经动脉、毛细血管、静脉，再返回心，这种周而复始、循环不止的流动，称血液循环。根据循环途径，血液循环可分体循环（又称大循环）和肺循环（又称小循环）（图7-1）。

1. **体循环** 从左心室射出的富含氧和营养物质的动脉血，经主动脉及其各级分支输送到全身的毛细血管。血液在此与周围的组织细胞进行物质交换，变为含二氧化碳等代谢产物较多的

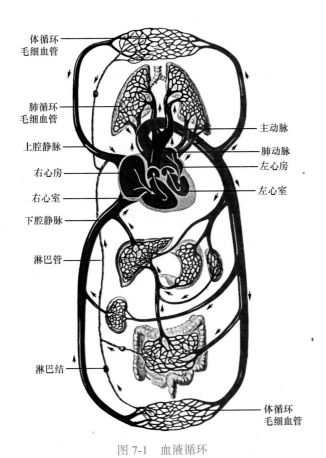

图 7-1　血液循环

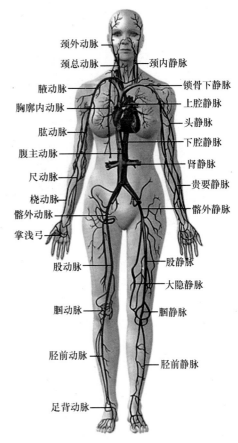

图 7-2　心血管系统

静脉血，再经过小静脉、中静脉，最后经上、下腔静脉及冠状窦流回右心房。

2. 肺循环　由右心室射出的静脉血入肺动脉干，经过肺动脉在肺内的各级分支，流至肺泡毛细血管网。血液在此与肺泡内的气体进行交换，使静脉血变成动脉血，再经肺静脉流回左心房。

体循环与肺循环通过心互相衔接交通，同时进行。

（考点：血液循环的概念和途径）

知识链接

哈维发现血液循环

1616 年英国学者哈维（William Harvey）首次提出了血液循环的理论。他在前人研究的基础上，做了大量离体心脏的实验研究。他用注射器将染料注入到动物的血管中，再切开动物的血管看血液的流向，并切开心脏研究其瓣膜。经过严密的推理，他指出"血液以循环的方式不断地流动，这种流动是心脏跳动的结果。"1661 年意大利学者马尔比基（Marcello Malpighi）在显微镜下发现了动、静脉之间的毛细血管，从而完全证明了哈维的正确推断。

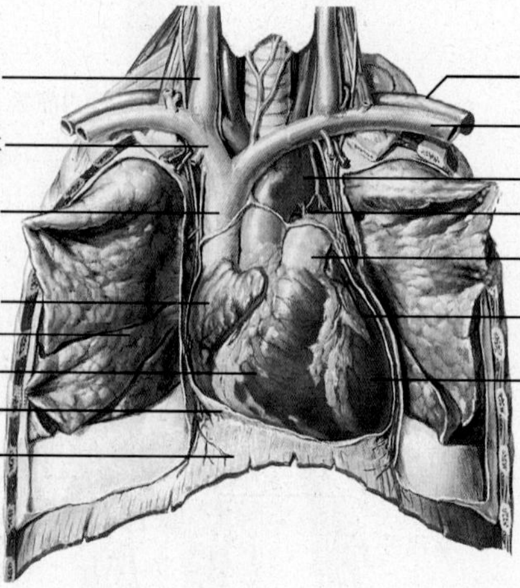

颈内静脉
头臂静脉
上腔静脉
右心耳
右肺
右心室
心包
膈

锁骨下动脉
锁骨下静脉
主动脉弓
动脉韧带
肺动脉干
左心耳
左心室

图 7-3　心的位置

二、心

（一）心的位置

心位于胸腔的中纵隔内，约 2/3 位于正中线的左侧，1/3 位于正中线的右侧。心的上方连有出入心的大血管；下方邻膈；两侧与纵隔胸膜和肺相邻；后方与食管和胸主动脉等相邻；前方大部分被肺和胸膜所覆盖，只有小部分与胸骨体下部左半及左侧第 4~5 肋软骨相邻。故临床上进行心内注射时，常选在左侧第 4 肋间隙、胸骨左缘旁 0.5~1cm 处进针，可不伤及肺和胸膜（图 7-3）。

（考点：心的位置）

（二）心的外形

心的外形近似倒置的圆锥体，大小与本人的拳头相当。具有一尖、一底、两面、三缘，表面有 3 条沟（图 7-4，图 7-5）。心尖朝向左前下方，由左心室构成。心尖的体表投影在左侧第 5 肋间隙、左锁骨中线内侧 1~2cm 处，活体于此处可扪及心尖搏动。心底朝向右后上方，与出入心的大血管相连。心的前面，称胸肋面；心的下面，称膈面。心的表面近心底处有略呈环形的冠状沟，是心房与心室在心表面的分界线；在胸肋面有从冠状沟向下到心尖稍右侧的浅沟，称前室间沟；在膈面有从冠状沟向下到心尖稍右侧的浅沟，称后室间沟，前、后室间沟是左、右心室在心表面的分界线。前、后室间沟在心尖的右侧汇合，此处略凹陷为心尖切迹。

（三）心腔的结构

1. 右心房　位于心的右上部（图 7-4~图 7-6）。右心房有 3 个入口：上部有上腔静脉口，下部有下腔静脉口，在下腔静脉口与右房室口之间有冠状窦口，它们分别收集上半身、下半身和心壁大部分的静脉血。右心房的出口是右房室口，位于右心房的前下方，通向右心室。在房间隔右心房一侧的中下部有一卵圆形浅窝，称为卵圆窝，是胎儿时期的卵圆孔在出生后闭锁留下的遗迹。

2. 右心室　位于右心房的左前下方，构成心胸肋面的大部分（图 7-4，图 7-7）。

右心室的入口为右房室口，在口周缘的纤维环上附有 3 片近似三角形的瓣膜，称三尖瓣或右房室瓣，瓣膜的游离缘借数条腱索向下连于右心室壁的乳头肌上。右房室口周缘的纤维环、三尖瓣、腱索和乳头肌在结构和功能上是

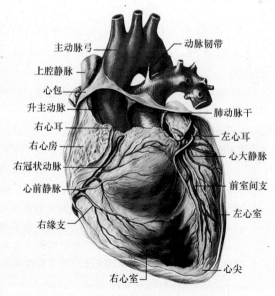

主动脉弓
上腔静脉
心包
升主动脉
右心耳
右心房
右冠状动脉
心前静脉

右缘支

右心室

动脉韧带
肺动脉干
左心耳
心大静脉
前室间支
左心室

心尖

图 7-4　心的外形和血管（前面观）

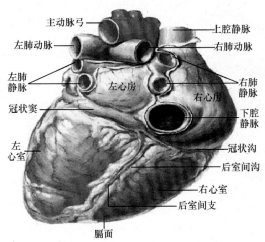

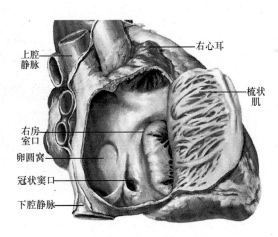

图 7-5　心的外形和血管（后下面观）　　　　图 7-6　右心房的内部结构

一个整体，合称为三尖瓣复合体，它们共同保证血液在心腔内单向流动。右心室收缩时，在血流的推动下三尖瓣关闭，由于乳头肌的收缩和腱索的牵拉，使三尖瓣不致翻向右心房，从而可防止血液逆流入右心房。右心室的出口为肺动脉口，在口周缘的纤维环上附有 3 个半月形的瓣膜，称肺动脉瓣。右心室收缩时，血流冲开肺动脉瓣，射入肺动脉干；右心室舒张时，肺动脉瓣关闭，阻止血液从肺动脉干逆流入右心室。

3. 左心房　占心底的绝大部分（图 7-5、图 7-8、图 7-9）。左心房有四个入口，即左肺上、下静脉口和右肺上、下静脉口。左心房的出口是左房室口，位于左心房的前下方，通向左心室。

4. 左心室　位于右心室的左后下方，构成心尖及心的左缘（图 7-5，图 7-8，图 7-9）。左心室的入口即左房室口，口周缘的纤维环上附有两片近似三角形的瓣膜，称为二尖瓣或左房室瓣，瓣膜借腱索与左心室壁的乳头肌相连。左房室口周缘的纤维环、二尖瓣、腱索和乳头肌共同构成二尖瓣复合体，其功能与三尖瓣复合体类似。左心室的出口为主动脉口，口周围的纤维环上也附着 3 个半月形的瓣膜，称主动脉瓣，其形态和功能与肺动脉瓣类似。

（四）心壁的构造

1. 心壁的组织结构　心壁自内向外由心内膜、心肌层和心外膜构成。

（1）心内膜：是衬于心腔内面的一层光滑的薄膜，与血管内膜相延续。心瓣膜即由心内膜在房室口和动脉口处折叠而成。

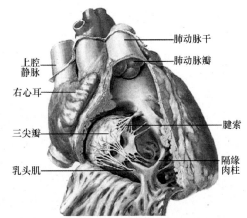

图 7-7　右心室的内部结构

（2）心肌层：是构成心壁的主体，主要由心肌细胞构成。心房肌较薄，心室肌肥厚，左心室肌最发达。心房肌与心室肌不相延续，分别附着于房室口周围的纤维环上。

（3）心外膜：位于心壁的最外层，为浆膜性心包的脏层。

2. 房间隔和室间隔　房间隔由心内膜及其间的结缔组织和心房肌纤维构成。室间隔分为

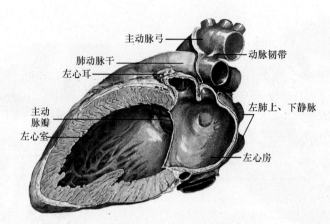

图 7-8　左心房的内部结构

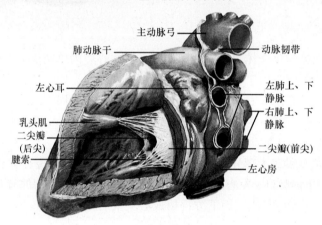

图 7-9　左心室的内部结构

上、下两部分：上部为室间隔膜部，较薄，缺乏肌层，由致密结缔组织和两侧的心内膜构成，为室间隔缺损的好发部位；下部为室间隔肌部，由心内膜和心肌构成，占室间隔的绝大部分，肌层较厚（图 7-10）。

（五）心传导系

心传导系是心脏的传导系统，位于心壁内，由心肌细胞特化而成。其主要功能是产生和传导兴奋，调控心的节律性活动。包括窦房结、房室结、房室束、右束支、左束支、浦肯野纤维等（图 7-11）。

1. 窦房结　位于上腔静脉与右心房之间的心外膜深面，呈椭圆形，是心正常自动节律性兴奋的起搏点。

2. 房室结　位于房间隔下部冠状窦口前上方的心内膜深面，呈扁椭圆形，具有传导兴奋的作用。

3. 房室束　又称希氏（His）束，起于房室结，进入室间隔膜部分为左束支和右束支，分别沿室间隔肌部左、右侧心内膜深面下行，逐渐分为许多细小分支。

4. 浦肯野纤维　左束支和右束支的分支在心室的心内膜深面分为许多细小分支，交织成网，称浦肯野（Purkinje）纤维网，与心室肌纤维相连。

由窦房结发出的节律性兴奋，经上述心传导系，先后兴奋心房肌和心室肌，从而引起心房肌与心室肌的节律性收缩。

（考点：心传导系的概念和组成）

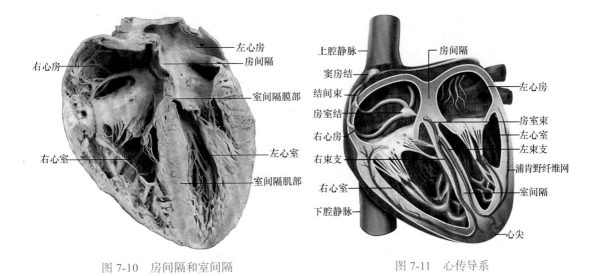

图 7-10　房间隔和室间隔　　　　　　　图 7-11　心传导系

知识链接

胸外心脏按压术

　　胸外心脏按压术是用人工的方法，有节律地将停搏的心挤压于胸骨和脊柱之间，使血液从左、右心室排出，从而促使心跳恢复的一项急救技术。当挤压解除时，胸廓由于弹性而复位，且胸膜腔内呈负压，有利于血液回流至心。有节律地按压，达到维持循环、保持心脑肾等重要器官供血、促使心恢复自主节律的目的。胸外心脏按压术主要适用于各种创伤、电击、溺水、窒息、过敏等原因引起的心搏骤停的现场复苏。

（六）心的血管

　　1. 动脉　营养心壁的动脉称冠状动脉，包括左、右冠状动脉（图 7-12）。

　　（1）左冠状动脉：起自升主动脉根部，分为前室间支和旋支。前室间支分布于左心室前壁、部分右心室前壁和室间隔前 2/3。旋支主要分布于左心房、左心室左侧壁、膈面和窦房结（约占 40%）等处。

　　（2）右冠状动脉：起自升主动脉根部，一般分为较细小的左室后支和较粗大的后室间支。右冠状动脉分布于右心房、右心室、左心室膈面小部分、室间隔的后 1/3 部分、窦房结（约占 60%）和房室结（约占 93%）等处。

　　2. 静脉　心的静脉有心大静脉、心中静脉和心小静脉等，多与动脉伴行，最后汇入冠状窦。冠状窦位于冠状沟的后部内，收集心壁大部分静脉血，经冠状窦口注入右心房。

（七）心包

　　心包是包裹心和大血管根部的膜性囊，分纤维心包（图 7-13）和浆膜心包。

　　1. 纤维心包　较厚，由致密而坚韧的结缔组织构成，其上部与出入心脏的大血管外膜相续，下方附着于膈的中心腱。

　　2. 浆膜心包　薄而光滑，分为脏层和壁层。脏层紧贴心肌表面，形成心外膜。壁层紧贴在纤维心包的内面。脏、壁两层在出入心的大血管根部相互移行，形成的潜在性密闭腔隙称为心包腔，内含少量浆液，起润滑作用。

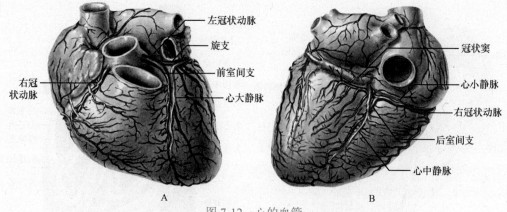

图 7-12　心的血管
A. 前上面观；B. 后下面观

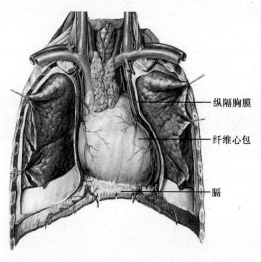

图 7-13　纤维心包

知识链接

心包穿刺术

　　心包穿刺术是借助穿刺针直接刺入心包腔的诊疗技术。穿刺部位：①剑突下与左肋缘相交的夹角处；②左侧第 5 肋间，心浊音界内侧 1～2cm 处。手术目的：①大量心包积液出现心脏压塞症状者，穿刺抽液以解除压迫症状；②抽取心包积液协助诊断，确定病因；③心包腔内给药治疗。

（八）心的体表投影

　　心在胸前壁的体表投影，通常用下列四点的连线来表示（图 7-14）。①左上点：在左侧第 2 肋软骨下缘，距胸骨左缘约 1.2cm。②右上点：在右侧第 3 肋软骨上缘，距胸骨右缘约 1cm 处。③右下点：在右侧第 6 胸肋关节处。④左下点：在左侧第 5 肋间隙，距正中线 7～9cm 处（或在锁骨中线内侧 1～2cm 处）。左、右上点连线为心上界，左、右下点连线为心下界，右侧上、下两点连线（微向右侧凸）为心右界。左侧上、下两点连线（微向左侧凸）为心左界。

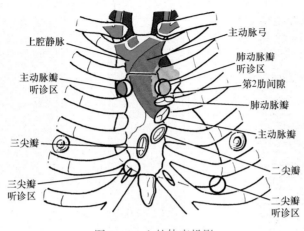

图 7-14　心的体表投影

（考点：心尖的体表投影）

三、血　管

（一）血管的吻合和侧支循环

人体的血管除经动脉→毛细血管→静脉相通外，还有动脉间吻合、静脉间吻合及动、静脉间吻合。如动脉之间常吻合成动脉弓、动脉网或动脉环；静脉之间常吻合成静脉丛、静脉弓或静脉网。

在较大的动脉主干行程中常发出细支与主干平行，称侧副支，该支与同一主干远侧发出的返支或另一动脉主干的侧支相连，形成侧支吻合（图 7-15）。当某一动脉主干发生阻塞时，血液可沿侧支吻合径路，流至阻塞部位远侧的分布区，以保证该部的血液供应，这种径路称侧支循环。

（二）血管的组织结构

1. 动脉　可分为大动脉、中动脉、小动脉和微动脉。①大动脉：包括主动脉、肺动脉、头臂干、颈总动脉、锁骨下动脉和髂总动脉等。②中动脉：除大动脉外，凡有解剖学名称的动脉都属中动脉。③小动脉：管径为 0.3～1mm 的动脉。④微动脉：管径在 0.3mm 以下的动脉。

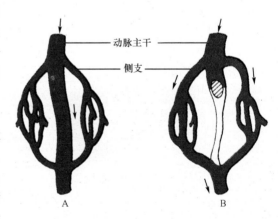

图 7-15　侧支吻合与侧支循环
A. 侧支吻合；B. 侧支循环

动脉管壁自内向外可分为内膜、中膜和外膜 3 层（图 7-16）。①内膜：最薄，由内皮和少量结缔组织构成，内膜靠近中膜处有波浪状的内弹性膜。②中膜：较厚，由平滑肌纤维、弹性纤维和胶原纤维构成。③外膜：较薄，主要由疏松结缔组织构成。大动脉的中膜以弹性纤维为主，管壁具有较大的弹性，故大动脉又称弹性动脉。中动脉的中膜含有大量环行平滑肌，小动脉的中膜主要由平滑肌构成，因而中、小动脉称肌性动脉。

2. 静脉　静脉管壁也分为内膜、中膜、外膜，但三层膜的分界不明显。

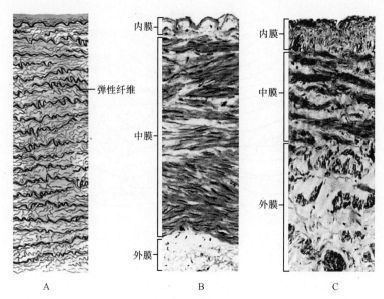

图 7-16　大动脉、中动脉和中静脉光镜结构
A. 大动脉；B. 中动脉；C. 中静脉

3．毛细血管　分布广泛，彼此互相连通成网。毛细血管的管径很细，直径 7～9μm，一般可以容许 1～2 个红细胞通过。毛细血管结构简单，管壁薄，主要由一层内皮细胞和基膜组成，具有一定的通透性，这些都有利于血液与组织细胞间的物质交换。根据毛细血管壁的构造特点，可把毛细血管分为 3 类（图 7-17）。

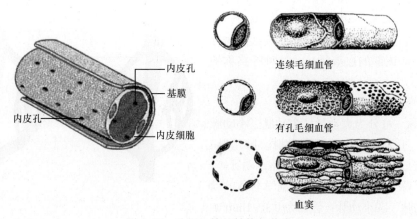

图 7-17　毛细血管的结构与分类

（1）连续毛细血管：内皮细胞和基膜连续完整，胞质中有许多质膜小泡，用以完成物质交换。连续毛细血管主要分布于结缔组织、肌组织、肺和中枢神经系统等处。

（2）有孔毛细血管：内皮细胞的基膜完整，内皮细胞不含核的部分很薄，有许多贯穿胞质的小孔，有利于物质交换。有孔毛细血管主要分布于胃肠黏膜、肾血管球和某些内分泌腺等处。

（3）血窦：又称窦状毛细血管，管腔较大，形状不规则，内皮细胞之间常有较大间隙，基膜不完整或缺如。血窦主要分布于肝、脾、骨髓和某些内分泌腺等处。

（三）肺循环的血管

1. 肺动脉干　短而粗，起自右心室，向左后上方斜行，在主动脉弓下方分为左、右肺动脉，分别经过左、右肺门入肺（图 7-4，图 7-5）。在肺动脉干分叉处稍左侧与主动脉弓下缘之间有一结缔组织索称动脉韧带，是胚胎时期动脉导管闭锁后的遗迹（图 7-4）。若动脉导管出生后未闭锁，则称动脉导管未闭，是常见的先天性心脏病之一。

2. 肺静脉　起自肺泡毛细血管网，在肺内逐级汇合，至肺门处形成左肺上、下静脉和右肺上、下静脉，出肺门后，注入左心房（图 7-5）。

（四）体循环的动脉

体循环动脉的分布具有一定规律，表现为：大多数动脉呈左、右对称性分布；动脉多走行于身体的屈侧、深部等安全的部位；动脉的配布形式与器官的形态、功能相适应；动脉常有静脉、神经伴行，构成血管神经束。

主动脉是体循环的动脉主干，按其行程分为升主动脉、主动脉弓和降主动脉（图 7-18）。

升主动脉起自左心室，向右前上方斜行至右侧第 2 胸肋关节后方移行为主动脉弓。升主动脉根部发出左、右冠状动脉，营养心。

主动脉弓接续升主动脉，弓形弯向左后方，移行为降主动脉。主动脉弓的凸侧自右向左发出头臂干、左颈总动脉和左锁骨下动脉。头臂干分为右颈总动脉和右锁骨下动脉。主动脉弓壁内含有压力感受器。在主动脉弓下方近动脉韧带处有 2～3 个粟粒状小体，称主动脉小球，是化学感受器。

（考点：主动脉弓的分支）

降主动脉沿脊柱的左前方下行，穿膈的主动脉裂孔入腹腔，继续下行至第 4 腰椎体下缘处分为左、右髂总动脉。降主动脉以膈为界分为胸主动脉和腹主动脉。

1. 颈总动脉　是头颈部的动脉主干（图 7-19）。右颈总动脉起自头臂干，左颈总动脉起自主动脉弓。两侧颈总动脉均在食管、气管和喉的外侧上升，至甲状软骨上缘平面分为颈内动脉和颈外动脉。

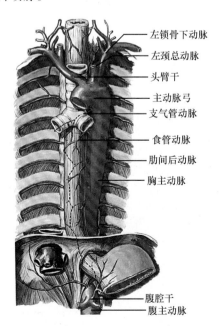

图 7-18　主动脉走行及其分支

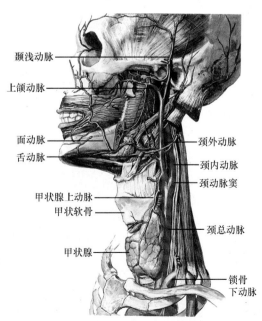

图 7-19　头颈部的动脉

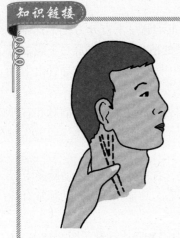

颈总动脉的应用解剖

体表可触及搏动的动脉有颈总动脉、面动脉、颞浅动脉、肱动脉、桡动脉、股动脉、足背动脉等，在临床工作中非常重要。

颈总动脉的上端位置表浅，通常在胸锁乳突肌前缘、环状软骨高度可触摸其搏动。当头面部大出血时，可将颈总动脉向后内压迫到第6颈椎横突上，进行临时性止血（图7-20）。心搏骤停判断大动脉搏动是否消失时常选用颈总动脉。

图 7-20   颈总动脉压迫止血点

在颈总动脉分叉处有两个重要结构：①颈动脉窦是颈总动脉末端和颈内动脉起始处的膨大部分，其壁内有压力感受器；②颈动脉小球为一扁椭圆形小体，借结缔组织连于颈总动脉分叉处的后方，是化学感受器。

（1）颈外动脉：起自颈总动脉，向上穿腮腺，分为颞浅动脉和上颌动脉两个终支。颈外动脉分支如下。

1）甲状腺上动脉：自颈外动脉起始处发出，行向前下方，分布到甲状腺上部和喉。

2）舌动脉：在甲状腺上动脉的稍上方约平下颌角高度发出，分布于舌、舌下腺和腭扁桃体。

3）面动脉：在舌动脉稍上方发出，行向前上，经下颌下腺的深面，在咬肌前缘越过下颌骨下缘至面部，经口角和鼻翼外侧，向上至眼内眦，移行为内眦动脉。面动脉分布于面部软组织、下颌下腺和腭扁桃体等。面动脉在咬肌前缘与下颌骨下缘交界处可摸到动脉搏动。当面部出血时，可在该处进行压迫止血（图7-21）。

4）颞浅动脉：为颈外动脉终支之一，在耳屏前方上行，越过颧弓根部至颞部，分布于额、颞、顶部软组织和腮腺。在外耳门前方颧弓根部可摸到颞浅动脉搏动，当头前外侧部出血时，可在该处压迫止血（图7-22）。

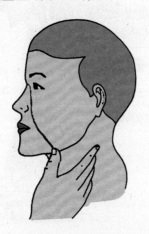

图 7-21   面动脉压迫止血点

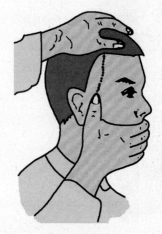

图 7-22   颞浅动脉压迫止血点

5）上颌动脉：为颈外动脉的另一终支，在下颌颈处起自颈外动脉，前行入颞下窝，沿途分支分布于外耳道、中耳、硬脑膜、腭扁桃体、牙及牙龈、鼻腔和腭等处。其中分布到硬脑膜的一支称脑膜中动脉，它由上颌动脉发出后向上穿棘孔入颅腔，分前、后二支，紧贴颅骨内面走行，分布于硬脑膜。其中前支经过翼点内面，当颞区颅骨骨折时易受损伤，引起硬膜外血肿。

（2）颈内动脉：在甲状软骨上缘平面起自颈总动脉，向上直达颅底，穿颈动脉管入颅腔，分布于脑和视器（详见神经系统和感觉器）。颈内动脉在颅外不分支。

2. 锁骨下动脉　左侧起自主动脉弓，右侧起自头臂干。锁骨下动脉从胸锁关节后方斜向外至颈根部，呈弓状经胸膜顶前方，穿斜角肌间隙，至第 1 肋外缘移行为腋动脉（图 7-23）。上肢出血时，可在锁骨中点上方的锁骨上窝处向下将锁骨下动脉压向第 1 肋进行止血（图 7-24）。

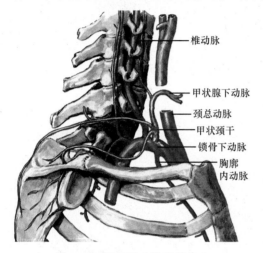

图 7-23　锁骨下动脉及其分支

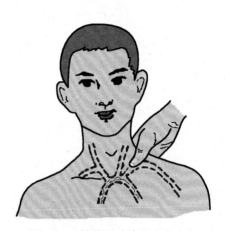

图 7-24　锁骨下动脉压迫止血点

锁骨下动脉的主要分支如下。①椎动脉：为锁骨下动脉最大的分支，向上依次穿经第 6～1 颈椎横突孔，经枕骨大孔入颅腔，左、右椎动脉汇合成一条基底动脉，分支布于脊髓和脑（详见神经系统）。②胸廓内动脉：起点与椎动脉相对，向下入胸腔，沿 1～6 肋软骨后面距胸骨外侧缘约 1cm 处下降。沿途发出分支分布于胸膜、心包、膈肌及乳房等处。③甲状颈干：为一短干，在前斜角肌内侧缘起始，位于椎动脉外侧。起始后立即分为数支，其中一支为甲状腺下动脉，分布于甲状腺和喉等处。

（1）腋动脉：是上肢的动脉主干，在第 1 肋的外侧缘处续自锁骨下动脉，经腋窝的深部至背阔肌的下缘移行为肱动脉（图 7-25）。腋动脉的分支主要分布于肩部、胸前外侧壁及乳房等处。

（2）肱动脉：是腋动脉的直接延续，沿肱二头肌内侧缘下行，至肘窝中点处分为桡动脉和尺动脉。肱动脉沿途分支分布于臂部和肘关节。在肘窝的内上方，肱二头肌腱的内侧可触及肱动脉的搏动，是临床上测量血压时听诊的部位。当前臂或手部出血时，可在臂中部内侧将肱动脉压向肱骨以暂时止血（图 7-26）。

（3）桡动脉：由肱动脉分出，沿前臂前群肌之间（偏桡侧）下行，在桡腕关节上方处行于桡侧腕屈肌腱的外侧，此处位置表浅，可触到其搏动，是临床触摸脉搏的常用部位。

（4）尺动脉：由肱动脉分出，沿前臂前群肌之间（偏尺侧）下行，入手掌。

（5）掌浅弓和掌深弓：掌浅弓由尺动脉终支和桡动脉的掌浅支吻合而成（图 7-27）；掌深弓由桡动脉终支与尺动脉掌深支吻合而成。掌浅弓、掌深弓发出较多分支，分布于手掌和手指。

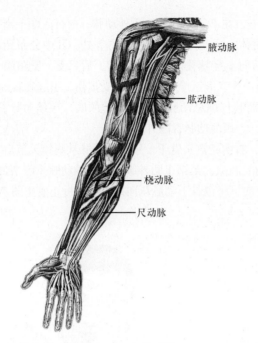

图 7-25　上肢动脉

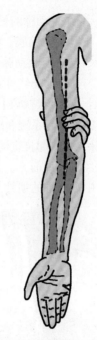

图 7-26　肱动脉压迫止血点

其中，指掌侧固有动脉位于第 2～5 指的两侧，手指出血时可在手指两侧压迫止血（图 7-28）。

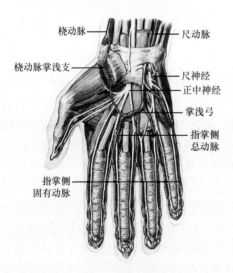

图 7-27　手掌的动脉

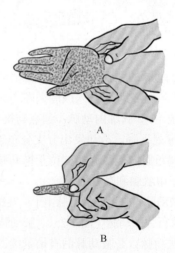

图 7-28　手出血时动脉压迫止血点
A. 桡尺动脉压迫止血；B. 压迫手指两侧止血

3. 胸主动脉　是胸部的动脉主干，分支有壁支和脏支两种（图 7-18）。

（1）壁支：有肋间后动脉和肋下动脉。肋间后动脉共 9 对，走行在第 3～11 肋间隙中，主要分布到胸、腹壁的肌和皮肤等。肋下动脉行于第 12 肋下缘处。

（2）脏支：细小，主要有支气管动脉、食管动脉和心包支。支气管动脉营养气管、支气管和肺。

4. 腹主动脉　是腹部的动脉主干。腹主动脉发出壁支和脏支（图 7-29）。壁支主要有 4 对腰动脉，分布于腹后壁、腹前外侧壁和脊髓等。脏支分为成对和不成对两种。成对的有肾动脉、肾上腺中动脉和睾丸（或卵巢）动脉等；不成对的有腹腔干、肠系膜上动脉和脉系膜下动脉。

（1）肾上腺中动脉：在第 1 腰椎体高度起自腹主动脉，分布于肾上腺。

（2）肾动脉：在第 1、2 腰椎体之间起自腹主动脉，横行向外由肾门入肾。

（3）睾丸动脉：细而长，在肾动脉起始处的稍下方起自腹主动脉，斜向下外，经腹股沟管入阴囊，分布于睾丸和附睾。在女性则称卵巢动脉，分布于卵巢和输卵管。

（4）腹腔干：为粗而短的动脉干，在主动脉裂孔的稍下方起自腹主动脉前壁，随即分胃左动脉、肝总动脉和脾动脉 3 支（图 7-30）。腹腔干的分支主要分布于食管的腹段、胃、十二指肠、肝、胆囊、胰、脾和网膜等处。

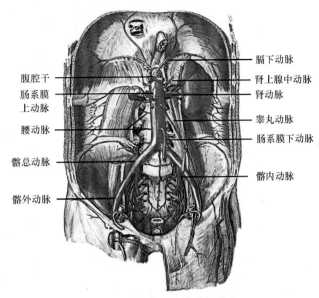

图 7-29　腹主动脉及其分支

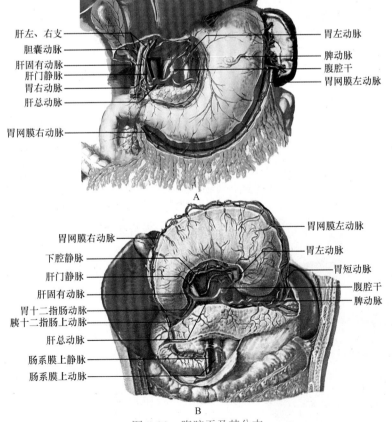

A

B

图 7-30　腹腔干及其分支

A. 胃前面观；B. 胃后面观

（5）肠系膜上动脉：在第 1 腰椎高度起自腹主动脉前壁，主要发出空肠动脉、回肠动脉、回结肠动脉、右结肠动脉、中结肠动脉等分支，分布到胰、十二指肠至横结肠之间的消化管（图 7-31）。从回结肠动脉发出的阑尾动脉，沿阑尾系膜游离缘至阑尾。

（6）肠系膜下动脉：平第 3 腰椎高度起自腹主动脉前壁，向左下行，进入乙状结肠系膜内（图 7-31）。其分支有：①左结肠动脉，分布于降结肠；②乙状结肠动脉，分布于乙状结肠；③直肠上动脉，分布于直肠上部。

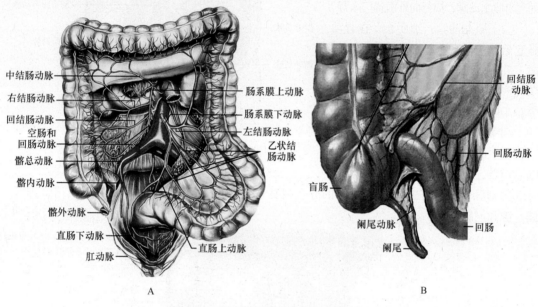

图 7-31　肠系膜上、下动脉及其分支
A. 肠系膜上、下动脉及其分支；B. 阑尾动脉

5. 髂总动脉　左右各一，平第 4 腰椎体高度自腹主动脉发出，沿腰大肌的内侧向外下方斜行，至骶髂关节的前方分为髂内动脉和髂外动脉（图 7-32）。

（1）髂内动脉：为一短粗的干，沿盆腔侧壁下行，发出壁支和脏支。壁支主要有闭孔动脉、臀上动脉和臀下动脉；脏支主要有直肠下动脉、膀胱下动脉、子宫动脉（女性）、阴部内动脉。分布于盆腔内脏器、盆壁、臀部、会阴及外生殖器等处。

臀上动脉和臀下动脉分别经梨状肌上、下孔出骨盆至臀部，分布于臀肌和髋关节。子宫动脉自髂内动脉发出后，沿盆腔侧壁向内下方行走，在距子宫颈外侧约 2cm 处，跨过输尿管前面，达子宫颈两侧，分支分布于子宫、阴道、输卵管和卵巢。

（2）髂外动脉：在骶髂关节前方由髂总动脉发出后，沿腰大肌内侧缘下降，经腹股沟韧带中点深面至股部，移行为股动脉。

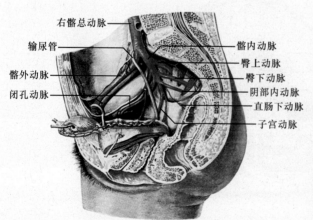

图 7-32　盆部的动脉（女性）

（3）股动脉：为髂外动脉的延续，在股三角内下行，经收肌管，穿过收肌腱裂孔入腘窝，移行为腘动脉，沿途发出分支分布于股肌和髋关节（图 7-33）。在股三角内，股动脉位置表浅，在腹股沟韧带中点稍下方可触到其搏动。当下肢出血时可在此处将股动脉压向耻骨上支进行压迫止血（图 7-34）。

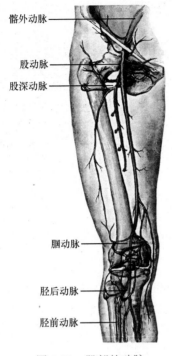

图 7-33　股部的动脉

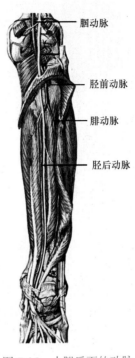

图 7-35　小腿后面的动脉

（4）腘动脉：在腘窝深面下行，至腘窝下方分为胫前动脉和胫后动脉两个终支，并发出分支分布于膝关节及邻近肌（图 7-35）。

（5）胫前动脉：由腘动脉发出后，穿小腿骨间膜至小腿前面，在小腿前群肌之间下行，至距小腿关节前方移行为足背动脉（图 7-36）。胫前动脉发出分支分布于小腿前群肌和附近皮肤。在距小腿关节前方，内、外踝连线的中点处可触及足背动脉搏动，足部出血时，可在该处向深部压迫足背动脉进行止血（图 7-37）。

（6）胫后动脉：是腘动脉的直接延续，沿小腿三头肌的深面下行，经内踝的后方进入足底，分为足底内侧动脉和足底外侧动脉（图 7-35）。胫后动脉在内踝与足跟之间位置较表浅，可触及其搏动（图 7-37）。

（五）体循环的静脉

体循环的静脉特点：①数量多，在配布上可分为浅静脉和深静脉。浅静脉位于皮下组织内，故又称皮下静脉。浅静脉位置表浅，临床上常用作静脉内注射、输液和输血。深静脉多与动脉伴行，名称也基本相同。②静脉之间有丰富的吻合。浅静脉之间、深静脉之间、浅深静脉之间都有吻合支相通。③静脉管腔比相应的动脉大，管壁较薄，弹性小。④静脉管腔内有向心性开放的静脉瓣（图 7-38），可阻止血液反流。四肢的静脉瓣较多，而大静

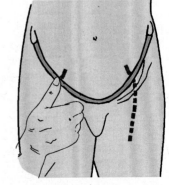

图 7-34　股动脉压迫止血点

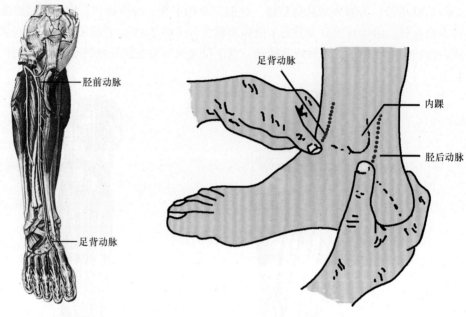

图 7-36　小腿前面的动脉

图 7-37　足背动脉压迫止血点

脉、肝门静脉和头颈部的静脉，一般无静脉瓣。

体循环的静脉包括上腔静脉系、下腔静脉系（含肝门静脉系）和心静脉系（详见心的血管）。

1. 上腔静脉系　由上腔静脉及其属支组成。主要收集头、颈、胸部（心除外）和上肢的静脉血。上腔静脉为上腔静脉系的主干，是一条短而粗的静脉干，由左、右头臂静脉在右侧第 1 胸肋关节后方汇合而成（图 7-39），注入右心房。在注入前，有奇静脉注入上腔静脉。

（1）头颈部静脉：主要有颈内静脉、锁骨下静脉、面静脉、颈外静脉等（图 7-39，图 7-40）。

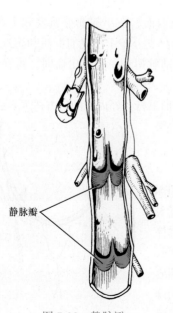

图 7-38　静脉瓣

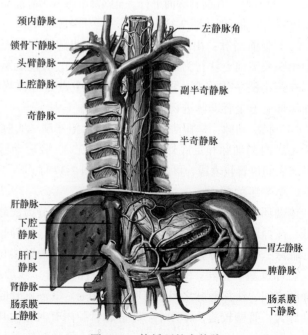

图 7-39　体循环的大静脉

经外周静脉置入中心静脉导管（PICC）

随着疾病谱的复杂化，给药方式的多样化，静脉输液出现了多途径和长时间留置的趋势。经外周静脉置入中心静脉导管，这种静脉通道新技术应运而生。

由外周静脉（贵要静脉、肘正中静脉、头静脉）穿刺插管，置入中心静脉导管，使其尖端定位于上腔静脉下 1/3 处。由于中心静脉导管的口径小、壁薄，有高度生物相容性，而且具有操作简便、危险性低、并发症少、留置时间长等优点，经外周静脉置入中心静脉导管穿刺术适合于长期静脉输液、肿瘤化疗、肠外营养、老年患者及患儿等。

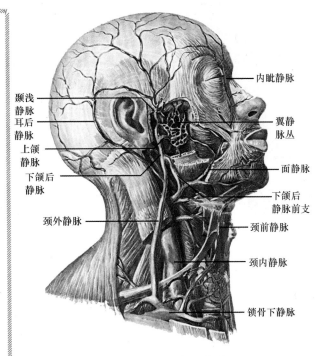

图 7-40　头颈部的静脉

1）颈内静脉：为颈部最大的静脉干，上端在颈静脉孔处续于乙状窦，在胸锁关节后方与锁骨下静脉汇合成头臂静脉。汇合处的夹角称静脉角。颈内静脉收集颅内、外和颈部器官的静脉血。颈内静脉在颅外的主要属支有面静脉。

面静脉起自内眦静脉，与面动脉伴行，收集面前部软组织的静脉血。面静脉通过内眦静脉、眼静脉与颅内海绵窦相交通。

面静脉在口角平面以上缺少静脉瓣，如口角平面以上面部发生化脓性感染时，若处理不当（如挤压化脓处），可导致颅内感染，故临床上将鼻根至两侧口角之间的三角形区域称为"危险三角"。

深静脉穿刺术

深静脉穿刺术主要适用于需长期输液而外周静脉因硬化、塌陷等原因致穿刺困难者，需行肠道外全静脉营养者，需化疗、高渗、高刺激性溶液治疗、血液透析者，中心静脉压测定者。深静脉穿刺的血管主要选取颈内静脉、锁骨下静脉、股静脉等。

2）锁骨下静脉：自第 1 肋外侧缘续于腋静脉，与同名动脉伴行，在胸锁关节后方与颈内静脉汇合成头臂静脉（图 7-39）。锁骨下静脉位置较固定，管腔较大，可作为静脉穿刺或长期放置导管输液的选择部位。锁骨下静脉的主要属支是腋静脉和颈外静脉。

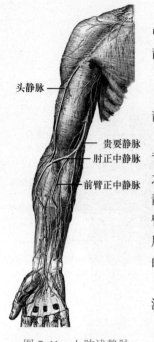

头静脉

贵要静脉
肘正中静脉
前臂正中静脉

图7-41　上肢浅静脉

颈外静脉是颈部最大的浅静脉，沿胸锁乳突肌表面下行，在锁骨中点上方约2cm处穿深筋膜注入锁骨下静脉，主要收集头皮和面部的静脉血。

（2）上肢静脉：分深静脉和浅静脉。

1）上肢深静脉：与同名动脉伴行，最后经腋静脉上续为锁骨下静脉。

2）上肢浅静脉：起于手背静脉网（图7-41）。①头静脉起自手背静脉网的桡侧，沿前臂桡侧、臂的外侧上行，在三角肌与胸大肌之间的沟内穿深筋膜注入腋静脉（少数注入锁骨下静脉）。②贵要静脉起自手背静脉网的尺侧，沿前臂尺侧缘和臂的内侧面上行，至臂中部穿深筋膜注入肱静脉。③肘正中静脉变异较多，通常斜行于肘窝部的皮下，自头静脉向内上方连到贵要静脉，并在此汇入深部的肱静脉。

手背静脉网、头静脉、贵要静脉和肘正中静脉是临床上采血、输液和药物注射的常选部位，尤其是肘正中静脉。

（考点：上肢浅静脉的名称、起始及注入部位）

知识链接

浅静脉穿刺术

浅静脉穿刺术的目的主要有采血、输液、输血、注射药物等。临床工作中，浅静脉穿刺术选择的血管主要有手背静脉、贵要静脉、头静脉、肘正中静脉、颈外静脉、足背静脉、小隐静脉、大隐静脉、小儿头皮静脉等。由于年龄不同，静脉壁的厚度、弹性及硬度有所不同，根据年龄及病情可选择不同部位的静脉，婴幼儿多选用头皮静脉和颈外静脉，其次选用手背静脉和足背静脉。成人常选用手背静脉和足背静脉。

（3）胸部静脉：胸部静脉主要有奇静脉及其属支。奇静脉起自右腰升静脉，沿脊柱的右前方上行至第4胸椎体平面，向前跨右肺根上方注入上腔静脉。它主要收集胸壁、食管、气管及支气管等处的静脉血。奇静脉上连上腔静脉，下通过腰升静脉与髂总静脉相通，是沟通上、下腔静脉系的重要途径之一。

2. 下腔静脉系　由下腔静脉及其属支组成，收集腹部、盆部和下肢的静脉血。下腔静脉是全身最粗大的静脉干（图7-39，图7-42），由左、右髂总静脉在第4～5腰椎体右前方汇合而成，沿腹主动脉右侧上行，经肝的腔静脉沟，穿膈的腔静脉孔入胸腔，注入右心房。

（1）下肢静脉：分为深静脉和浅静脉。

1）下肢深静脉：与同名动脉伴行，收集同名动脉分布区域的静脉血，最后经股静脉延续为髂外静脉。股静脉位于股动脉内侧，临床上常用作静脉穿刺。

2）下肢浅静脉：起自足背静脉弓。①大隐静脉起自足背静脉弓的内侧端，经内踝的前方，沿小腿及股的内侧面上行，在腹股沟韧带下方注入股静脉（图7-43）。在内踝前方，大隐静脉位置表浅而恒定，是临床上静脉穿刺或切开插管的常用部位。②小隐静脉起自足背静脉弓的外侧端，经外踝的后方，沿小腿的后面上行至腘窝，穿深筋膜注入腘静脉（图7-44）。

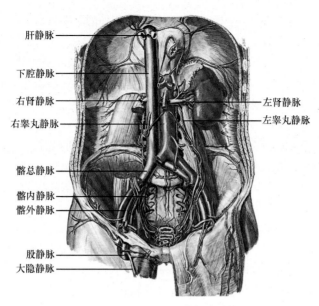

图 7-42　下腔静脉及其属支

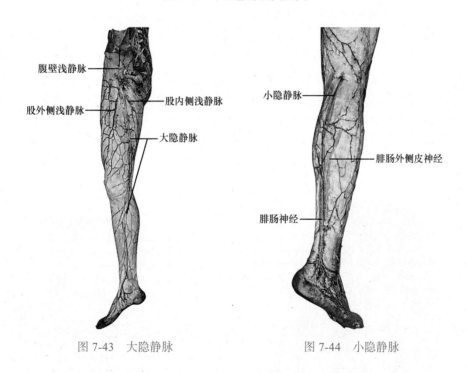

图 7-43　大隐静脉　　　　　　　　图 7-44　小隐静脉

（考点：下肢浅静脉的名称、起始及注入部位）

（2）盆部静脉：主要有髂内静脉、髂外静脉、髂总静脉及其属支。

1）髂内静脉：与髂内动脉伴行，其属支收集各同名动脉分布区域回流的血液。来自于盆腔器官的静脉都起于相应器官周围或壁内的静脉丛，如直肠静脉丛、阴道静脉丛、子宫静脉丛等。

2）髂外静脉：是股静脉的直接延续，与同名动脉伴行。收集同名动脉分布区域的血液。

3）髂总静脉：是盆部的静脉主干，由髂内静脉和髂外静脉在骶髂关节的前方汇合而成。

（3）腹部静脉：腹部静脉直接或间接注入下腔静脉，多数与同名动脉伴行，包括睾丸（卵巢）静脉、肾静脉、肾上腺静脉、肝静脉、肝门静脉系等脏支及4对腰静脉等壁支。

1）肾静脉：较粗大，直接注入下腔静脉。左肾静脉较长，越过腹主动脉前面，并接收左肾上腺静脉和左睾丸（卵巢）静脉。

2）肾上腺静脉：左侧注入左肾静脉；右侧直接注入下腔静脉。

3）睾丸静脉：起自睾丸和附睾，右睾丸静脉以锐角汇入下腔静脉，左睾丸静脉以直角注入左肾静脉。故睾丸静脉曲张以左侧多见。卵巢静脉起自卵巢静脉丛，其流注关系与男性相同。

4）肝静脉：肝内的小叶下静脉逐步汇合，最后合成2~3条肝静脉，在肝后缘注入下腔静脉。肝静脉收集肝固有动脉和肝门静脉进入肝内的血液。

5）肝门静脉系：肝门静脉系由肝门静脉及其属支所组成。肝门静脉系的起始端和末端都是毛细血管，而且一般无静脉瓣，当肝门静脉压力升高时，血液可以发生逆流。

肝门静脉：是一条粗短的静脉干，长6~8cm，由肠系膜上静脉和脾静脉在胰颈后方汇合而成，收集食管腹段、胃、小肠、大肠（齿状线以下的肛管除外）、胰、胆囊和脾等的静脉血，向右上方注入肝（图7-45）。肝门静脉的属支主要有肠系膜上静脉、肠系膜下静脉、脾静脉、胃左静脉、胃右静脉、胆囊静脉和附脐静脉等。

肝门静脉系与上、下腔静脉系之间的吻合部位，主要有食管静脉丛、直肠静脉丛、脐周静脉网等（图7-46）。正常情况下，肝门静脉系与上、下腔静脉系之间交通支细小，血流量少，各属支将血液按正常方向分别引流至所属静脉。如因肝硬化等原因引起肝门静脉高压，肝门静脉回流受阻，部分血液可通过上述吻合部位建立侧支循环，经上、下腔静脉回流入右心房。因此，可引起吻合部位的细小静脉曲张，甚至破裂出血。如食管静脉丛曲张、破裂，可引起呕血；如直肠静脉丛曲张、破裂，可引起便血；当脐周静脉网曲张时，可出现腹壁静脉怒张。

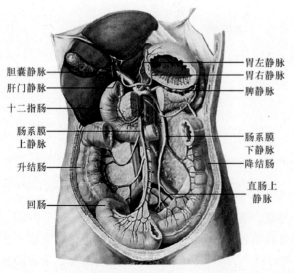

图 7-45　肝门静脉及其属支

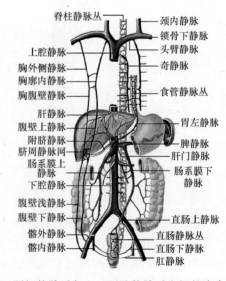

图 7-46　肝门静脉系与上、下腔静脉系之间的吻合

（考点：肝门静脉的组成、特点及与上、下腔静脉系之间的吻合部位）

第 2 节 淋巴系统

案例 7-2　　患者，女，51 岁。因右侧乳房外上部出现一无痛性肿块，肿块增长较快而入院。
体格检查：右乳房外上部肿块约 2.5cm×3.0cm，质硬，边界不清，活动度差，肿块
表面皮肤出现"橘皮样"改变；右侧腋窝可触及淋巴结肿大。临床初步诊断：乳腺癌。
　问题：1. 乳腺癌通过淋巴转移是最常见的，请说出淋巴系统的组成及功能。
　　　　2. 右腋淋巴结的输出管汇合到哪一条淋巴干？

　　淋巴系统由淋巴组织、淋巴管道和淋巴器官组成（图 7-47）。淋巴组织是以网状细胞和网状
纤维为支架、含有大量淋巴细胞等免疫细胞的组织，在消化管、呼吸道的管壁及皮肤等处含有
丰富的淋巴组织。

　　血液流经毛细血管动脉端时，部分血浆成分滤过到组织间隙，生成组织液。组织液与细胞
进行物质交换后，大部分在毛细血管静脉端回流入静脉，小部分则进入毛细淋巴管成为淋巴。

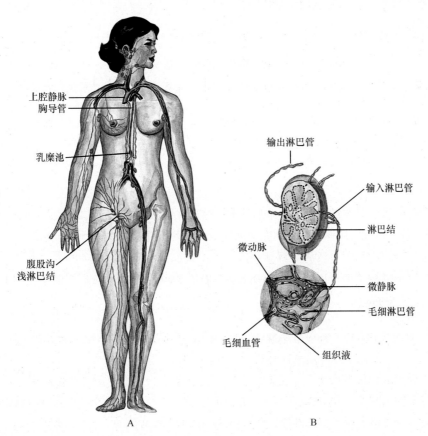

图 7-47　淋巴系统
A. 胸导管；B. 淋巴形成及流向

淋巴沿着各级淋巴管道向心流动，途中经过若干淋巴结的过滤，最后注入静脉。

淋巴系统是心血管系统的辅助系统，协助静脉引流组织液。此外，淋巴组织和淋巴器官具有产生淋巴细胞、过滤淋巴和进行免疫应答的功能。

（考点：淋巴系统的组成及功能）

一、淋巴管道

淋巴管道可分为毛细淋巴管、淋巴管、淋巴干和淋巴导管。

（一）毛细淋巴管

毛细淋巴管是淋巴管道的起始部分，它以膨大的盲端起于组织间隙，管壁由内皮细胞构成，内皮细胞之间有较大的间隙。故毛细淋巴管具有比毛细血管更大的通透性，蛋白质、细菌和肿瘤细胞等较易进入毛细淋巴管。毛细淋巴管分布较广，除上皮、软骨、角膜、晶状体、脑和脊髓等处外，几乎遍布全身。

（二）淋巴管

淋巴管由毛细淋巴管汇合而成。其结构与静脉相似，有丰富的瓣膜。淋巴管在向心的行程中，一般都经过一个或多个淋巴结。淋巴管分浅淋巴管和深淋巴管。浅淋巴管行于皮下，深淋巴管与深部的血管伴行，二者之间交通丰富。

知识链接

淋巴管病变的临床意义

当局部有炎症时，细菌进入毛细淋巴管，沿淋巴管蔓延，形成淋巴管炎，表现为该淋巴管所在区域发红，临床上称为"起红线"。由于某些原因（如丝虫病）阻塞淋巴管，造成淋巴回流不畅，严重者可造成水肿，称为"象皮肿"。乳腺癌患者的乳房皮下淋巴管被癌细胞堵塞，引起淋巴回流障碍，可出现真皮水肿，毛囊凹陷，乳房皮肤凹凸不平，呈现"橘皮样"外观。

（三）淋巴干

全身各部的浅、深淋巴管经过一系列的淋巴结后，最后汇合成较大的淋巴干（图 7-48）。全身共有 9 条淋巴干：头颈部的淋巴管汇合成左、右颈干；上肢及部分胸壁的淋巴管汇合成左、右锁骨下干；胸腔脏器及部分胸、腹壁的淋巴管汇合成左、右支气管纵隔干；下肢、盆部和腹腔成对器官及部分腹壁的淋巴管汇合成左、右腰干；腹腔内不成对器官的淋巴管则汇合成 1 条肠干。

（四）淋巴导管

全身 9 条淋巴干最后汇合成 2 条淋巴导管，即胸导管和右淋巴导管（图 7-47，图 7-48）。

1. **胸导管**　是全身最大的淋巴导管，长 30～40cm。通常起于第 1 腰椎体前方的乳糜池。乳糜池为胸导管起始部的膨大处，由左、右腰干和肠干汇合而成。胸导管经膈的主动脉裂孔入胸腔，上行到左颈根部，接纳左颈干、左锁骨下干和左支气管纵隔干，注入左静脉角。胸导管收集左侧上半身及整个下半身的淋巴，即人体 3/4 的淋巴回流。

（考点：胸导管的起始、注入部位及收集范围）

2. **右淋巴导管**　为一短干，长约 1.5cm，由右颈干、右锁骨下干和右支气管纵隔干汇合而

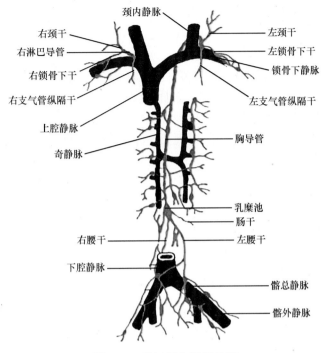

颈内静脉

右颈干
右淋巴导管
右锁骨下干
右支气管纵隔干
上腔静脉
奇静脉

左颈干
左锁骨下干
锁骨下静脉
左支气管纵隔干
胸导管

乳糜池
肠干

右腰干
下腔静脉
左腰干

髂总静脉
髂外静脉

图 7-48　淋巴干和淋巴导管

成，注入右静脉角。右淋巴导管收集右侧上半身的淋巴，即人体 1/4 的淋巴回流。

（考点：右淋巴导管的注入部位及收集范围）

二、淋　巴　器　官

　　主要由淋巴组织构成的器官称淋巴器官，分中枢淋巴器官和周围淋巴器官。中枢淋巴器官是培育各类不同淋巴细胞的器官，包括胸腺和骨髓。周围淋巴器官是供成熟淋巴细胞定居和对抗原产生免疫应答的器官，包括淋巴结、脾和扁桃体等。

（一）淋巴结

　　1. 淋巴结的形态　淋巴结一般为灰红色的圆形或椭圆形小体，大小不等，质地较软。淋巴结的一侧隆凸，有数根输入淋巴管进入；另一侧向内凹陷为淋巴结门，有输出淋巴管和血管、神经等出入。

　　2. 淋巴结的组织结构　淋巴结的表面为结缔组织被膜，被膜向实质内伸入，形成许多小梁。淋巴结的实质由淋巴组织构成，分为皮质和髓质两部分（图 7-49）。

　　（1）皮质：位于被膜下方，由浅层皮质、副皮质区和皮质淋巴窦构成。

　　1）浅层皮质：含淋巴小结及小结之间的弥散淋巴组织。淋巴小结是以 B 细胞为主密集而成的圆形或椭圆形小体，边界清

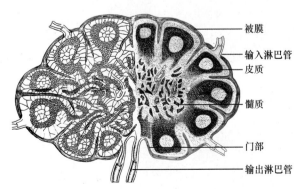

被膜
输入淋巴管
皮质
髓质

门部
输出淋巴管

图 7-49　淋巴结结构

楚。淋巴小结的中央染色较浅，常见细胞分裂，称生发中心，此处的淋巴细胞可分裂繁殖，产生新的淋巴细胞。

2）副皮质区：位于皮质的深层，为较大片的弥散淋巴组织，主要由 T 细胞聚集而成。

3）皮质淋巴窦：又称皮窦，包括被膜下淋巴窦和小梁周窦，窦壁由扁平的内皮细胞围成，窦腔内有许多巨噬细胞等。是淋巴结内淋巴流经的通路。

（2）髓质：位于淋巴结的深部，由髓索和髓质淋巴窦构成。髓索主要由浆细胞、B 细胞、巨噬细胞和网状细胞等组成，呈条索状，彼此相连成网。髓质淋巴窦又称髓窦，腔内有较多的巨噬细胞，也是淋巴流经的通路。

3. 淋巴结的功能

（1）滤过淋巴：当淋巴缓慢地流经淋巴结，若淋巴内含有细菌、病毒、毒素等抗原，可被淋巴窦内的巨噬细胞吞噬清除。

（2）参与免疫应答：淋巴结内的 T 细胞和 B 细胞受抗原的刺激后分别参与细胞免疫应答和体液免疫应答。

4. 全身主要的淋巴结群　淋巴结数目较多，有浅、深之分，常成群分布于人体的一定部位，并接受一定器官或一定部位的淋巴。当细菌、癌细胞、毒素、寄生虫等随淋巴到达相应部位的淋巴结群时，可引起有关淋巴结群的肿大或疼痛，所以熟悉淋巴结群的位置及其引流范围，具有一定的临床意义。

（1）头颈部的淋巴结：多位于头颈交界处和颈内、外静脉的周围，主要包括下颌下淋巴结、颈外侧浅淋巴结、锁骨上淋巴结和颈外侧深淋巴结等（图 7-50，图 7-51）。胃癌或食管癌患者，癌细胞可通过胸导管经左颈干逆流转移到左锁骨上淋巴结，临床上检查患者时，常可在胸锁乳突肌后缘与锁骨上缘所形成的夹角处触摸到肿大的锁骨上淋巴结。颈外侧深淋巴结是沿颈内静脉排列的，直接或间接地收集头颈部淋巴，其输出管汇成颈干。

（2）上肢淋巴结：上肢的浅、深淋巴结直接或间接地注入腋淋巴结。腋淋巴结位于腋窝内，收纳上肢、乳房、胸前外侧壁和腹壁上部等处的淋巴管。其输出管汇合成锁骨下干。乳腺

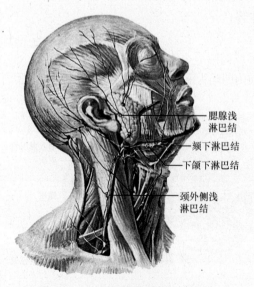

图 7-50　头颈部浅淋巴管和淋巴结

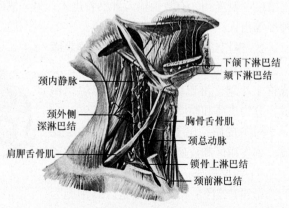

图 7-51　颈部深淋巴管和淋巴结

癌常转移至腋淋巴结（图7-52）。

（3）胸部淋巴结：位于胸腔脏器的周围和胸壁内，主要包括支气管肺门淋巴结（又称肺门淋巴结）、气管旁淋巴结、纵隔前淋巴结、胸骨旁淋巴结等（图7-53），主要收纳胸腔脏器和脐以上胸腹壁深层的淋巴。气管旁淋巴结、纵隔前淋巴结和胸骨旁淋巴结的输出淋巴管合成支气管纵隔干。

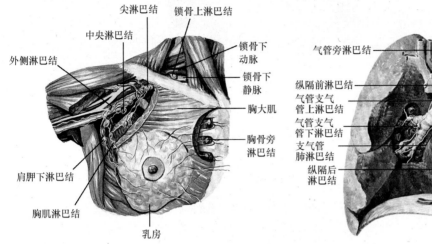

图7-52 腋淋巴结和乳房的淋巴回流

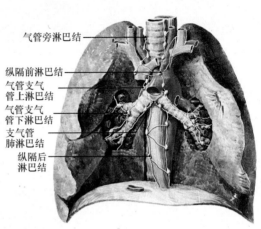

图7-53 胸腔淋巴结

（4）腹部的淋巴结：位于腹后壁和腹腔脏器周围，主要有腰淋巴结、腹腔淋巴结、肠系膜上淋巴结和肠系膜下淋巴结等（图7-54，图7-55）。①腰淋巴结：沿腹主动脉和下腔静脉排列，引流腹后壁深层结构和腹腔成对器官的淋巴，并收纳髂总淋巴结的输出淋巴管。其输出淋巴管汇合成腰干。②腹腔淋巴结和肠系膜上、下淋巴结：分别位于腹腔干、肠系膜上动脉根部和肠系膜下动脉根部周围，引流同名动脉分布区域的淋巴。它们的输出淋巴管汇合成肠干。

（5）盆部的淋巴结：主要有髂内淋巴结、髂外淋巴结和髂总淋巴结等，分别沿同名动脉排列。髂内、外淋巴结分别收纳髂内、外动脉分布区域的淋巴管，它们的输出管注入髂总淋巴结，收集下肢、盆壁、盆腔脏器及腹壁下部的淋巴。髂总淋巴结的输出管注入腰淋巴结。

（6）下肢的淋巴结：主要有腘淋巴结、腹股沟浅淋巴结、腹股沟深淋巴结等。①腹股沟浅淋巴结：位于腹股沟韧带下方，部分与腹股沟韧带平行排列，部分沿大隐静脉末端排列，收纳腹前壁下部、外生殖器和下肢的浅淋巴管，其输出管主要注入腹股沟深淋巴结。②腹股沟深淋巴结：沿股静脉根部排列，收纳腹股沟浅淋巴结的输出管及下肢的深淋巴管，其输出管注入髂外淋巴结。

（二）脾

1. 脾的位置和形态 脾位于左季肋区，胃底与膈之间，恰与第9~11肋相对，其长轴与第10肋一致（图7-56）。正常情况下，在左肋弓下不能触及脾。脾略呈扁椭圆形，暗红色，质软而脆，受暴力打击容易破裂。脾可分为膈、脏两面，前、后两端和上、下两缘。脾的膈面光滑隆凸，与膈相贴；脏面凹陷，近中央处为脾门，是脾的血管、神经出入处。脾的上缘较锐，朝向前上方，前部有2~3个脾切迹。脾大时，脾切迹是触诊脾的标志。

（考点：脾的位置）

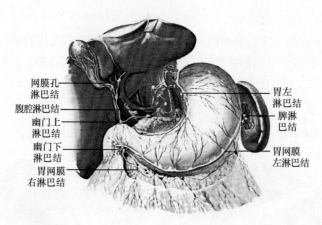

网膜孔
淋巴结
腹腔淋巴结
幽门上
淋巴结
幽门下
淋巴结
胃网膜
右淋巴结

胃左
淋巴结
脾淋
巴结
胃网膜
左淋巴结

图 7-54　腹腔淋巴结

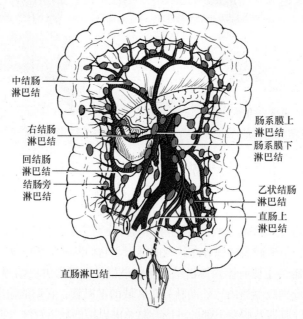

中结肠
淋巴结

右结肠
淋巴结

回结肠
淋巴结
结肠旁
淋巴结

肠系膜上
淋巴结
肠系膜下
淋巴结

乙状结肠
淋巴结
直肠上
淋巴结

直肠淋巴结

图 7-55　肠系膜上、下淋巴结

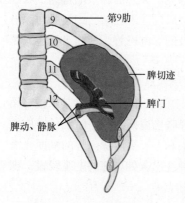

第9肋

脾切迹

脾门

脾动、静脉

图 7-56　脾的位置和形态

2. 脾的组织结构　脾的被膜较厚，由富含弹性纤维和平滑肌纤维的致密结缔组织构成，表面覆以间皮。被膜结缔组织伸入脾实质内形成小梁，构成脾的支架。脾的实质分为白髓和红髓两部分。

（1）白髓：主要是密集的淋巴细胞，由动脉周围淋巴鞘、淋巴小结和边缘区构成。①动脉周围淋巴鞘：是围绕在中央动脉周围的、以 T 细胞为主的厚层弥散淋巴组织。②淋巴小结：又称脾小体，位于动脉周围淋巴鞘的一侧，主要由大量 B 细胞构成。③边缘区：位于白髓与红髓交界处，是血液内抗原及淋巴细胞进入白髓的重要通道，具有很强的吞噬滤过作用。

（2）红髓：由脾索和脾血窦构成。①脾索：是由富含血细胞的淋巴组织构成的索条状结构，并相互交织成网，脾索内含有较多的浆细胞、B 细胞、巨噬细胞和树突状细胞。②脾血窦：是位于脾索之间的腔大而不规则的腔隙，窦内充满血液。窦壁由长杆状内皮细胞沿其长轴排列而成，呈栅形多孔状。脾血窦外侧有较多巨噬细胞。

3. 脾的功能

（1）滤过血液：血液流经脾时，脾内的巨噬细胞可吞噬和清除血液中的异物、病菌及衰老、死亡的红细胞和血小板。当脾功能亢进时可引起红细胞和血小板减少。

（2）参与免疫应答：脾内的 T 细胞、B 细胞和巨噬细胞等都参与机体的免疫应答。

（3）造血功能：早期胎儿的脾有造血功能，出生后脾逐渐转变为免疫应答器官。成年人的脾内仍有少量造血干细胞，当机体严重缺血或在某些病理状况下，脾可以恢复造血功能。

（4）储存血液：脾可储存约 40ml 的血液，主要储存于脾血窦内。当机体需要时，脾的被膜和小梁内平滑肌收缩可将所储的血液排入循环血液中。

知识链接

单核吞噬细胞系统

单核吞噬细胞系统是人体内除中性粒细胞外，所有具有吞噬功能的细胞的总称，包括结缔组织中的巨噬细胞、血液中的单核细胞、肝内的巨噬细胞、肺内的巨噬细胞、神经系统内的小胶质细胞和淋巴结、脾、骨髓中的巨噬细胞等。单核吞噬细胞系统均起源于血液中的单核细胞，都具有吞噬和清除侵入体内的病菌、异物和体内衰老死亡的细胞的功能，并参与免疫反应，对机体具有重要的防御作用。

（三）胸腺

1. 胸腺的位置和形态　胸腺位于胸腔内上纵隔前份，在胸骨柄的后方。胸腺可分为左、右两叶，呈不对称的扁条状，质软。胸腺有明显的年龄变化，幼儿期相对较大，性成熟期后达到最大，以后逐渐萎缩退化，多被结缔组织替代。

2. 胸腺的功能　胸腺是中枢淋巴器官，兼具内分泌功能。胸腺是 T 细胞分化成熟的场所。由骨髓来的淋巴性造血干细胞进入胸腺，迅速分裂分化，形成处于不同发育阶段的 T 细胞，在胸腺分泌胸腺素和胸腺生成素等作用下，促进其增生和发育成熟，形成初始 T 细胞，随血液循环离开胸腺输送到全身淋巴结和脾等淋巴器官内。

自测题

单项选择题

1. 体循环起于（　　）
   A. 左心房　　　　B. 左心室
   C. 卵圆窝　　　　D. 右心室
   E. 右心房

2. 闭合时能防止右心室的血液反流至右心房的是（　　）
   A. 二尖瓣　　　　B. 三尖瓣

C. 主动脉瓣　　　D. 肺动脉瓣
E. 上述全错

3. 心的正常起搏点是（　　）
   A. 心尖　　　　　B. 窦房结
   C. 房室结　　　　D. 房室束
   E. 浦肯野纤维

4. 临床常用于计数脉搏的血管是（　　）
   A. 锁骨下动脉　　B. 腋动脉

C. 肱动脉　　　　D. 桡动脉

E. 掌浅弓

5. 下列何者跨过输尿管下段的前上方（　　　）

　　A. 直肠上动脉　　B. 直肠下动脉

　　C. 子宫动脉　　　D. 阴部内动脉

　　E. 臀下动脉

6. 常用于测量血压听诊的动脉是（　　　）

　　A. 腋动脉　　　　B. 肱动脉

　　C. 尺动脉　　　　D. 股动脉

　　E. 腘动脉

7. 位于胸锁乳突肌浅面的血管是（　　　）

　　A. 颈内动脉　　　B. 颈外动脉

　　C. 颈总动脉　　　D. 颈内静脉

　　E. 颈外静脉

8. 上肢浅静脉不包括（　　　）

A. 头静脉　　　　B. 贵要静脉

C. 肱静脉　　　　D. 肘正中静脉

E. 手背静脉网

9. 肝门静脉系的属支不包括（　　　）

　　A. 肝静脉　　　　B. 脾静脉

　　C. 胃左静脉　　　D. 肠系膜上静脉

　　E. 肠系膜下静脉

10. 关于胸导管的描述，错误的是（　　　）

　　A. 管道较长，起于乳糜池

　　B. 乳糜池由左、右腰干和肠干汇合成

　　C. 行经膈的主动脉裂孔入胸腔

　　D. 注入右静脉角

　　E. 收集全身约 3/4 的淋巴

（黄翠微）

第8章

感 觉 器

感觉器由感受器及其附属结构组成，如视器、耳、嗅器、味器和皮肤等。本章主要介绍视器、前庭蜗器和皮肤。

感受器是感觉神经末梢的特殊结构，它可接受机体内、外界环境的各种刺激，并将刺激转化为神经冲动，经感觉神经传入中枢，再经过大脑皮质的分析整合产生相应的感觉。

知识链接

感受器的分类

感受器种类繁多，形态和功能也各不相同。根据感受器所在部位和接受刺激的来源，可分 3 类。①内感受器：分布于内脏和心血管等处，感受机体内在的物理和化学刺激，如压力、温度、渗透压、离子和化合物浓度等刺激。②外感受器：分布于眼、耳、皮肤、黏膜等处，感受外界环境的刺激，如光、声、触、压、痛、温度等刺激。③本体感受器：分布于肌、肌腱、关节和内耳位置觉感受器等处，感受机体运动和位置变化时的刺激。

第1节 视 器

案例 8-1 患儿，男，12 岁。双眼视力下降 1 年余。看物体时，眼睛需贴近物体才能看清，看稍远的物体就较模糊，且有逐渐加重的趋势，给生活和学习带来不便。检查：右裸眼视力 0.3，左裸眼视力 0.2。眼科专科其他检查未见异常。临床诊断：近视。

问题： 1. 该患者看近物清楚，问物像经过哪些结构落在视网膜上？
2. 说出眼屈光系统的组成。

视器又称眼，由眼球和眼副器两部分组成。眼球接受光波的刺激，并将其转化为神经冲动，经视觉传导通路至大脑的视觉中枢产生视觉；眼副器对眼球起保护、运动和支持作用。

一、眼 球

眼球是视器的主要部分，近似球形，位于眶的前部，其后端借视神经连于间脑，由眼球壁及其内容物构成（图 8-1）。

（一）眼球壁

眼球壁由外向内依次分为外膜、中膜和内膜 3 层（图 8-1）。

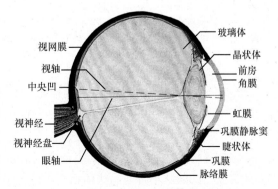

图 8-1 眼球的水平切面

1. **外膜**　又称纤维膜，由坚韧的致密结缔组织构成，位于眼球的最外面，分为角膜和巩膜两部分（图8-2）。

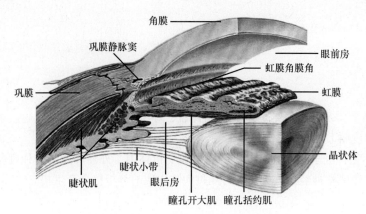

图 8-2　眼球的水平切面局部放大

（1）角膜：占外膜的前 1/6，无色透明，有屈光作用。角膜内无血管，但有丰富的感觉神经末梢，故感觉敏锐。角膜受到刺激后，立刻发生闭眼反应，称角膜反射。角膜反射可作为区别昏迷程度的依据之一。

（2）巩膜：占外膜的后 5/6，乳白色不透明，厚而坚韧，具有维持眼球外形和保护眼球内容物的作用。在巩膜与角膜交界处的深部有一环形小管，称巩膜静脉窦，是房水流出的通道。

2. **中膜**　位于外膜的内面，含有丰富的血管和色素细胞，呈棕黑色，故又称血管膜或色素膜，具有营养眼内组织、调节进入眼球光线和产生房水的作用。中膜由前向后依次分为虹膜、睫状体和脉络膜 3 部分。

（1）虹膜：位于角膜的后方，为冠状位圆盘形薄膜（图8-2），国人多呈棕色。其中央的圆孔称为瞳孔，是光线进入眼球的通路。在活体，透过角膜可以看到虹膜和瞳孔。虹膜内有两种不同排列方向的平滑肌，呈放射状排列的为瞳孔开大肌，受交感神经支配；围绕瞳孔呈环状排列的为瞳孔括约肌，受副交感神经支配。它们分别开大和缩小瞳孔，从而调节进入眼球内的光量。在弱光下或看远物时，瞳孔开大；在强光下或看近物时，瞳孔缩小。

知识链接

瞳孔与临床

瞳孔大小随年龄、屈光状态、光线强弱、目标远近及情绪变化等而有不同。正常成人两侧瞳孔等大等圆，对光反射灵敏，瞳孔的直径一般变动为 2.5～4mm。若瞳孔直径大于 5mm，称瞳孔散大，瞳孔直径小于 2mm 称瞳孔缩小。

瞳孔缩小见于有机磷农药中毒、吗啡中毒、虹膜睫状体炎等。瞳孔散大见于甲状腺功能亢进、青光眼、无感光眼、使用阿托品、东莨菪碱、肾上腺素等药物等。双侧瞳孔大小不等见于脑外伤、脑肿瘤等。瞳孔对光反射迟钝或者消失见于昏迷患者。双侧瞳孔散大、对光反射消失为濒死状态特征。

（2）睫状体：是位于虹膜后方的增厚部分（图8-2），前部有许多放射状排列的睫状突。由睫状突发出的睫状小带与晶状体相连。睫状体内的平滑肌，称为睫状肌，受副交感神经支配。该肌的收缩或舒张能调节晶状体的曲度。

（3）脉络膜：占中膜的后 2/3，衬于巩膜与视网膜之间，是眼球最富有血管的组织。其功能是营养眼球壁和吸收眼内的分散光线以免扰乱视觉。

3. 内膜　又称视网膜，位于中膜的内面，由前向后分为视网膜虹膜部、睫状体部和视部。前两部分别贴附于虹膜和睫状体的内面，因无感光作用，故称为盲部。视部紧贴在脉络膜内面，有感光作用。在视网膜后部中央偏鼻侧处，有一白色圆盘状隆起，称为视神经盘或视神经乳头（图 8-3），由视网膜节细胞轴突集合而成，此处无感光作用，故称为生理性盲点。在视神经盘颞侧约 3.5mm 处的稍偏下方，有一黄色小区，称为黄斑（图 8-3）。其中央略凹称中央凹，是感光和辨色最敏锐的部位。临床上常借助无创伤的眼底镜，通过瞳孔直接观察视神经盘、黄斑、中央凹和视网膜中央动静脉等结构的形态特征变化，以帮助诊断眼底疾病、动脉硬化及某些颅内病变等。

（考点：黄斑、视神经盘的概念）

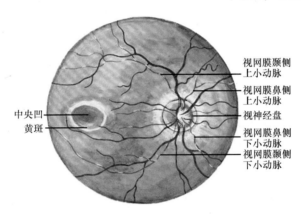

图 8-3　眼底

视网膜的结构分为内、外两层（图 8-4），外层由色素上皮细胞构成，紧贴脉络膜；内层为神经部，由外向内依次为感光细胞、双极细胞和节细胞。感光细胞包括视锥细胞和视杆细胞，前者能感受强光和辨别颜色，后者仅能感受弱光而无辨色能力。视锥细胞和视杆细胞都与双极细胞发生突触联系，双极细胞再与节细胞联系。节细胞为多极神经元，其轴突在视神经盘处集中构成视神经。

（二）眼球内容物

眼球内容物包括房水、晶状体和玻璃体（图 8-1，图 8-2）。它们都是无血管分布的透明结构，具有屈光作用，与角膜共同组成眼的屈光系统。

1. 房水　为充填在眼房内的无色透明的液体，房水除有屈光作用外，还有营养角膜和晶状体及维持眼压的作用。眼房是位于角膜与晶状体之间的间隙，被虹膜分为眼前房和眼后房，两者借瞳孔相通。在眼前房的周边，由虹膜与

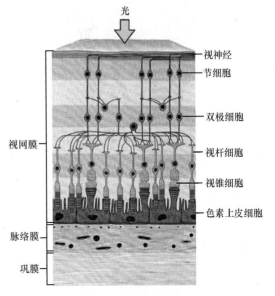

图 8-4　视网膜的结构

角膜相交所形成的夹角，称为虹膜角膜角（图8-2）。

房水由睫状体产生后，经眼后房、瞳孔到达眼前房，然后经虹膜角膜角回流入巩膜静脉窦，最后汇入眼静脉。若房水回流受阻时，可引起眼压增高而影响视力，临床上称青光眼。

（考点：房水的产生部位及循环途径）

2. **晶状体** 位于虹膜与玻璃体之间，为富有弹性的双凸透镜状无色透明体，无血管和神经分布。晶状体借睫状小带与睫状体相连，晶状体的曲度随所视物体的远近不同而改变。当视近物时，睫状肌收缩，睫状体向前移，睫状小带松弛，晶状体则由于本身的弹性而变凸，屈光力加强，使物象清晰地聚焦于视网膜上。看远物时，与此相反。晶状体可因疾病或创伤而变混浊，临床上称为白内障。

3. **玻璃体** 为无色透明的胶状物质，充填于晶状体与视网膜之间，具有屈光和支撑视网膜的作用。

（考点：眼屈光系统的组成）

二、眼 副 器

眼副器包括眼睑、结膜、泪器、眼球外肌等，对眼球起保护、运动和支持作用。

（一）眼睑

眼睑俗称眼皮，分为上睑和下睑（图8-5），为一能活动的皮肤皱襞，位于眼球前方，是保护眼球的屏障。上、下眼睑之间的裂隙称为睑裂，睑裂两端吻合成的锐角分别称为内眦和外眦。睑的游离缘称为睑缘，长有睫毛。睫毛的根部有睫毛腺。上、下睑缘近内眦处各有一小孔，称为泪点，是上、下泪小管的入口。

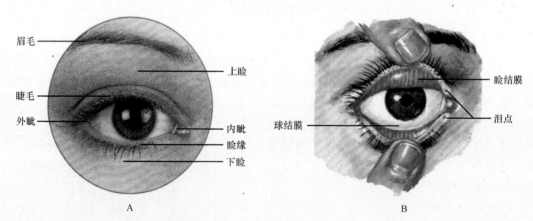

图 8-5 眼睑和结膜
A. 内眦和外眦；B. 睑结膜和球结膜

眼睑由浅入深依次分为皮肤、皮下组织、肌层、睑板和睑结膜5层。皮肤薄，皮下组织疏松，易发生水肿。

（二）结膜

结膜是一层薄而光滑透明并富有血管的黏膜（图8-5），按其所在部位分为3部。①睑结膜：衬贴于上、下睑内面者；②球结膜：覆盖于巩膜前部表面者，球结膜与巩膜连接疏松，适合药物注射；③结膜穹窿：位于睑结膜与球结膜的移行处，分别形成结膜上穹和结膜下穹。当闭眼时，各部结膜形成的囊状腔隙，称为结膜囊，通过睑裂与外界相通。

（三）泪器

泪器由分泌泪液的泪腺和排出泪液的泪道组成（图 8-6）。

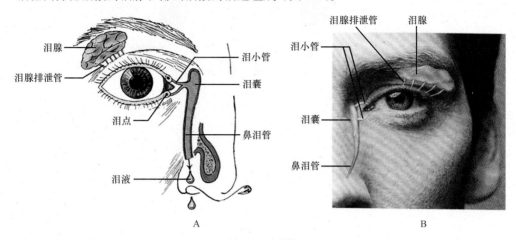

图 8-6 泪器
A. 右侧泪器；B. 左侧泪器

1. 泪腺 位于眼眶上外方的泪腺窝内，有 10～20 条排泄管开口于结膜上穹的外侧份。泪腺分泌的泪液，借眨眼活动涂抹于眼球表面，有湿润、清洁角膜和冲洗结膜囊内异物的作用。此外，泪液中所含的溶菌酶具有杀菌作用。

2. 泪道 包括泪点、泪小管、泪囊和鼻泪管。泪点是泪道的起始部，泪点异常可引起泪溢症。泪小管上、下各一，分别起始于上、下泪点，开口于泪囊。泪囊是一膜性囊，位于泪囊窝内，上部为盲端，下端移行为鼻泪管，鼻泪管下端开口于下鼻道的前部。

知识链接

生活中的鼻泪管

鼻泪管是联系鼻腔与眼之间的管道。当眼眶内点入眼药水后不久，就会感到口内有股苦涩味儿。人在悲伤时，不但泪流满面，甚至会出现痛哭流涕，这是因为部分泪液通过泪点、泪小管、泪囊经鼻泪管流入鼻腔，再与鼻涕混合在一起流出来的缘故。感冒时，由于鼻腔黏膜充血肿胀可使鼻泪管开口处闭塞，从而使泪液向鼻腔的引流不畅，故感冒时常有流泪的现象出现。

（四）眼球外肌

眼球外肌共有 7 块（图 8-7），均为骨骼肌，包括 6 块运动眼球的肌和 1 块提上睑的肌，统称为视器的运动装置。上睑提肌的作用是提上睑、开大睑裂。运动眼球的肌包括 4 块直肌（上直肌、下直肌、内直肌、外直肌）和 2 块斜肌（上斜肌、下斜肌）。上直肌使眼球转向上内，下直肌使眼球转向下内，内直肌使眼球转向内侧，外直肌使眼球转向外侧，下斜肌使眼球转向上外，上斜肌使眼球转向下外（图 8-8）。眼球的正常运动是由两眼数块肌协同作用的结果。当某一肌瘫

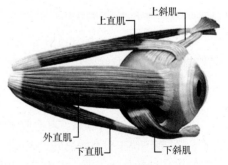

图 8-7 眼球外肌

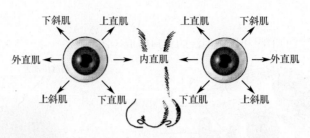

图 8-8　眼球外肌运动方向

痪时，即可出现斜视和复视现象。

三、眼的血管和神经

（一）眼的血管

1. 眼动脉　眼动脉是颈内动脉入颅后的分支，经视神经管出颅到眶，分布于眼球及眼副器等处。其中最主要的是视网膜中央动脉，穿行于视神经内，至视神经盘处分为视网膜颞侧上、下小动脉和鼻侧上、下小动脉（图 8-3），营养视网膜内层。临床上观察这些动脉的变化，可以帮助诊断眼底疾病或某些全身性疾病。

2. 眼静脉　与同名动脉伴行，包括眼上静脉和眼下静脉。眼静脉内无瓣膜，向前经内眦静脉与面静脉形成吻合，向后注入海绵窦，故面部感染处理不当可经内眦静脉、眼静脉侵入海绵窦引起颅内感染。

（二）眼的神经

眼的神经配布来源较多。视神经起于视网膜，传导视觉冲动；视器的感觉神经来自三叉神经的眼神经；眼球外肌由动眼神经、滑车神经和展神经支配；瞳孔括约肌和睫状肌由动眼神经内的副交感纤维支配；瞳孔开大肌由交感神经支配；眼睑内的眼轮匝肌受面神经支配；泪腺的分泌由面神经内的副交感神经纤维支配。

第 2 节　耳

案例 8-2　　患儿，男，6 岁。1 周前因受凉而出现上呼吸道感染症状，服药后有所好转，近日体温突然高达 39℃，并伴右外耳道黄色脓液流出而来医院就诊。耳镜检查：鼓膜弥漫性充血。血常规检查：白细胞 13×10^9/L，中性粒细胞 0.87。临床诊断：急性化脓性中耳炎。

　　问题： 1. 幼儿患急性上呼吸道感染后为何易引起中耳炎？
　　　　　　2. 说出鼓膜的形态结构。

耳又称前庭蜗器，按部位分为外耳、中耳和内耳 3 部分（图 8-9）。外耳和中耳是收集和传导声波的装置，内耳接受声波和位置觉的刺激。听觉感受器和位置觉感受器位于内耳。

一、外　　耳

外耳包括耳郭和外耳道，具有收集和传导声波的作用（图 8-9）。

1. 耳郭　位于头部两侧的贝壳样突出物，与外耳道共同组成收集声波的漏斗状结构。耳郭大部分以弹性软骨为支架，外面覆以皮肤而构成。皮下组织少，但血管神经丰富。下方小部分无软骨，仅含结缔组织和脂肪，称为耳垂，是临床上常用的采血部位。耳郭外侧面的中部凹陷，并有一孔称外耳门（图 8-10）。

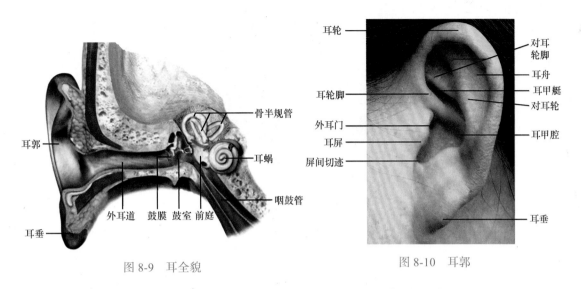

图 8-9　耳全貌

图 8-10　耳郭

2. 外耳道　是外耳门至鼓膜之间的弯曲管道，长 2～2.5cm。外耳道由外向内的走行方向是先向前上，继而稍向后，最后弯向前下。临床检查成人鼓膜时，须将耳郭向后上方牵拉，使外耳道变直方能观察到鼓膜。婴儿外耳道短而直，鼓膜近似水平位，故检查鼓膜时需将外耳道拉向后下方。

外耳道的皮肤极薄，皮下组织稀少，与软骨膜和骨膜附着紧密，故发生疖肿时疼痛剧烈。

二、中　　耳

中耳位于外耳与内耳之间，包括鼓室、咽鼓管、乳突窦和乳突小房，是传导声波的主要结构（图 8-9，图 8-11，图 8-12）。

（一）鼓室

鼓室是颞骨岩部内不规则的含气小腔，向前借咽鼓管通向鼻咽部，向后经乳突窦通向乳突小房（图 8-9，图 8-12）。鼓室内有听小骨、韧带、肌、血管和神经等。鼓室的黏膜与咽鼓管、乳突窦和乳突小房的黏膜相延续。

1. 鼓膜　是位于外耳道与鼓室之间的椭圆形半透明薄膜（图 8-11～图 8-13），构成鼓室外侧壁的大部分，与外耳道底成 45°～50° 的倾斜角。鼓膜中央部向内凹陷称为鼓膜脐，为锤骨柄的附着处。鼓膜上 1/4 的三

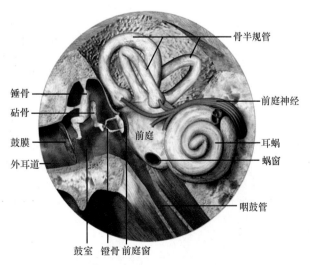

图 8-11　中耳和内耳

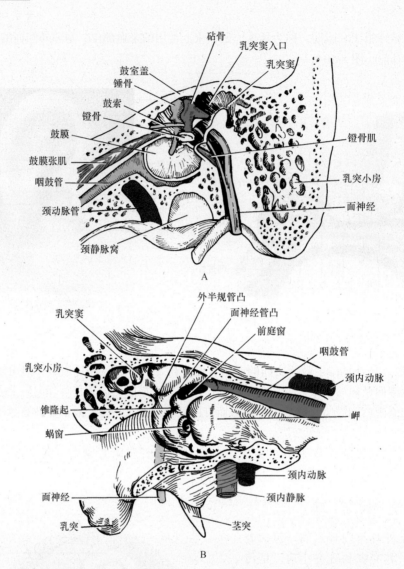

图 8-12　鼓室壁

A. 外侧壁；B. 内侧壁

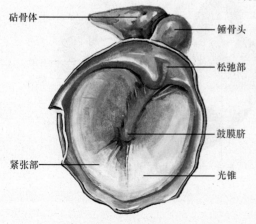

图 8-13　鼓膜

角形区薄而松弛，称松弛部，在活体呈淡红色；下 3/4 坚实而紧张，称紧张部，在活体呈灰白色。紧张部的前下方有一三角形反光区称光锥，中耳的病变会导致光锥的改变或消失。

2. 听小骨　有 3 块，由外侧向内侧依次为锤骨、砧骨和镫骨（图 8-14，图 8-15）。锤骨与鼓膜相连，镫骨与前庭窗相接，它们与砧骨之间以小关节组成一条听骨链。当声波振动鼓膜时，通过听骨链的杠杆运动将声波传导至内耳。

（考点：听骨链的概念）

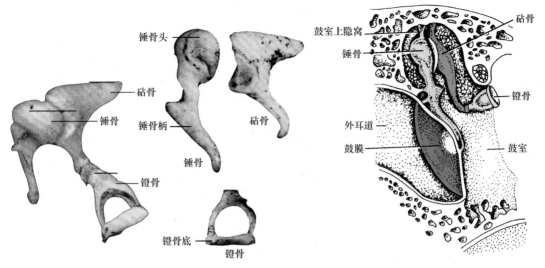

| 图 8-14　听小骨 | 图 8-15　听小骨与鼓膜 |

（二）咽鼓管

咽鼓管为沟通鼓室与鼻咽部的通道。平时处于关闭状态，当吞咽或呵欠时可暂时开放，使鼓室与外界气压平衡，以维持鼓膜的正常形态，利于鼓膜的振动。咽鼓管的黏膜与鼓室和鼻咽部的黏膜相延续。小儿的咽鼓管较成人短而宽（图 8-16），且呈水平位，故咽部感染易沿此管侵入鼓室，而引起中耳炎。

（考点：小儿咽鼓管的特点）

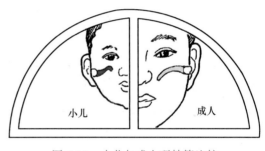

图 8-16　小儿与成人咽鼓管比较

（三）乳突窦和乳突小房

乳突窦是鼓室与乳突小房之间的小腔，向前经乳突窦口通鼓室，向后与乳突小房相通（图 8-12）。乳突小房为颞骨乳突内的许多含气小腔，它们相互连通向前经乳突窦通鼓室，故中耳炎常累及乳突窦和乳突小房感染。

三、内　耳

内耳位于颞骨岩部内，由两套构造复杂的管道系统组合而成，故又称为迷路。迷路分为骨迷路和膜迷路两部（图 8-9，图 8-17）。骨迷路是颞骨岩部密质骨构成的管道，膜迷路是套在骨迷路内的膜性管和囊，两者的形状基本相似。骨迷路与膜迷路之间含有外淋巴，膜迷路内含有内淋巴，内、外淋巴之间互不相通。听觉和位置觉感受器位于膜迷路内。

（一）骨迷路

骨迷路由后外向前内依次分为骨半规管、前庭和耳蜗 3 部分。

1. 骨半规管　为 3 个 "C" 字形互成直角排列的骨管，按其位置分别称为前、后、外骨半规管，它们均借骨脚开口于前庭。

2. 前庭　位于骨迷路中部，略呈椭圆形，其内侧壁为内耳道底，外侧壁上有前庭窗和蜗窗，前庭窗与镫骨底相连，蜗窗上有第二鼓膜覆盖。前庭向前通耳蜗，向后通骨半规管。

3. 耳蜗　位于前庭的前方，形似蜗牛壳。蜗底朝向内耳道底，蜗顶朝向前外方。耳蜗由蜗螺旋管环绕蜗轴约两圈半构成。蜗螺旋管被蜗轴发出的骨螺旋板和膜迷路分隔成 3 条管道，即上方的前庭阶、下方的鼓阶和中间的蜗管（图 8-18）。前庭阶和鼓阶在蜗顶处借蜗孔彼此相通。

（二）膜迷路

膜迷路由椭圆囊和球囊、膜半规管与蜗管 3 部分组成（图 8-17）。

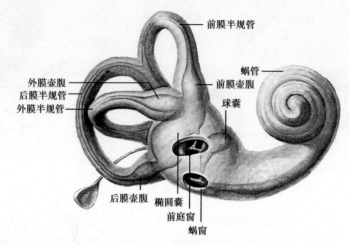

图 8-17　骨迷路和膜迷路

1. 膜半规管　位于同名骨半规管内，形态与骨半规管相似。在骨壶腹内有相应膨大的膜壶腹，壁上有隆起的壶腹嵴，为位置觉感受器，能感受头部旋转变速运动的刺激。

2. 椭圆囊和球囊　位于前庭内，为相互连通的两个囊。椭圆囊与膜半规管相通，球囊与蜗管相连。囊内壁分别有椭圆囊斑和球囊斑，它们也是位置觉感受器，能感受头部静止的位置及直线变速运动的刺激。

3. 蜗管　套在蜗螺旋管内，连于骨螺旋板的游离缘，断面呈三角形，上壁为前庭壁底，下壁为基底膜。基底膜上有螺旋器（图 8-18），又称 Corti 器，是听觉感受器。

（考点：位置觉感受器、听觉感受器的概念）

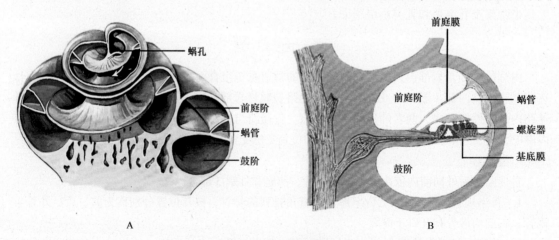

图 8-18　耳蜗和蜗管

A. 蜗孔；B. 螺旋器

四、声波的传导

声波传入内耳的途径有两条，即空气传导和骨传导，在正常情况下以空气传导为主。

（一）空气传导

空气传导是指耳郭收集声波经外耳道传至鼓膜，引起鼓膜振动，再经听骨链将振动传至前庭窗，引起前庭阶内的外淋巴波动。外淋巴的波动经前庭膜传至内淋巴，内淋巴的波动刺激螺旋器，产生神经冲动，经蜗神经传入中枢，产生听觉（图 8-19）。前庭阶外淋巴的波动可经蜗孔引起鼓阶外淋巴的波动。鼓阶外淋巴的波动，传至蜗窗时，第二鼓膜外凸而缓冲波动。

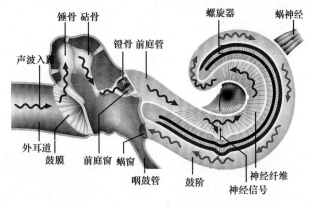

图 8-19 声波空气传导的主要途径

此外，声波使鼓膜振动，也可引起鼓室内的空气振动，直接波及第二鼓膜，引起鼓阶内的外淋巴波动，使基底膜振动以兴奋螺旋器。这种传导比有听骨链的传导要小得多，在正常情况下不重要，仅在鼓膜穿孔或听骨链病变时才可发挥一定的传音作用，但此时的听力较正常明显下降。

（二）骨传导

骨传导是指声波经颅骨（骨迷路）传入内耳的过程。声波的冲击和鼓膜的振动可经颅骨和骨迷路传入，使耳蜗内的外淋巴和蜗管内的内淋巴波动，刺激基底膜上的螺旋器产生神经兴奋，引起较弱的听觉。

第 3 节 皮 肤

皮肤覆盖于身体表面，总面积达 1.2～2.0m²，是人体面积最大的器官，由表皮和真皮构成，借皮下组织与深部组织相连（图 8-20）。皮肤有毛、皮脂腺、汗腺和指（趾）甲等由表皮衍生而来的附属器。皮肤内有丰富的感觉神经末梢，能感受外界的多种刺激。皮肤具有保护深部组织、参与免疫应答、感受刺激、调节体温及排泄和吸收等多种功能。

一、表 皮

表皮是皮肤的浅层，由角化的复层扁平上皮构成。人体各部的表皮厚薄不一，薄者仅有 0.07mm，厚者可达 0.8～1.5mm，以手掌和足底表皮为最厚。表皮细胞分为角质形成细胞和非角质形成细胞两大类。前者为表皮的主要细胞，后者散在分布于角质形成细胞之间。

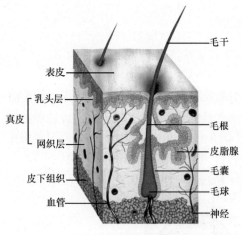

图 8-20　皮肤的结构

1. **角质形成细胞**　手掌和足底的表皮结构，由基底至表面可以清楚地分为基底层、棘层、颗粒层、透明层和角质层 5 层结构（图 8-21）。

（1）基底层：附着于基底膜上，由一层矮柱状基底细胞组成。基底细胞是表皮的干细胞，不断分裂、增殖形成的部分子细胞脱离基膜后向浅层迁移，逐渐分化成表皮的其余几层细胞。在皮肤的创伤愈合中，基底细胞具有重要的再生修复作用。

（2）棘层：由 4～10 层体积较大的多边形细胞组成。核大而圆，胞质呈弱嗜碱性，游离核糖体多，具有旺盛的合成功能。

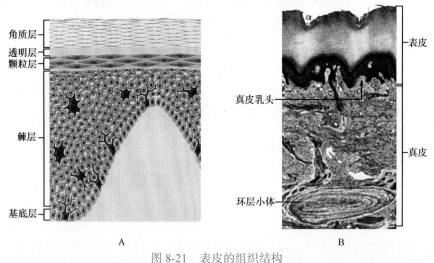

图 8-21　表皮的组织结构
A. 表皮模式图；B. 皮肤光镜像

（3）颗粒层：由 3～5 层梭形细胞组成，细胞核和细胞器逐渐退化。细胞的主要特征是胞质内出现许多大小不等、形状不规则的强嗜碱性透明角质颗粒。

（4）透明层：由 2～3 层扁平细胞组成。细胞界线不清，细胞核和细胞器均已消失，胞质均质透明，呈嗜酸性。

（5）角质层：由多层扁平的角质细胞组成。细胞已完全角化，轮廓不清，无细胞核和细胞器，胞质均质状，呈嗜酸性。浅层细胞逐渐脱落形成皮屑。表皮细胞的更新周期为 3～4 周。

2. **非角质形成细胞**　包括黑素细胞、朗格汉斯细胞和梅克尔细胞。

（1）黑素细胞：散在分布于基底细胞之间，是生成黑色素的细胞。黑色素能吸收紫外线，可保护皮肤和深部组织免受损伤。

（2）朗格汉斯细胞：来源于血液中的单核细胞，散在于棘细胞之间。朗格汉斯细胞是皮肤内的抗原提呈细胞，能将抗原提呈给 T 淋巴细胞，是皮肤免疫功能的重要细胞。

（3）梅克尔细胞：主要分布于基底细胞之间，可能是一种感受触觉刺激的感觉细胞。

二、真　皮

真皮位于表皮与皮下组织之间，分为乳头层和网织层，两者间无明确分界（图8-20）。身体各部的真皮厚薄不一，一般为1～2mm。

1. 乳头层　为紧邻表皮的薄层疏松结缔组织，向表皮突起形成真皮乳头。乳头层内含有丰富的毛细血管和游离神经末梢，在手指掌侧的真皮乳头层内含有较多的触觉小体。

2. 网织层　为乳头层深面较厚的致密结缔组织，内有粗大的胶原纤维束交织成网，并有许多弹性纤维，赋予皮肤较大的韧性和弹性。网织层内还有较多血管、淋巴管、神经等，深部常见环层小体。

三、皮 下 组 织

皮下组织即解剖学所称的浅筋膜，由疏松结缔组织和脂肪组织构成，将皮肤与深部组织相连，使皮肤具有一定的移动性。皮下组织的厚度因个体、年龄、性别和部位而有较大的差异。一般腹部、臀部较厚，可达3cm以上；眼睑、阴茎和阴囊等部位较薄。临床上的皮下注射就是将药物注入皮下组织内。

知识链接

皮内注射和皮下注射

皮内注射，是将少量药液注射于表皮与真皮之间的方法，药液能缓慢吸收入血。此方法常用于预防接种（如卡介苗）、药物过敏试验（如青霉素类、头孢类）等。皮下注射是将少量药液注射于皮下组织的方法，药液能较快速吸收入血。此方法常用于预防接种（如麻疹疫苗、乙脑疫苗），一些不能或不宜经口服给药时也可采用（如胰岛素的脐周皮下注射）。

四、皮肤的附属器

1. 毛　人体皮肤除手掌、足底等处外，均有毛分布。尽管不同部位毛的粗细、长短和颜色有所差异，但基本结构相同。毛分为毛干、毛根和毛球3部分。露出皮肤的部分为毛干，埋在皮肤内的部分为毛根，包在毛根外面的由上皮和结缔组织构成的鞘为毛囊，毛根和毛囊下端形成膨大的毛球。毛球底面有结缔组织突入其中形成毛乳头。毛球是毛和毛囊的生长点，毛乳头对毛的生长起诱导和营养作用。在毛与皮肤表面呈钝角的一侧，有一束平滑肌连接毛囊与真皮，收缩时能使毛竖立，故称竖毛肌（图8-22）。竖毛肌受交感神经支配，在寒冷、惊恐或愤怒时收缩，使毛竖立，从而出现"鸡皮疙瘩"或"怒发冲冠"的现象。

（考点：毛球的概念）

2. 皮脂腺　多位于毛囊与竖毛肌之间，为泡状腺，导管开口于毛囊或直接开口于皮肤表面。皮脂腺排出的皮脂有润滑皮肤和保护毛发的作用。皮脂腺的发育和分泌活动受性激素的调节，青春期分泌最为活跃。

3. 汗腺　遍布于全身大部分皮肤内，手掌和足底最多，分泌部位于真皮深层和皮下组织内导管开口于皮肤表面（图8-22）。汗腺分泌是机体散热的主要方式，具有调节体温、湿润皮肤和排泄废物等作用。此外，在腋窝、乳晕、会阴部等处还有大汗腺，分泌物被细菌分解后产生特殊的气味。分泌过盛而致气味过浓时，则形成腋臭。大汗腺的分泌受性激素的影响，青春期分泌活跃。

4. 指（趾）甲　位于手指和足趾的背面，主要由甲体和甲根构成（图8-23）。露出体表的部分为甲体，甲体下面的组织为甲床，甲的近端埋在皮肤内的部分为甲根。甲体周缘的皮肤皱襞为甲襞，甲襞与甲体之间的沟为甲沟。甲根附着处的上皮为甲母质，是甲体的生长区。指（趾）受损或拔除后，如甲母质仍保留，则甲仍能再生。

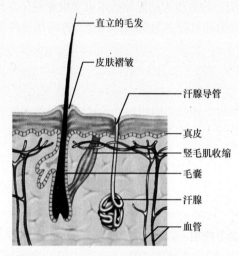

图 8-22　竖毛肌和汗腺

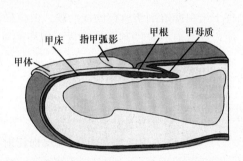

图 8-23　指（趾）甲纵切面

自测题

单项选择题

1. 关于角膜的叙述，错误的是（　　）
   A. 占眼球纤维膜的前1/6
   B. 无血管
   C. 无色透明
   D. 有折光作用
   E. 无感觉神经末梢

2. 能感受弱光的细胞是（　　）
   A. 色素上皮细胞　　B. 视杆细胞
   C. 视锥细胞　　D. 双极细胞
   E. 节细胞

3. 调节晶状体曲度的肌是（　　）
   A. 下直肌　　B. 上直肌
   C. 瞳孔开大肌　　D. 睫状肌
   E. 瞳孔括约肌

4. 不属于眼副器的是（　　）
   A. 眼睑　　B. 角膜

C. 结膜　　D. 泪器
E. 眼球外肌

5. 临床上检查成人外耳道和鼓膜时，需将耳郭拉向（　　）
   A. 上方　　B. 下方
   C. 后上方　　D. 后下方
   E. 以上均不是

6. 关于小儿易发生中耳炎的原因，叙述最正确的是（　　）
   A. 咽鼓管短
   B. 咽鼓管管径大
   C. 咽鼓管走行近似水平
   D. 咽鼓管与鼓室相交通
   E. 以上均是

7. 吞咽时，空气可经下列哪个结构进入鼓室，以维持鼓膜与外界气压平衡（　　）
   A. 气管　　B. 喉腔

C. 咽鼓管   D. 食管

E. 支气管

8. 内耳的听觉感受器是（   ）

    A. 球囊斑   B. 螺旋器

    C. 壶腹嵴   D. 椭圆囊斑

    E. 以上均不是

9. 皮肤表皮中，下列哪层细胞有活跃增殖能力

   （   ）

A. 基底层   B. 棘层

C. 颗粒层   D. 透明层

E. 角质层

10. 不属于皮肤附属结构的是（   ）

    A. 毛发   B. 皮脂腺

    C. 汗腺   D. 指（趾）甲

    E. 表皮

（余 波）

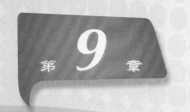
神 经 系 统

第1节 概 述

一、神经系统的组成和功能

神经系统通常分为中枢神经系统和周围神经系统两部分（图9-1）。中枢神经系统由脑和脊髓组成。周围神经系统由与脑相连的脑神经和与脊髓相连的脊神经组成。根据分布区域，周围神经系统又可分为分布于体表、骨、骨连结、骨骼肌的躯体神经和分布于内脏、心血管、平滑肌、腺体的内脏神经，两者均含有感觉纤维和运动纤维，其中内脏运动神经分为交感神经和副交感神经。

神经系统控制和调节人体内各器官、系统的活动，使人体成为一个有机的整体，在人体活动的调节中起主导作用。

（考点：神经系统的组成）

二、神经系统常用术语

（一）灰质和白质

在中枢神经系统中，神经元胞体和树突集中处，色泽灰暗，称灰质；神经纤维聚集的部位，因髓鞘呈亮白色，称白质。

（二）神经核和神经节

形态和功能相似的神经元胞体聚集成的团块，位于中枢神经系统内的称神经核，位于周围神经系统内的称神经节。

（三）纤维束和神经

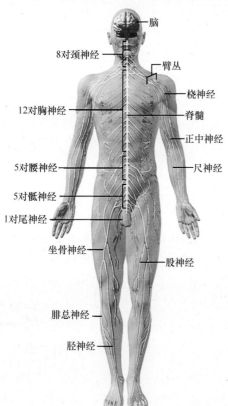

图 9-1 神经系统

在中枢神经系统内，起止、行程和功能基本相同的神经纤维聚集成束，称纤维束；在周围神经系统中，神经纤维聚集而成的粗细不等的索状结构，称神经。

（四）网状结构

在中枢神经系统中，灰质、白质混杂交织的区域，神经纤维交织呈网状，其间有分散或成群的神经元胞体，该区域称网状结构。

图中标注：脑、8对颈神经、臂丛、桡神经、12对胸神经、脊髓、正中神经、5对腰神经、尺神经、5对骶神经、1对尾神经、坐骨神经、股神经、腓总神经、胫神经

第 2 节 中枢神经系统

案例 9-1 患儿，女，7 岁。因发热、呕吐、头痛来院就诊。查体：患儿精神差，乏力，呕吐频繁、呈喷射状，颈项强直，脑膜刺激征阳性，临床初步诊断为脑膜炎。需行腰椎穿刺术，抽取脑脊液检查以明确诊断。

问题：1. 腰椎穿刺术常选在何部位进行，为什么？
      2. 穿刺针需穿经哪些结构才能到达蛛网膜下隙？

一、脊 髓

（一）脊髓的位置和外形

脊髓位于椎管内，上端在枕骨大孔处与延髓相连，下端在成人平第 1 腰椎体下缘，新生儿可达第 3 腰椎体下缘（图 9-2）。

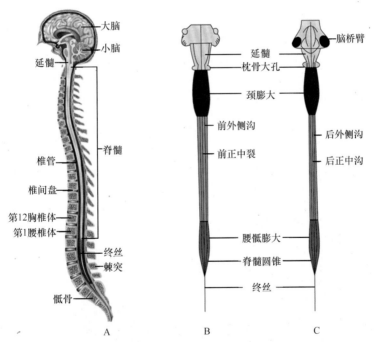

图 9-2 脊髓位置和外形
A. 侧面观；B. 前面观；C. 后面观

脊髓呈前后略扁的圆柱状，有上、下两处膨大，上部的称为颈膨大，下部的称为腰骶膨大，分别连有分布到上肢、下肢的神经。脊髓的末端逐渐变细，称为脊髓圆锥。脊髓圆锥的下端续以无神经组织的细丝，其末端附于尾骨的背面，称终丝。

脊髓表面有纵贯其全长的 6 条沟、裂：位于前面正中的称前正中裂，较深；位于后面正中的称后正中沟，较浅。前正中裂的两侧有前外侧沟；后正中沟的两侧有后外侧沟。前后外侧沟内分别连有脊神经的前根和后根（图 9-3）。前、后根在椎间孔处汇合成脊神经，每条脊神经后根上，都有一个膨大的脊神经节。

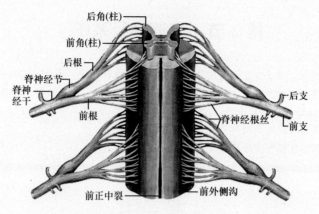

图 9-3　脊髓节段与脊神经

　　脊神经共有 31 对，每对脊神经所连的一段脊髓，称一个脊髓节段。因此脊髓可分为 31 个节段（图 9-4），即 8 个颈节（C）、12 个胸节（T）、5 个腰节（L）、5 个骶节（S）和 1 个尾节（Co）。在胚胎 3 个月以前，脊髓和椎管长度基本相等，脊髓各节段与相应的椎骨大致平齐，所有的脊神经根均几乎呈水平方向伸向相应的椎间孔。自胚胎第 4 个月开始，脊髓生长的速度比脊柱迟缓，脊髓长度短于椎管，而其上端连于脑处位置固定，结果导致脊髓节段的位置由上向下逐渐高于相应的椎骨，神经根向下斜行一段距离后才到达相应的椎间孔。腰、骶和尾神经根在未出相应的椎间孔之前，在椎管内垂直下行，围绕终丝形成马尾（图 9-5）。

（考点：脊髓的位置）

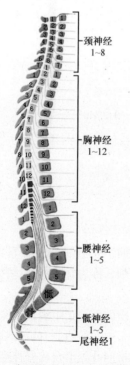

图 9-4　脊髓节段与椎骨的对应关系

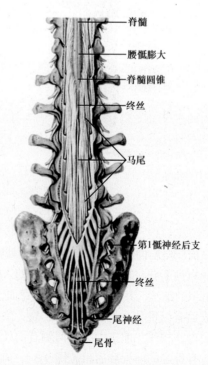

图 9-5　终丝与马尾

（二）脊髓的内部结构

脊髓主要由中央的灰质和周围的白质构成。在灰质正中有一纵行小管称中央管。

1. 灰质　近似呈"H"形，左、右对称（图 9-3，图 9-6）。每侧灰质的前部扩大，称前柱（前角），内含躯体运动神经元；灰质后部狭长，称后柱（后角），主要含联络神经元；在脊髓 $T_1 \sim L_3$ 节段的前、后柱（角）之间有向外突出的侧柱（侧角），内含交感神经元，是交感神经的低级中枢；在脊髓 $S_{2 \sim 4}$ 节段相当于侧角处，内含骶副交感核，是副交感神经在脊髓的低级中枢。

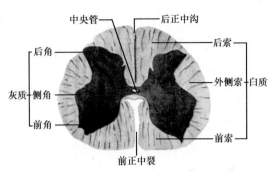

图 9-6　脊髓胸部横切面（新生儿）

知识链接

脊髓灰质炎

脊髓灰质炎是由脊髓灰质炎病毒引起的急性传染病，病毒主要侵犯中枢神经系统的运动神经细胞，以脊髓前角运动神经元损害为主，可发生分布不规则的弛缓性麻痹，多见于小儿，俗称小儿麻痹症。本病可预防，但很难完全治愈，最终造成肌肉萎缩或畸形等后遗症。随着脊髓灰质炎病毒疫苗的广泛使用，本病的发病率已明显降低。

2. 白质　位于灰质的周围，借脊髓表面的沟裂分为左右对称的后索、外侧索和前索，由很多上、下行纤维束组成（图 9-7）。

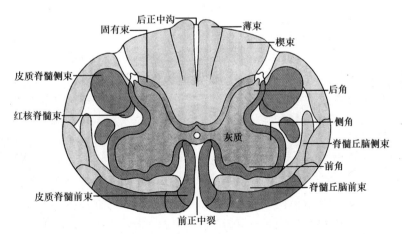

图 9-7　脊髓白质各传导束分布

（1）上行纤维束：主要有传导躯干、四肢的本体觉和精细触觉的薄束、楔束，位于后索；传导躯干、四肢的痛觉、温度觉及粗触、压觉的脊髓丘脑束，位于外侧索和前索。

（2）下行纤维束：主要有将大脑皮质的神经冲动传至脊髓前角躯体运动神经元、管理骨骼肌随意运动的皮质脊髓侧束和皮质脊髓前束，分别位于外侧索和前索。

（三）脊髓的功能

1. 传导功能   脊髓内的上、下行纤维束是脑与躯干和四肢的感受器、效应器发生联系的重要枢纽。

2. 反射功能   脊髓内有膝反射、排尿反射、排便反射等多种躯体反射、内脏反射的低级中枢。

二、脑

脑位于颅腔内，包括端脑、间脑、中脑、脑桥、延髓和小脑 6 个部分（图 9-8）。常把中脑、脑桥和延髓合称脑干。

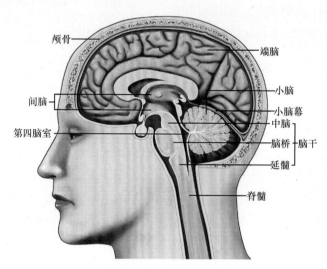

图 9-8   脑的位置和分部

（一）脑干

脑干位于枕骨大孔前上方，上接间脑，下续脊髓，背侧与小脑相连（图 9-8）。

1. 脑干的外形

（1）腹侧面（图 9-9）：延髓腹侧面上部前正中裂的两侧各有一纵形隆起称锥体，锥体内由端脑发出的皮质脊髓束的大部分纤维左、右交叉形成锥体交叉。脑桥腹侧面宽阔膨隆，称基底部，正中线上有纵行浅沟，称基底沟。基底部的两侧逐渐缩窄，连接小脑。中脑腹侧面有一对柱状结构，称大脑脚，其间的凹窝称脚间窝。

（2）背侧面（图 9-10）：延髓背侧面下部的后正中沟两侧各有两个纵行隆起，内侧的称薄束结节，内有薄束核；外侧的称楔束结节，内有楔束核。延髓背侧面上部和脑桥共同形成菱形的凹窝，称菱形窝，即第四脑室底部。中脑背侧面有两对隆起，上方的称上丘，是视觉反射中枢；下方的称下丘，是听觉反射中枢。

与脑干相连的脑神经有 10 对。其中，与中脑相连的有动眼神经和滑车神经；与脑桥相连的有三叉神经、展神经、面神经和前庭蜗神经；与延髓相连的有舌咽神经、迷走神经、副神经和舌下神经。

2. 脑干的内部结构   包括灰质、白质、网状结构等。

（1）灰质：主要位于背侧部，并被纵横走行的纤维所贯穿，分散成许多团状或柱状的神经

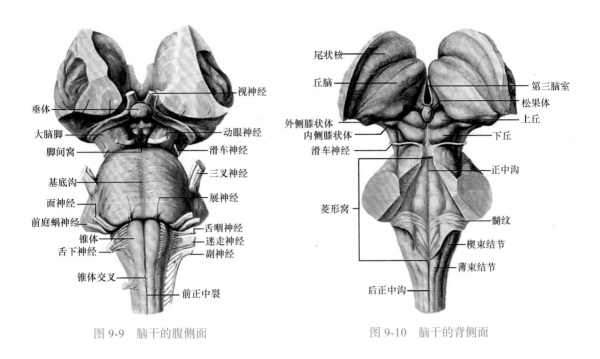

图 9-9　脑干的腹侧面

图 9-10　脑干的背侧面

核。神经核大致分为两类：一类与脑神经相连，称脑神经核（图 9-11），包括脑神经感觉核和脑神经运动核；另一类与脑神经不直接相关，称非脑神经核，如延髓的薄束核、楔束核和中脑内的红核、黑质等，是上、下行传导束的中继核。

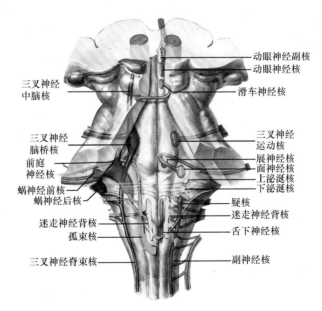

图 9-11　脑神经核在脑干背面的投影

（2）白质：多位于腹侧部和外侧部，由功能不同的纤维束构成。一类为上行纤维束，包括内侧丘系、脊髓丘系、三叉丘系等；另一类为下行传导束，主要是锥体束等。

（3）脑干网状结构：脑干的中央区布满纵横交织的神经纤维，其间散布着大小不等的神经元胞体，这些区域称脑干网状结构，与中枢神经系统的各部有广泛联系，是非特异性投射系统的结构基础。

3. 脑干的功能

（1）传导功能：大脑皮质与脊髓、小脑相互联系的上行、下行纤维束都要经过脑干，脑干具有传导神经冲动的功能。

（2）反射功能：脑干内有多个反射中枢，如延髓有心血管基本中枢和呼吸基本中枢，合称生命中枢。脑桥有角膜反射中枢，中脑有瞳孔对光反射中枢。

（3）脑干网状结构功能：有维持大脑皮质觉醒、调控睡眠、调节骨骼肌张力和内脏活动等功能。

（二）小脑

1. 小脑的位置和外形　小脑位于颅后窝内，在脑桥和延髓的后上方，由中部窄细的小脑蚓和两侧膨隆的小脑半球组成（图9-12）。小脑半球下面近枕骨大孔处有椭圆形隆起，称小脑扁桃体。

（考点：小脑的位置）

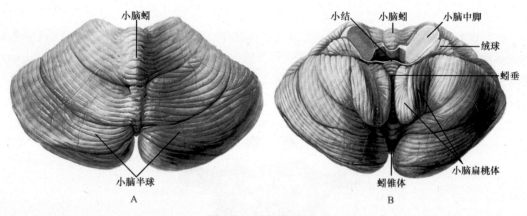

图 9-12　小脑的外形
A. 上面观；B. 下面观

知识链接

小脑扁桃体疝

小脑扁桃体位于枕骨大孔的上方、延髓的后方。颅脑损伤、出血、炎症、肿瘤等可引起颅内压增高，使小脑扁桃体受压，向下嵌入枕骨大孔挤压延髓，形成小脑扁桃体疝。延髓内有"生命中枢"，小脑扁桃体疝发生时，患者可出现剧烈头痛、反复呕吐、颈项强直、呼吸和循环障碍，甚至发生昏迷、呼吸和心跳停止。因此，临床上对颅内压增高的患者应及时采取减压措施。

2. 小脑的内部结构　小脑表面是薄层灰质，称小脑皮质。皮质深面是白质，称小脑髓质。在髓质深部藏有数对神经核，称小脑核，最大的是齿状核。

3. 小脑的功能　主要有维持躯体平衡、调节肌张力和协调肌群随意运动的功能。

小脑与延髓、脑桥之间的腔室，称第四脑室（图9-13）。

（三）间脑

间脑位于中脑与端脑之间（图 9-8），主要包括背侧丘脑、后丘脑和下丘脑等。间脑内的腔室称第三脑室（图 9-13）。

1. 背侧丘脑　又称丘脑，是间脑背侧部的一对卵圆形的灰质核团（图 9-14）。丘脑内部被"Y"形的白质板分隔为 3 部分：前核群、内侧核群和外侧核群。外侧核群腹侧部的后部，称腹后核，为头面部浅感觉和躯干、四肢的深浅感觉等传导通路的中继核。

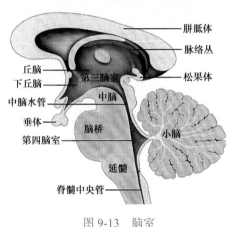

图 9-13　脑室

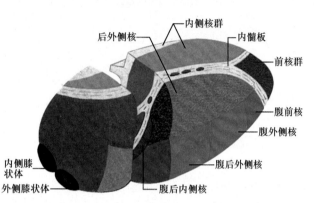

图 9-14　背侧丘脑及后丘脑的核团

2. 后丘脑　在背侧丘脑的后下方，包括一对内侧膝状体和一对外侧膝状体（图 9-14）。内侧膝状体与听觉传导有关，外侧膝状体与视觉传导有关。

3. 下丘脑　位于背侧丘脑的前下方，构成第三脑室下壁和侧壁的下部，包括视交叉、灰结节、乳头体等。灰结节向下移行为漏斗，其末端连有垂体（图 9-13，图 9-15）。

下丘脑内含多个核群，重要的有视上核和室旁核，两核均能分泌抗利尿素和催产素，经漏斗输送至神经垂体贮存，需要时释放入血液。

下丘脑是调节内脏活动的较高级中枢，并对内分泌、体温、摄食、情绪、水及电解质平衡等起重要的调节作用。

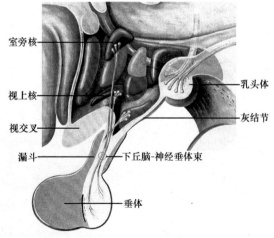

图 9-15　下丘脑核团

（四）端脑

端脑主要由左、右两大脑半球组成。两侧大脑半球之间的深裂，称大脑纵裂，裂底有连接两侧大脑半球的白质板，称胼胝体。端脑与小脑之间的裂隙称大脑横裂。

1. 大脑半球的外形和分叶　大脑半球表面有凹陷的沟、裂和隆起的脑回。每侧大脑半球有上外侧面、内侧面和下面，并借 3 条叶间沟分为 5 叶（图 9-16）。

（1）大脑半球的叶间沟：在大脑半球的上外侧面，由前下走向后上的沟，称外侧沟；由大

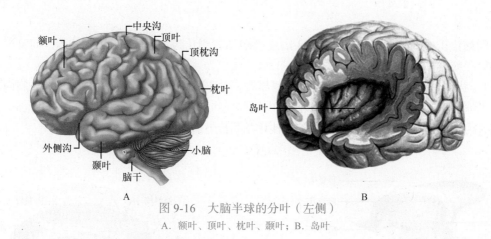

图 9-16　大脑半球的分叶（左侧）

A. 额叶、顶叶、枕叶、颞叶；B. 岛叶

脑半球上缘中点行向前下的沟，称中央沟；在大脑半球的内侧面，由胼胝体末端稍后方斜向后上的沟，称顶枕沟。

（2）大脑半球的分叶：中央沟之前的额叶；中央沟之后的顶叶；外侧沟下方的颞叶；顶枕沟之后的枕叶；外侧沟深面的岛叶。

2. 大脑半球主要的沟和回

（1）上外侧面（图 9-17）：在额叶，中央沟的前方且大致与中央沟平行的沟，称中央前沟，两沟之间为中央前回。在中央前沟的前方有额上、下沟，将中央前回以外的额叶分为额上、中、下回。在顶叶，中央沟的后方且大致与中央沟平行的沟，称中央后沟，两沟之间为中央后回。围绕颞叶颞上沟末端的脑回，称角回。在颞叶，外侧沟的下方且大致与外侧沟平行的沟，称颞上沟，两沟之间为颞上回。在颞上回有伸入外侧沟的几条短而横行的脑回，称颞横回。

（2）内侧面（图 9-18）：胼胝体背面是扣带回，其中部上方是中央旁小叶，扣带回后端向前下延伸为海马旁回，它的前端称钩。扣带回、海马旁回和钩等环绕大脑内侧缘、间脑，总称为边缘叶。枕叶内侧面有前后呈弓状的距状沟。

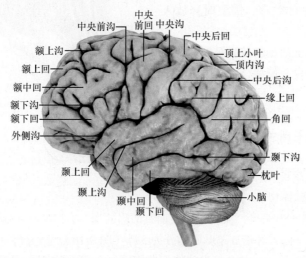

图 9-17　大脑半球的上外侧面（左侧）

（3）下面（图 9-19）：有一椭圆形的嗅球，向后延伸成嗅束，它们与嗅觉传导有关。

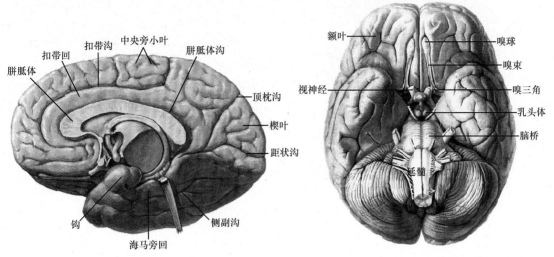

图 9-18　大脑半球的内侧面（右侧）　　　　　图 9-19　端脑的下面

3. 大脑半球的内部结构　大脑半球的表层为灰质，称大脑皮质。深部为白质，称大脑髓质。在大脑半球的基底部，包埋于大脑髓质中的灰质团块，称基底核。大脑半球内的腔室称侧脑室。

（1）大脑皮质及其功能定位：大脑皮质是人体神经功能活动的最高级中枢。其不同部位，有完成某些反射活动的相对集中区，称大脑皮质的功能定位。大脑皮质重要的功能区定位见图 9-20。

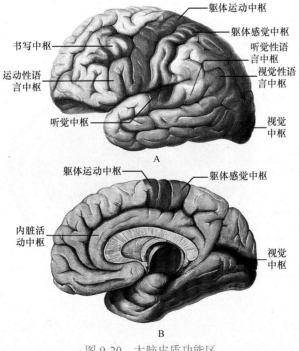

图 9-20　大脑皮质功能区

A. 左大脑半球的上外侧面；B. 右大脑半球的内侧面

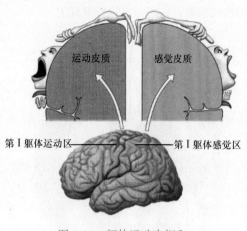

第Ⅰ躯体运动区———　———第Ⅰ躯体感觉区

图 9-21　躯体运动中枢和
躯体感觉中枢投射

1）躯体运动中枢：位于中央前回和中央旁小叶前部，管理对侧半身骨骼肌的随意运动。具有上下倒置（头面部正立）分布、左右交叉管理、代表区面积大小与运动精细程度成正比的特点（图 9-21）。

2）躯体感觉中枢：位于中央后回和中央旁小叶后部，接受对侧半身的感觉冲动，形成不同部位相应的感觉。具有上下倒置（头面部正立）分布、左右交叉管理、代表区面积大小与感觉灵敏度成正比的特点（图 9-21）。

3）视觉中枢：位于枕叶内侧面距状沟两侧，接受视网膜传来的视觉冲动。

4）听觉中枢：位于颞横回，接受双侧内耳传来的听觉冲动。

5）语言中枢：为人类所特有，常位于左侧大脑半球，管理语言功能（图 9-16）。①运动性语言中枢：又称说话中枢，位于额下回后部，紧靠中央前回的下部，若受损，患者与发音有关的肌肉并不瘫痪，能发音，但不能说出代表具体含义的话，称运动性失语症；②书写中枢：位于额中回后部，若受损，患者的手能运动，但丧失了书写文字符号的能力，称失写症；③听觉性语言中枢：又称听话中枢，位于颞上回后部，若受损，患者没有听觉障碍，能听到别人的讲话，但自己讲话混乱而割裂，不能理解别人讲话的意思，称感觉性失语症；④视觉性语言中枢：又称阅读中枢，位于角回，若受损，患者没有视觉障碍，但不理解文字符号的含义，称失读症（视觉性失语症）。

（2）基底核：位于皮质深面的髓质内，靠近脑底。包括尾状核、豆状核和杏仁体等（图 9-22，图 9-23）。

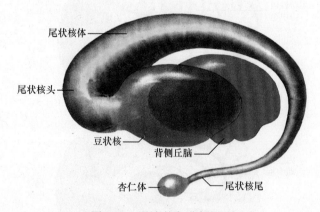

尾状核体———

尾状核头———

豆状核———
　　　　　背侧丘脑

杏仁体———　———尾状核尾

图 9-22　基底核与背侧丘脑

1）尾状核：弯曲如弓，从三面环绕背侧丘脑，末端与杏仁体相连。

2）豆状核：位于岛叶深部，背侧丘脑的外侧。在水平切面上呈三角形，被两个白质薄板层分为 3 部分，外侧部最大称壳，中间部和内侧部合称苍白球（图 9-23）。

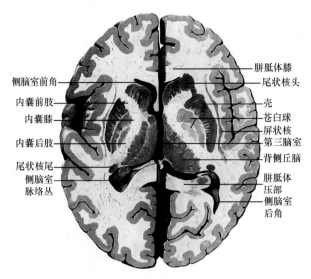

图 9-23 大脑半球水平切面

尾状核和豆状核合称纹状体。由于发生上的时间不同,尾状核和壳称新纹状体,苍白球称旧纹状体。纹状体的主要功能是调节肌张力和协调肌群的运动。

3)杏仁体:连于尾状核的末端,参与边缘系统的构成,与内分泌、情绪、内脏活动等有密切关系。

(考点:基底核的组成)

(3)大脑髓质:位于大脑皮质深面,由 3 种纤维组成。

1)联络纤维:是联系同侧半球回与回、叶与叶之间的纤维,长短不一。

2)连合纤维:是联系左、右大脑半球的大量横行纤维,主要有胼胝体。

3)投射纤维:是大脑皮质与间脑、小脑、脑干、脊髓之间相互联系的上、下行纤维束,主要是内囊(图 9-23,图 9-24)。

内囊是位于背侧丘脑、尾状核与豆状核之间的由上下行纤维束集中形成的宽厚的白质纤维板。在端脑水平切面上,两侧内囊略呈">＜"形。每侧内囊分 3 部分:尾状核头和豆状核之间的部分称内囊前肢,内有上行的丘脑前辐射和下行的额桥束通过;豆状核与背侧丘脑之间的部分称内囊后肢,内有皮质脊髓束、丘脑中央辐射、视辐射和听辐射通过;前、后肢的交界处,称内囊膝,内有皮质核束通

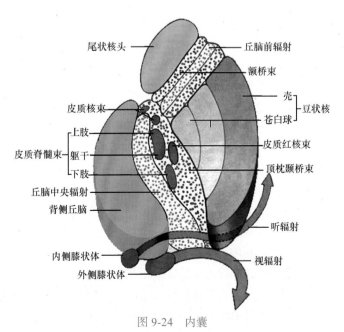

图 9-24 内囊

过。一侧内囊小范围损伤时，可引起对侧肢体偏瘫（皮质脊髓束、皮质核束损伤）和偏身感觉障碍（丘脑中央辐射损伤），较大范围损伤还可有偏盲（视辐射损伤），即出现"三偏综合征"。

（考点：内囊的位置、分部及各部通过的纤维束）

三、脑和脊髓的被膜

脑和脊髓的外面均包有 3 层被膜，由外向内依次为硬膜、蛛网膜和软膜，具有支持、保护脑和脊髓的作用（图 9-25，图 9-26）。

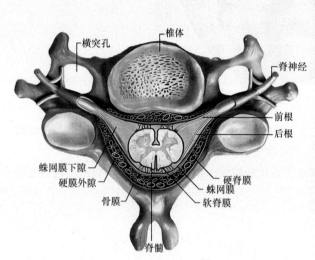

图 9-25　脊髓的被膜

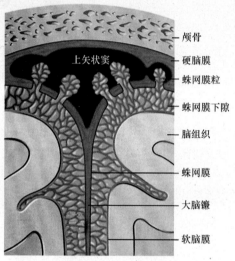

图 9-26　脑的被膜和蛛网膜粒

（一）硬膜

硬膜由厚而坚韧的致密结缔组织构成。包被于脊髓的部分称为硬脊膜，包被于脑的部分称为硬脑膜。

1. 硬脊膜　上端附于枕骨大孔边缘并与硬脑膜延续，下端止于尾骨。硬脊膜与椎管内面的骨膜之间的狭窄腔隙，称为硬膜外隙，内有椎内静脉丛、淋巴管、脂肪及脊神经根等。临床上进行硬膜外麻醉，就是将麻醉药物注入此间隙，以阻滞脊神经的传导。

（考点：硬膜外隙的概念及其临床意义）

2. 硬脑膜　坚韧而有光泽，有如下特点。

（1）硬脑膜由内、外两层构成，两层之间有血管和神经走行。硬脑膜与颅盖骨连结疏松，颅盖骨损伤出血时，易使硬脑膜与颅盖骨剥离而形成硬膜外血肿。硬脑膜与颅底结合较紧密，颅底骨折时，易将硬脑膜连同蛛网膜一起撕裂，导致脑脊液外漏。如颅前窝骨折时，脑脊液可流入鼻腔而形成脑脊液鼻漏。

（2）硬脑膜内层在某些部位形成一些板状结构，对脑起固定和承托作用。主要有伸入大脑纵裂之内的大脑镰和伸入大脑横裂之内的小脑幕（图 9-27）。小脑幕前缘游离，称幕切迹。当小脑幕上部因颅脑病变而引起颅内压增高时，易形成小脑幕切迹疝，压迫邻近的大脑脚和动眼神经。

（3）硬脑膜在某些部位内、外两层彼此分开，衬以内皮细胞形成特殊的颅内静脉管道，称硬脑膜窦。主要的硬脑膜窦有上矢状窦、下矢状窦、直窦、窦汇、横窦、乙状窦和海绵窦等（图9-27）。硬脑膜窦收集脑的静脉血经乙状窦入颈内静脉。

（二）蛛网膜

蛛网膜位于硬膜与软膜之间（图9-26），为一层缺乏血管和神经的半透明结缔组织薄膜。蛛网膜与软膜之间的腔隙，称为蛛网膜下隙，其内充满脑脊液。蛛网膜下隙在某些部位扩大称为蛛网膜下池，如位于小脑与延髓之间的小脑延髓池，位于脊髓末端与第2骶椎水平之间的终池。终池内无脊髓，只有马尾和终丝泡在脑脊液中。临床上常在终池或小脑延髓池进行穿刺，抽取脑脊液进行检查。

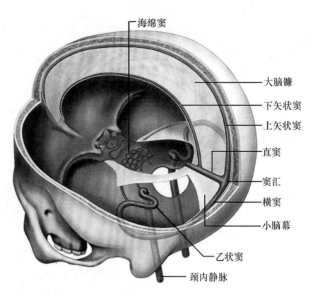

图 9-27　硬脑膜及硬脑膜窦

脑蛛网膜在上矢状窦的两侧形成许多突起，突入上矢状窦内，称蛛网膜粒。脑脊液经蛛网膜粒渗入硬脑膜窦内，回流入静脉。

（考点：蛛网膜下隙的概念及其临床意义）

知识链接

腰椎穿刺术

腰椎穿刺术是将穿刺针刺入蛛网膜下隙，抽取脑脊液进行检查或注射药物进行临床诊断或治疗的一项技术。根据脊髓的位置，成人常选择在第3、4腰椎棘突间隙，小儿选择在第4、5腰椎棘突间隙进行穿刺可不伤及脊髓。左、右髂嵴最高点的连线经过第4腰椎棘突，在该标志线上方或下方的棘突间隙作为穿刺点均可（图9-28）。穿刺针由浅入深依次穿经皮肤、浅筋膜、棘上韧带、棘间韧带、黄韧带、硬膜外隙、硬脊膜、蛛网膜而达蛛网膜下隙。

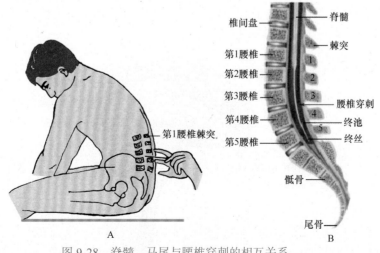

图 9-28　脊髓、马尾与腰椎穿刺的相互关系

A. 穿刺点；B. 终池

（三）软膜

软膜为一层薄而透明、富有血管的结缔组织薄膜，紧贴在脑和脊髓的表面（图 9-25，图 9-26），并伸入它们的沟裂内，分别称软脑膜和软脊膜。在各脑室的一定部位，软脑膜和血管的反复分支共同突入脑室内，形成脉络丛。脉络丛是产生脑脊液的主要结构。

四、脑脊液及其循环

（一）脑室

1. 侧脑室　左右各一（图 9-13，图 9-29），分别位于左、右大脑半球内，经室间孔通第三脑室。

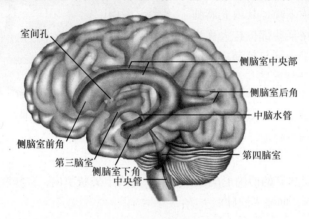

图 9-29　各脑室的侧面投影

2. 第三脑室　为位于背侧丘脑、下丘脑之间的矢状裂隙，借中脑水管通第四脑室（图 9-13，图 9-29）。

3. 第四脑室　位于延髓、脑桥与小脑之间，向下通脊髓中央管；向背侧借第四脑室正中孔和外侧孔与蛛网膜下隙相通（图 9-13，图 9-29）。

（二）脑脊液及其循环途径

脑脊液是脑室脉络丛产生的无色透明的液体，充满于脑室、蛛网膜下隙和脊髓中央管内，对脑和脊髓有保护、营养、运输代谢产物及调节颅内压等作用（图 9-30）。成人脑脊液总量平均约 150ml，处于不断产生、循环和回流的平衡状态中。

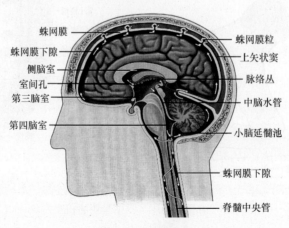

图 9-30　脑脊液循环

由侧脑室脉络丛产生的脑脊液经室间孔流至第三脑室，与第三脑室脉络丛产生的脑脊液一起，经中脑水管流入第四脑室，再汇合第四脑室脉络丛产生的脑脊液一起经第四脑室正中孔和外侧孔流入蛛网膜下隙，使脑、脊髓和脑神经、脊神经根浸泡其中，然后再经蛛网膜粒渗透入上矢状窦，回流入静脉。脑脊液循环发生障碍时，可引起脑积水或颅内压增高。

（考点：脑脊液的产生部位及循环途径）

五、脑和脊髓的血管

（一）脑的血管

1. 脑的动脉　来自颈内动脉和椎动脉（图 9-31）。颈内动脉供应大脑半球前 2/3 和间脑一部分；椎动脉供应大脑半球后 1/3、间脑后部、小脑和脑干。脑的动脉分为皮质支和中央支，皮质支营养皮质和浅层髓质；中央支营养间脑、基底核和内囊等。

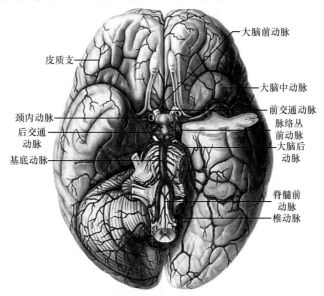

图 9-31　脑底的动脉

（1）颈内动脉：自颈动脉管入颅腔后，分支营养脑和眼球等，主要分支如下。

1）大脑前动脉：在大脑纵裂内沿胼胝体上方后行，与对侧的同名动脉借前交通动脉相连。皮质支分布于顶枕沟以前的大脑半球内侧面和上外侧面上缘的部分；中央支供应尾状核、豆状核前部和内囊前肢（图 9-32）。

2）大脑中动脉：为颈内动脉主干的延续，向外沿大脑外侧沟走行。皮质支分布于岛叶和大脑半球上外侧面顶枕沟以前的大部分（图 9-33）。中央支供应尾状核、豆状核的大部分和内囊膝及后肢的前部。在起始部发出数支中央支供应豆状核的大

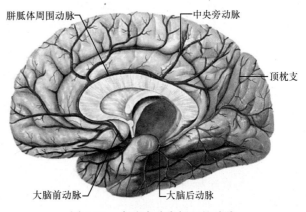

图 9-32　大脑半球内侧面的动脉

部分、尾状核和部分内囊（图 9-34）。动脉硬化或高血压的患者，中央支易破裂而导致脑出血。

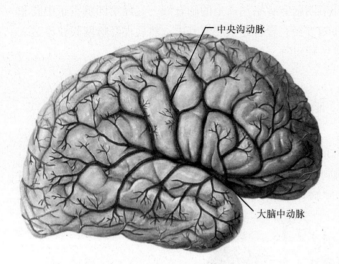

图 9-33 大脑半球上外侧面的动脉

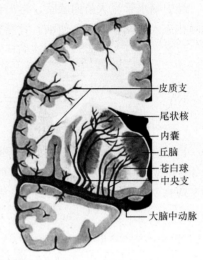

图 9-34 大脑中动脉的皮质支和中央支

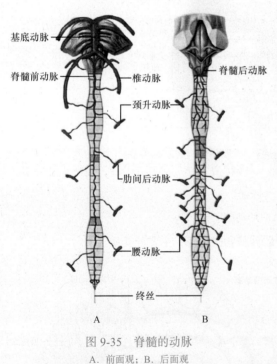

图 9-35 脊髓的动脉

A. 前面观；B. 后面观

3）后交通动脉：在视束下面后行，与大脑后动脉吻合。

（2）椎动脉：起自锁骨下动脉，向上穿经第 6～1 颈椎的横突孔，经枕骨大孔入颅后窝，在脑桥的基底部，左、右椎动脉合成一条基底动脉。基底动脉分为左、右大脑后动脉。椎动脉和基底动脉发出分支营养脑和脊髓的相应部位（图 9-31）。

（3）大脑动脉环：又称 Willis 环，环绕视交叉、灰结节和乳头体。由前交通动脉、两侧大脑前动脉、两侧颈内动脉、两侧后交通动脉和两侧大脑后动脉吻合而成（图 9-31）。当大脑动脉环中的某一处发生阻塞时，可在一定程度上通过此环使血液重新分配而起代偿作用。

2. 脑的静脉　不与动脉伴行，主要收集脑和眼的静脉血，最后汇入颈内静脉。

（二）脊髓的血管

1. 动脉　包括从椎动脉分出的脊髓前、后动脉和一些节段性动脉（图 9-35）。

2. 静脉　静脉血先汇集于脊髓前、后静脉，再注入硬膜外隙内的椎内静脉丛。

六、血 - 脑屏障

在中枢神经系统内，脑和脊髓的神经元与毛细血管内的血液之间存在的由连续性毛细血管的内皮、基膜和星形胶质细胞构成的一层屏障结构，称血 - 脑屏障，可阻止一些大分子物质和致病微生物侵入，具有维持中枢神经系统内环境的相对稳定等作用。

第 3 节　周围神经系统

案例 9-2　　患者，男，23 岁。因骑摩托车不慎摔到，右肘部着地受伤而急诊住院。查体：右臂中下部压痛、肿胀，右上肢活动障碍；右"虎口区"皮肤感觉消失，不能伸腕和掌指关节，抬前臂时呈"垂腕"状态。X 线片显示右臂肱骨中、下 1/3 交界处骨折。临床诊断：右臂肱骨中、下 1/3 交界处骨折合并桡神经损伤。

问题：1. 为什么肱骨中、下 1/3 交界处骨折易合并桡神经损伤？
　　　2. 为什么患者会出现"垂腕"症状？

一、脊　神　经

（一）概述

脊神经共 31 对，包括颈神经 8 对、胸神经 12 对、腰神经 5 对、骶神经 5 对和尾神经 1 对。每条脊神经都含有躯体感觉纤维、躯体运动纤维、内脏感觉纤维和内脏运动纤维 4 种成分。每条脊神经都由前根和后根在椎间孔处汇合而成（图 9-3），前根由运动性纤维组成，后根由感觉性纤维组成，故每条脊神经都是混合性神经。脊神经出椎间孔后随即分为前后两支，后支较细小，就近发出分支布于项、背、腰骶部的肌肉和皮肤，前支较粗大，除胸神经前支尚保持明显的节段性分布的特征外，其余脊神经前支则组成相应的神经丛，再分支分布于相应的部位。

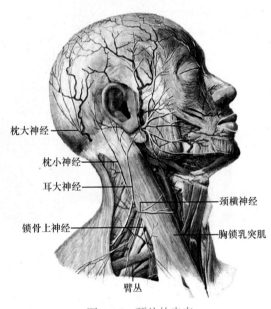

枕大神经
枕小神经
耳大神经
锁骨上神经
颈横神经
胸锁乳突肌
臂丛

图 9-36　颈丛的皮支

> **知识链接**
>
> ### 注射性神经损伤和体位性神经损伤的预防（概述）
>
> 　　临床护理中，如果不熟悉局部的解剖关系或不遵循操作规范，在肌内注射时将刺激性较强的药物直接注入神经干或其周围，或静脉注射时药物漏至血管外神经干周围，造成神经组织不同程度的损伤和功能障碍，引起注射性神经损伤，严重者可导致残疾。
>
> 　　临床护理中，有时由于操作不当，可能会造成体位性神经损伤。如：①某些神经位置较浅，若较长时间处于某种特殊体位，特别是长期昏迷或麻醉状态下的患者，失去了自我调整体位的能力，易造成神经伤损伤；②当身体的某一部位在外力的作用下，产生突然、过度的位置变化时，周围神经可因过分牵拉而损伤。
>
> 　　注射性神经损伤和体位性神经损伤的预防，应引起医护人员的高度重视。

（二）脊神经的前支和神经丛

1. 颈丛　颈丛由第 1～4 颈神经的前支组成，位于胸锁乳突肌的深面，发出浅支和深支。

颈丛浅支位置表浅，自胸锁乳突肌后缘中点浅出，呈放射状分布于颈部、头后部、耳部及肩部的皮肤（图 9-36）。颈部表浅手术时，可在胸锁乳突肌后缘中点麻醉颈丛浅支。

颈丛的深支主要是膈神经（图 9-37）。膈神经由胸廓上口入胸腔，下行至膈，其运动纤维支配膈，感觉纤维主要分布于胸膜、心包及膈下面的腹膜，右膈神经的感觉纤维还分布于肝、胆囊和胆道。

2. 臂丛　臂丛（图 9-37）由第 5～8 颈神经前支和第 1 胸神经前支的大部分纤维组成。臂丛在锁骨中点后方比较集中，位置表浅，常作为臂丛阻滞麻醉的部位。臂丛的主要分支如下（图 9-38）。

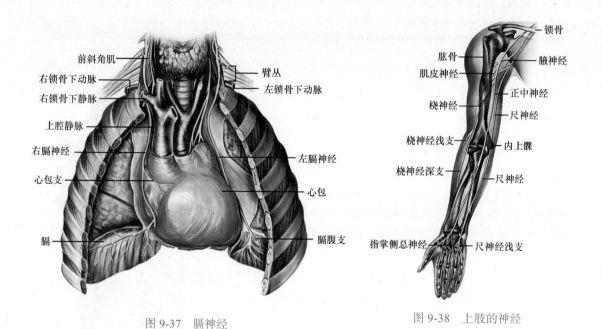

图 9-37　膈神经

图 9-38　上肢的神经

注射性神经损伤和体位性神经损伤的预防（臂丛损伤）

受损部位和原因：①臂丛在锁骨深面的上、下方比较集中。上肢手术时，常作臂丛麻醉，如操作不当将麻醉药直接注入神经干，则可造成损伤。②肩关节处于解剖学位置时臂丛呈松弛状态，当肩关节外展并后伸时，臂丛及 5 大分支均受到牵拉。特别是患者处于麻醉或昏迷状态，肩关节过度外展并伴有旋转位，头部过度偏向对侧时易造成臂丛后束、桡神经或腋神经近段等神经牵拉伤。

损伤后表现：出现受损神经所支配的肌肉运动障碍和分布区域皮肤感觉障碍。

（1）腋神经：腋神经绕肱骨外科颈行向后外，分布于三角肌等处。肱骨外科颈骨折时，易伤及腋神经，致三角肌瘫痪，臂不能外展。

（2）肌皮神经：肌皮神经的肌支支配肱二头肌等臂肌前群；皮支分布于前臂外侧部的皮肤。

（3）正中神经：正中神经的肌支支配前臂肌前群桡侧大部分肌、手肌外侧群及中间群的部分；皮支分布于掌心鱼际、桡侧三个半指掌面的皮肤等（图 9-39）。

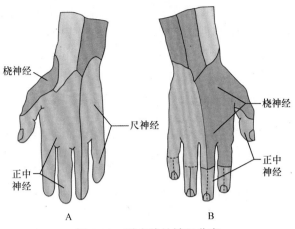

图 9-39　手皮肤的神经分布

A. 前面观；B. 后面观

注射性神经损伤和体位性神经损伤的预防
（正中神经损伤）

受损部位和原因：正中神经位居肘窝正中，位置表浅，肘正中静脉常斜跨其浅层。在肘窝段做静脉注射时，若针刺神经或药液外漏可致正中神经损伤。

损伤后表现：前臂不能旋前，屈腕力减弱，示指、拇指不能屈曲，拇指不能对掌，鱼际肌萎缩，手掌变平坦，称"猿手"（图 9-40）。手的掌侧面桡侧半皮肤感觉障碍。

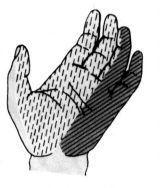

图 9-40　"猿手"

（4）尺神经：尺神经的肌支支配前臂肌前群尺侧小部分肌、部分手肌。皮支布于尺侧一个半指掌侧皮肤及相应的手掌皮肤、尺侧两个半指背皮肤及相应的手背皮肤（图 9-39）。

注射性神经损伤和体位性神经损伤的预防
（尺神经损伤）

受损部位和原因：①当臂部外展并后伸时，臂内侧若贴于床缘、担架边缘等硬物体上，易伤及尺神经。②在肱骨内上髁后方的尺神经沟处，尺神经的位置表浅又贴近骨面，如果该处受到有棱角硬物撞击或长时间置于手术台边缘，也易伤及尺神经。

损伤后表现：屈腕力减弱，拇指不能内收，小鱼际肌萎缩，第4、5指的掌指关节过伸而指骨间关节弯曲，成"爪形手"（图 9-41）。皮肤感觉障碍以手掌、手背内侧缘和小指明显。

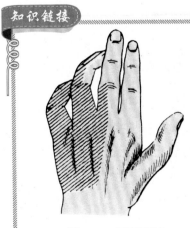

图 9-41　"爪形手"

（5）桡神经：桡神经的肌支支配臂肌后群、前臂肌后群和肱桡肌；皮支布于臂和前臂的背面皮肤以及手背桡侧半和桡侧两个半指背的皮肤。肱骨中段骨折时，可伤及桡神经，致"垂腕症"。

知识链接

注射性神经损伤和体位性神经损伤的预防
（桡神经损伤）

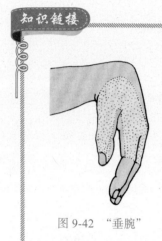

图9-42 "垂腕"

受损部位和原因：①三角肌中、下1/3区的后部肌层较薄，桡神经在该部位的深面由内上向外下走行，在此区作肌肉或皮下注射时，若进针过深，可造成桡神经损伤。②桡神经在肱骨中段沿桡神经沟旋向外下，此段桡神经紧贴骨面。如果上肢保持外展位，臂中段后外侧面置于床缘、手术台边缘、担架边缘时，可伤及桡神经。

损伤后表现：桡神经损伤后前臂伸肌瘫痪，表现为不能伸腕和伸指，抬前臂时呈"垂腕"状（图9-42）。感觉障碍以前臂背面和手背桡侧半皮肤明显。

3. 胸神经前支 胸神经前支共12对。第1～11对胸神经前支，行于相应的肋沟内，称肋间神经；第12对行于第12肋下方，称肋下神经。胸神经前支发出肌支分布于肋间内、外肌及腹壁前外侧群肌；皮支在胸、腹壁皮肤的分布有明显的节段性，呈环带状分布（图9-43）。其分布规律是：T_2在胸骨角平面；T_4在乳头平面；T_6在剑突平面；T_8在肋弓下缘平面；T_{10}在脐平面；T_{12}在脐与耻骨联合上缘连线的中点平面。了解胸神经的分布规律，在麻醉平面的判断、脊髓疾病的定位诊断等方面有重要的临床意义。

（考点：胸神经前支的节段性分布概况）

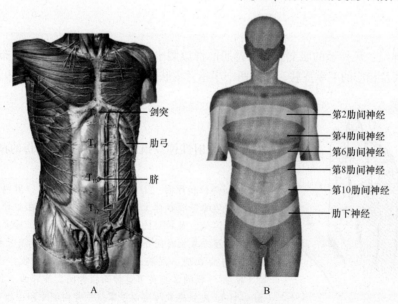

剑突
肋弓
脐

第2肋间神经
第4肋间神经
第6肋间神经
第8肋间神经
第10肋间神经
肋下神经

A   B

图9-43 胸神经前支的节段性分布
A. 神经走行；B. 神经分布区域

4. 腰丛 腰丛由第12胸神经前支的一部分及第1~3腰神经前支和第4腰神经前支的一部分组成,位于腰大肌的深面,其主要分支如下(图9-44)。

(1)股神经:股神经经腹股沟韧带深面进入股三角内,位于股动脉外侧。肌支支配股四头肌、缝匠肌等;皮支分布于大腿前面、小腿内侧面及足内侧缘皮肤。

(2)闭孔神经:穿闭孔到大腿内侧,分布于大腿内侧群肌及皮肤。

5. 骶丛 骶丛由第4~5腰神经前支组成的腰骶干和全部的骶、尾神经前支组成(图9-44)。位于骶骨和梨状肌前面。骶丛分支布于臀部、会阴、下肢相应部位的肌和皮肤,坐骨神经为其主要的分支(图9-45)。

坐骨神经为全身最粗长的神经,经梨状肌下孔出骨盆,在臀大肌深面,经股骨大转子与坐骨结节连线的中点下行至股后部,于股二头肌深面达腘窝,在腘窝上角附近分为胫神经和腓总神经(图9-45)。坐骨神经在大腿后部发出肌支支配股二头肌、半腱肌和半膜肌。做臀部肌内注射时,应注意选择正确的部位,以免损伤坐骨神经。

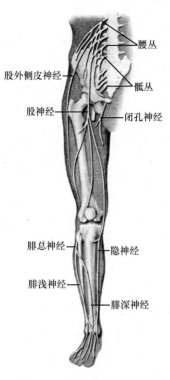

图9-44 下肢前面的神经

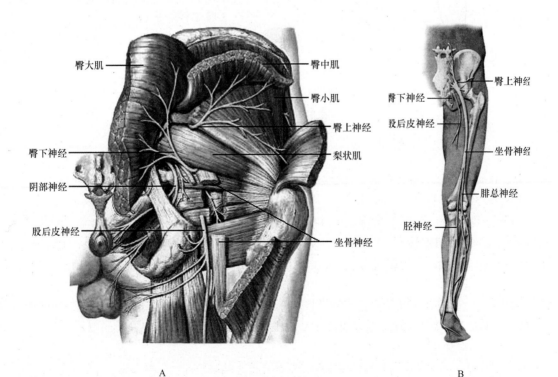

图9-45 下肢后面的神经

A. 臀部的神经;B. 下肢后面的神经主干

知识链接

注射性神经损伤和体位性神经损伤的预防（坐骨神经损伤）

受损部位和原因：①臀部肌肉注射抗生素等药物时，若注射部位偏内下，误将药物直接注入坐骨神经或其周围，造成坐骨神经损伤。②坐骨神经在臀大肌下缘处位较浅，昏迷或瘫痪患者臀下放置便盆时间过长且便盆边缘放置于臀大肌下缘处、易伤及坐骨神经。

损伤后表现：坐骨神经损伤主要引起放射性疼痛，股后群肌、小腿肌、足肌瘫痪，小腿大部分皮肤感觉障碍。如损伤范围局限于胫神经，则出现小腿后群肌无力，足不能跖屈和内翻，呈背屈和外翻位，称"钩状足"（图9-46A），小腿后面和足底皮肤感觉障碍。

（1）胫神经：沿腘窝的中线下降，经小腿三头肌深面至内踝的后方达足底，分为足底内侧神经和足底外侧神经。胫神经分布于小腿肌后群及小腿后面的皮肤。足底内、外侧神经布于足底肌和皮肤。

（2）腓总神经：沿腘窝的外侧缘下降，绕至腓骨颈的外下方，分为腓浅神经和腓深神经。腓浅神经发出肌支支配小腿肌外侧群，皮支布于小腿外侧、足背和部分足趾的皮肤。腓深神经发出肌支支配小腿肌前群，皮支布于第1、2趾相对缘的皮肤。

（考点：坐骨神经的行程及分布）

知识链接

注射性神经损伤和体位性神经损伤的预防（腓总神经损伤）

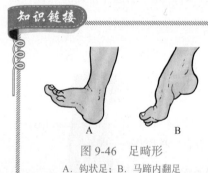

图9-46　足畸形
A. 钩状足；B. 马蹄内翻足

受损部位和原因：腓总神经绕腓骨颈处位置表浅，表面仅覆有皮肤和浅筋膜。若长时间处于侧卧位伴下肢屈曲，小腿外侧面受压或垫在硬物上，易伤及腓总神经。

损伤后表现：腓总神经损伤主要表现为足不能背屈，足下垂并内翻，行走时呈"跨阈步态"，称"马蹄内翻足"（图9-46B）。小腿外侧面和足背皮肤感觉障碍。

二、脑　神　经

（一）概述

脑神经共12对，用罗马数字表示其顺序：Ⅰ嗅神经、Ⅱ视神经、Ⅲ动眼神经、Ⅳ滑车神经、Ⅴ三叉神经、Ⅵ展神经、Ⅶ面神经、Ⅷ前庭蜗神经、Ⅸ舌咽神经、Ⅹ迷走神经、Ⅺ副神经、Ⅻ舌下神经（图9-47），可简述为：Ⅰ嗅Ⅱ视Ⅲ动眼，Ⅳ滑Ⅴ叉Ⅵ（外）展，Ⅶ面Ⅷ前Ⅸ舌咽，迷副舌下十二全。

根据脑神经内所含纤维成分的不同，将其分为感觉性脑神经（Ⅰ、Ⅱ、Ⅷ）、运动性脑神经（Ⅲ、Ⅳ、Ⅵ、Ⅺ、Ⅻ）和混合性脑神经（Ⅴ、Ⅶ、Ⅸ、Ⅹ）。

（二）十二对脑神经

1. 嗅神经　起于鼻腔内黏膜的嗅细胞，穿筛孔连于端脑嗅球，传导嗅觉。

2. 视神经　起于视网膜，经视神经管入颅腔，经视交叉、视束连于间脑外侧膝状体，传导视觉。

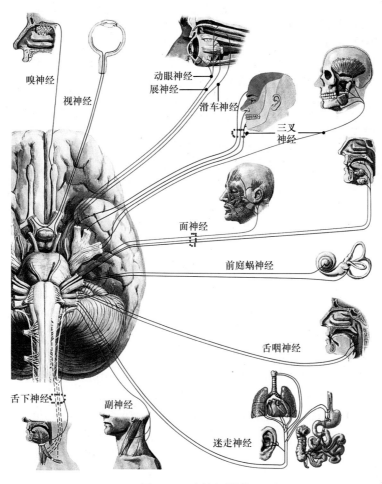

图 9-47 脑神经概况

3.动眼神经　由中脑发出，进入眶内。躯体运动纤维支配大部分眼球外肌；内脏运动纤维（副交感纤维）支配瞳孔括约肌和睫状肌。

4.滑车神经　由中脑发出，进入眶内，支配上斜肌。

5.三叉神经　连于脑桥，分为眼神经、上颌神经和下颌神经3支（图9-48）。

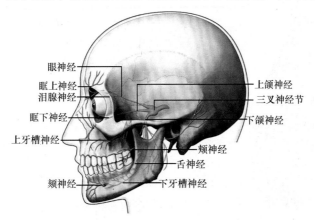

图 9-48 三叉神经皮支分布

（1）眼神经：分布于泪腺、眼球结膜、鼻背及睑裂以上的皮肤。

（2）上颌神经：分布于上颌窦、鼻腔和口腔顶的黏膜、上颌牙和牙龈及睑裂与口裂间的皮肤。

（3）下颌神经：为混合神经，其感觉纤维布于下颌的牙、牙龈、口腔底、舌前 2/3 黏膜及口裂至下颌骨下缘的皮肤；其运动纤维支配咬肌等咀嚼肌。

知识链接

角膜反射

当一侧角膜受到刺激时，引起两侧眼轮匝肌收缩而出现急速闭眼，此现象称为角膜反射。由三叉神经和面神经共同完成，角膜反射的感受器在角膜。其传导通路是：角膜受到刺激后神经冲动沿眼神经→三叉神经→三叉神经感觉核群→脑桥网状结构→两侧面神经核→面神经颞支→引起眼轮匝肌的收缩，出现闭眼动作。角膜反射为防御性反射，通过反射保护角膜以免受到伤害。临床上常检查昏迷患者的角膜反射情况。

6. 展神经　由脑桥发出，进入眶内，支配外直肌。

7. 面神经　连于脑桥。躯体运动纤维出颅，支配面肌；躯体感觉纤维传导小部分耳部皮肤的浅感觉及面肌的本体觉冲动。内脏感觉纤维布于舌前 2/3 味蕾；内脏运动纤维支配下颌下腺、舌下腺和泪腺的分泌。

8. 前庭蜗神经　连于脑桥，由前庭神经和蜗神经组成，分布于内耳。前庭神经传导位置（平衡）觉，蜗神经传导听觉。

9. 舌咽神经　连于延髓。内脏感觉纤维分布于舌后 1/3 的黏膜和味蕾、咽、颈动脉窦和颈动脉体；内脏运动纤维支配腮腺的分泌；躯体感觉纤维分布于耳后皮肤；躯体运动纤维支配咽肌。

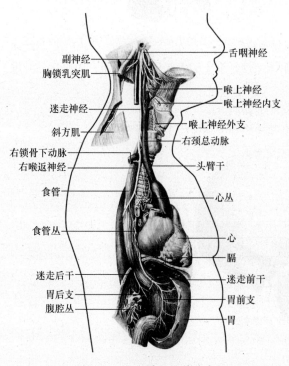

图 9-49　迷走神经及其分支

副神经
胸锁乳突肌
迷走神经
斜方肌
右锁骨下动脉
右喉返神经
食管
食管丛
迷走后干
胃后支
腹腔丛

舌咽神经
喉上神经
喉上神经内支
喉上神经外支
右颈总动脉
头臂干
心丛
心
膈
迷走前干
胃前支
胃

10. 迷走神经　连于延髓，随食管穿膈达腹腔（图 9-49）。迷走神经在颈、胸、腹部发出许多分支，分布于呼吸道、心、肺、肝、胆囊、脾、胰、肾、胃、结肠左曲以上肠管。其主要分支如下。

（1）喉上神经：喉上神经在颈部发自迷走神经干，下行分内、外两支（图 9-49，图 9-50）。外支支配环甲肌；内支穿甲状舌骨膜入喉，分布于舌根、会厌和声门裂以上的喉黏膜。

（2）喉返神经：右喉返神经在颈根部发自主干，勾绕右锁骨下动脉；左喉返神经在上纵隔发自主干，勾绕主动脉弓（图 9-49，图 9-50）。二者返回颈部，沿食管与气管之间的沟上行入喉，运动纤维支配除环甲肌以外的所有喉肌；感觉纤维分布于声门裂以下的喉黏膜。

11. 副神经　由延髓发出，支配胸锁乳突肌和斜方肌。

12. 舌下神经　自延髓出脑，支配舌

肌。一侧舌下神经完全损伤，同侧舌肌瘫痪，伸舌时，因患侧颏舌肌瘫痪，健侧颏舌肌的伸舌力量大于患侧，故舌尖偏向患侧。

三、内脏神经

分布于内脏、心血管和腺体的神经，称内脏神经，按性质可分为内脏运动神经和内脏感觉神经。

内脏感觉神经布于内脏、心血管等处，将这些地方的感觉传入相应的中枢，参与完成对内脏活动的调节。

内脏运动神经分为交感神经和副交感神经（表 9-1），控制和调节动、植物共有的新陈代谢活动，故也称之为植物性神经，通常不受意识控制，故又称其为自主神经。内脏运动神经自低级中枢至效应器的神经通路由两级神经元组成。第 1 级神经元称节前神经元，胞体位于脑或脊髓内，由它们发出的纤维称节前纤维；第 2 级神经元称节后神经元，由它们发出的纤维称节后纤维（图 9-51）。

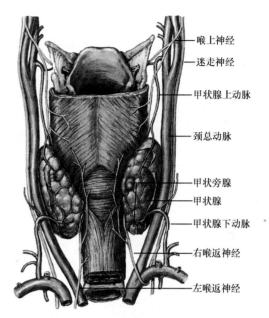

图 9-50 喉上神经和喉返神经

喉上神经
迷走神经
甲状腺上动脉
颈总动脉
甲状旁腺
甲状腺
甲状腺下动脉
右喉返神经
左喉返神经

表 9-1 交感神经与副交感神经的比较

	交感神经	副交感神经
低级中枢位置	脊髓 $T_1 \sim L_3$ 节段的侧角内	脑干内的副交感神经核、脊髓第 2～4 骶节的骶副交感神经核
神经节	椎旁神经节和椎前神经节	器官旁神经节和器官内神经节
节前、节后纤维	节前纤维短，节后纤维长	节前纤维长，节后纤维短
分布范围	广泛，除分布于头颈、胸腔、腹腔、盆腔器官外，还分布于全身的血管、汗腺和竖毛肌	较局限，汗腺、竖毛肌、大部分血管及肾上腺髓质无副交感神经分布

（一）交感神经

1. 低级中枢　为交感神经节前神经元胞体，位于脊髓 $T_1 \sim L_3$ 节段侧角内。

2. 交感神经节　位于脊柱两侧的椎旁节，共有 22～24 对和 1 个奇节；位于脊柱的前方的椎前节，包括腹腔神经节、主动脉肾神经节等。

3. 交感神经节前纤维　是脊髓侧角交感神经节前神经元发出的纤维。它们随脊神经前根出椎间孔后，到达椎旁节或椎前节更换神经元。

4. 交感神经节后纤维　是椎旁节或椎前节内的节后神经元发出的纤维，分布于相应的器官。

（考点：交感神经的低级中枢）

（二）副交感神经

1. 低级中枢　为副交感神经节前神经元胞体，包括位于脑干内的 4 对副交感神经核（动眼神经副核、上泌涎核、下泌涎核和迷走神经背核）和脊髓 $S_{2\sim4}$ 节段的骶副交感核。

2. 副交感神经节　包括器官旁节和器官内节。器官旁节位于所支配器官的附近；器官内节

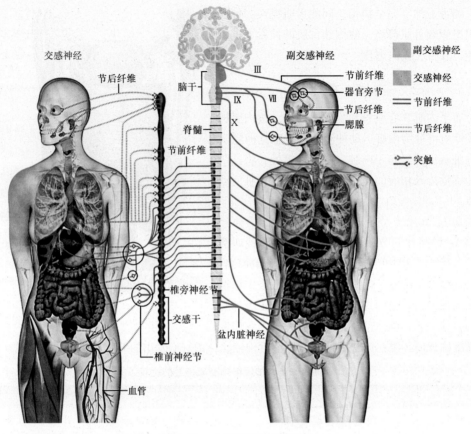

图 9-51　内脏运动神经概观

位于所支配器官的壁内，数量较多。

3. **副交感神经节前纤维**　是脑干副交感核和脊髓骶副交感核内的节前神经元发出的纤维。脑干副交感核发出的神经纤维分别加入第Ⅲ、Ⅶ、Ⅸ、Ⅹ对脑神经，脊髓骶副交感核发出的纤维加入盆内脏神经，到达器官旁节或器官内节更换神经元。

4. **副交感神经节后纤维**　是器官旁节或器官内节的节后神经元发出的纤维，分布于相应的器官。

（考点：副交感神经的低级中枢）

第4节　神经系统传导通路

案例 9-3　　患者，女，59岁。有高血压病史，因激动后突然昏倒，不省人事，急诊入院。经抢救，2天后患者意识恢复，查体发现：①左侧肢体瘫痪，腱反射亢进；②左半身深、浅感觉丧失；③双眼左侧半视野偏盲。

问题：1. 患者的病变部位在何处，病变累及哪些结构？

2. 运用神经系统传导通路知识解释出现上述症状的原因。

神经系统传导通路是大脑皮质与感受器、效应器之间的通路，包括感觉（上行）传导通路和运动（下行）传导通路两大类。感觉传导通路的作用是将感受器接受刺激而产生的神经冲动传至大脑皮质，产生感觉；运动传导通路的作用是将大脑皮质发出的冲动传至效应器，引起相应的生理效应。

一、感觉传导通路

感觉传导通路具有以下特点：①一般由三级神经元组成；②第2级神经元发出的神经纤维交叉至对侧上行；③大都数在背侧丘脑换神经元；④都经过内囊；⑤投射到大脑皮质特定的感觉功能中枢，产生特定的感觉。

（一）躯干和四肢的本体觉及精细触觉传导通路

本体感觉又称深感觉，是指肌、肌腱和关节的位置觉、运动觉和振动觉。精细触觉是指辨别物体的纹理粗细和体表两点之间距离的感觉。

第1级神经元胞体位于脊神经节内，其周围突分布于躯干和四肢的肌、腱、关节及皮肤的感受器，中枢突经后根进入脊髓后索，其中来自 T_5 以下的中枢突形成薄束，来自 T_4 以上的形成楔束，两束上行至延髓；第2级神经元胞体在延髓的薄束核和楔束核内，发出的纤维交叉至对侧，形成内侧丘系上行到达背侧丘脑；第3级神经元胞体在背侧丘脑腹后核，发出的纤维经内囊投射到大脑皮质中央后回上 2/3 部和中央旁小叶后部（图9-52）。

（二）躯干和四肢的痛、温度、粗触觉传导通路

第1级神经元胞体在脊神经节，其周围突布于躯干和四肢皮肤的感受器，中枢突经后根进入脊髓；第2级神经元胞体在脊髓后角内，发出的纤维先上升1～2个脊髓节段后再交叉至对侧，经脑干形成脊髓丘脑束上行到达背侧丘脑；第3级神经元胞体在背侧丘脑腹后核，发出的纤维经内囊投射到大脑皮质中央后回上 2/3 部和中央旁小叶后部（图9-53）。

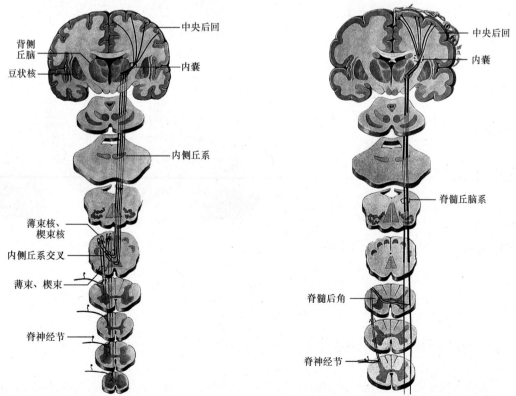

图 9-52　躯干和四肢的本体觉及精细触觉传导通路　　图 9-53　躯干和四肢的痛、温、粗触觉传导通路

（三）头面部的痛、温度、粗触觉传导通路

第1级神经元胞体位于三叉神经节内，其周围突经三叉神经分布于头面部皮肤、黏膜等的有关感受器，中枢突进入脑干；第2级神经元胞体在三叉神经感觉核群内，发出的纤维交叉至对侧，形成三叉丘系上行到达背侧丘脑；第3级神经元胞体在丘脑腹后核，发出的纤维经内囊投射到中央后回下1/3部（图9-54）。

（四）视觉传导通路

视网膜的感光细胞（视锥细胞、视杆细胞）感受光刺激后，并将其转换为神经冲动，经第1级神经元双极细胞传给第2级神经元节细胞；节细胞发出的纤维组成视神经进入颅腔，来自视网膜鼻侧半的纤维左、右相互交叉，来自视网膜颞侧半的纤维不交叉，构成视交叉，来自对侧视网膜鼻侧半的纤维和来自同侧视网膜颞侧半的纤维组成一侧视束，到达外侧膝状体；第3节神经元胞体在外侧膝状体，发出的纤维组成视辐射，经内囊投射到枕叶距状沟两侧的皮质（图9-55）。

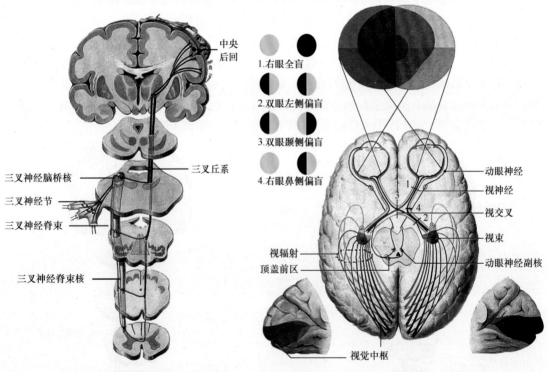

图 9-54　头面部的痛、温、粗触觉传导通路　　　　图 9-55　视觉传导通路

视束的一部分纤维进入中脑的上丘，参与瞳孔对光反射。

二、运动传导通路

运动传导通路包括锥体系和锥体外系。

（一）锥体系

锥体系是大脑皮质控制骨骼肌随意运动的下行纤维束，主要管理骨骼肌的随意运动，由上运动神经元和下运动神经元组成。上运动神经元是位于中央前回和中央旁小叶前部大脑皮质中的锥体细胞，其轴突组成下行的锥体束。其中，终止于脑干内脑神经躯体运动核的下行纤维称为皮质核束，终止于脊髓灰质前角运动神经元的下行纤维称为皮质脊髓束。下运动神经元为脑干内脑神经躯体运动核和脊髓前角运动神经元，其轴突分别构成脑神经和脊神经的躯体运动纤维。

1. 皮质核束　上运动神经元胞体位于大脑皮质中央前回下 1/3 部，发出的纤维组成皮质核束，经内囊下行至脑干（图 9-56），陆续止于双侧脑神经运动核，但面神经核的下部（支配睑裂以下面肌）和舌下神经核（支配舌肌）只接受对侧皮质核束的纤维。下运动神经元胞体位于脑神经运动核内，发出的纤维随脑神经分布到头、颈、咽、喉的骨骼肌。

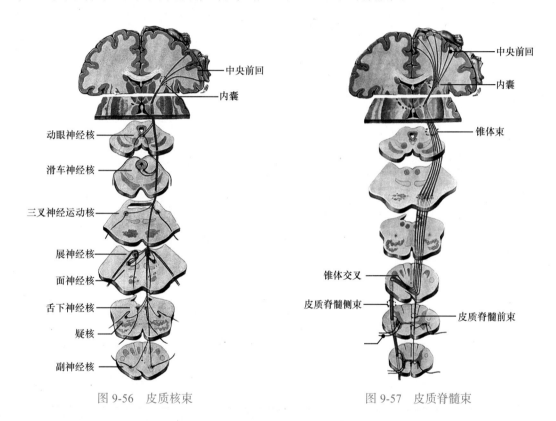

图 9-56　皮质核束　　　　　　　　　图 9-57　皮质脊髓束

知识链接

核上瘫与核下瘫

一侧上运动神经元（皮质核束或其起始区锥体细胞）受损，引起对侧睑裂以下的面肌和对侧舌肌瘫痪，表现为对侧鼻唇沟变浅或消失、口角低垂并向病灶侧偏斜、流口水、不能鼓腮露齿、伸舌时舌尖偏向病灶对侧，临床上常称核上瘫。核上瘫时受双侧皮质核束支配的肌不发生瘫痪。

核下瘫是指下运动神经元（脑神经躯体运动核及其发出的脑神经躯体运动纤维）受损引起的瘫痪。面神经核下瘫的特点是病灶侧所有面肌瘫痪，表现为除上述面神经核上瘫的症状外，还有额纹消失、不能皱眉、不能闭眼。舌下神经核下瘫的特点是病灶侧舌肌瘫痪，表现为伸舌时舌尖偏向病灶侧。

2. 皮质脊髓束　上运动神经元胞体位于中央前回上 2/3 部和中央旁小叶前部，发出的纤维组成皮质脊髓束，经内囊后肢、中脑的大脑脚和脑桥的基底部下行至延髓集聚成锥体（图 9-57）。在锥体下端，绝大部分纤维交叉（形成锥体交叉）至对侧，形成皮质脊髓侧束，在下行过程中逐节终止于同侧的脊髓前角运动神经元，支配四肢肌；小部分未交叉的纤维则形成皮质脊髓前束（该束仅达胸节），在下行过程中大部分纤维逐节交叉至对侧，终止于脊髓前角运动神经元，支配躯干肌和四肢肌；皮质脊髓前束中有一部分纤维始终不交叉而终止于同侧的脊髓前角运动神经元，支配躯干肌。由上可知，四肢肌受对侧大脑半球的皮质支配，躯干肌受两侧大脑半球的皮质支配。故一侧皮质脊髓束在内囊损伤时，主要引起对侧肢体的瘫痪，而对躯干肌的运动没有明显的影响。下运动神经元胞体即脊髓前角内的运动细胞，发出的纤维随脊神经支配躯干和四肢的骨骼肌。

（二）锥体外系

锥体外系是指锥体系以外的影响和控制躯体运动的所有传导通路。其结构复杂，联系广泛，主要包括大脑皮质、纹状体、背侧丘脑、小脑、脑干网状结构等结构及它们之间的纤维联系，主要有调节肌张力、协调肌群运动、维持体态姿势、完成习惯性和节律性动作（如在走路时双臂自然协调地摆动）等功能。

自测题

单项选择题

1. 在中枢神经系统，形态和功能相似的神经元胞体聚集成的团块是（　　）
   A. 灰质　　　　　B. 白质
   C. 神经节　　　　D. 神经核
   E. 网状结构

2. 由中脑背侧穿出的脑神经支配（　　）
   A. 上直肌　　　　B. 下直肌
   C. 上斜肌　　　　D. 下斜肌
   E. 外直肌

3. 躯体运动中枢位于（　　）
   A. 中央前回
   B. 中央后回
   C. 中央前回和中央旁小叶前部
   D. 中央后回和中央旁小叶后部
   E. 边缘叶

4. 管理舌前 2/3 的味觉的神经是（　　）
   A. 三叉神经　　　B. 面神经
   C. 舌咽神经　　　D. 迷走神经
   E. 舌下神经

5. 支配咀嚼肌的神经是（　　）
   A. 三叉神经　　　B. 面神经
   C. 舌咽神经　　　D. 迷走神经

   E. 舌下神经

6. 分布于舌的神经不包括（　　）
   A. 面神经　　　　B. 三叉神经
   C. 舌咽神经　　　D. 舌下神经
   E. 迷走神经

7. 成人脊髓的下端平面在（　　）
   A. 第 12 胸椎下缘　B. 第 1 腰椎下缘
   C. 第 2 腰椎下缘　D. 第 3 腰椎下缘
   E. 第 4 腰椎下缘

8. 传导痛温触压觉的纤维束是（　　）
   A. 皮质脊髓前束　B. 皮质脊髓侧束
   C. 脊髓丘脑束　　D. 薄束
   E. 楔束

9. 损伤后形成"垂腕"的神经是（　　）
   A. 腋神经　　　　B. 肌皮神经
   C. 尺神经　　　　D. 桡神经
   E. 正中神经

10. 硬膜外麻醉是将药物注入（　　）
    A. 中央管内　　　B. 小脑延髓池
    C. 蛛网膜下隙　　D. 上矢状窦
    E. 硬膜外隙

（刘洪刚）

第 10 章

内分泌系统

内分泌系统由内分泌腺和分布于其他器官内的内分泌细胞组成（图 10-1）。内分泌腺是指在结构上独立存在、肉眼可见的内分泌器官，包括甲状腺、甲状旁腺、肾上腺、垂体、松果体和胸腺等。内分泌细胞包括胰内的胰岛、睾丸内的间质细胞、卵巢内的卵泡和黄体等。

内分泌系统分泌的高效能的生物活性物质，称激素。内分泌系统的功能是通过激素，调节机体的新陈代谢、生长发育和生殖等活动。

内分泌腺的结构特点：内分泌腺的腺细胞排列成索状、网状、团块状或围成滤泡；内分泌腺没有导管，又称无管腺；毛细血管丰富，产生的激素直接进入血液，经血液循环到达全身。

第 1 节　垂　体

一、垂体的位置和形态

垂体位于颅中窝的垂体窝内，椭圆形，重约 0.5g，上端借漏斗与下丘脑相连（图 10-1）。垂体是人体内最重要、最复杂的内分泌腺，可分泌多种激素，调控其他多种内分泌腺。

垂体由前部的腺垂体和后部的神经垂体组成。腺垂体包括远侧部、中间部和结节部，神经垂体包括神经部和漏斗（图 10-2）。通常将远侧部称为垂体前叶，中间部和神经部合称垂体后叶。

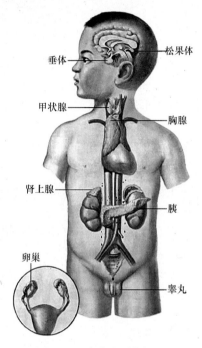

图 10-1　内分泌系统概观

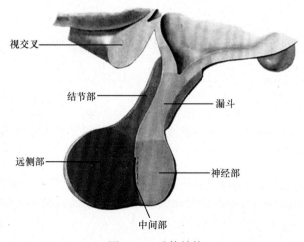

图 10-2　垂体结构

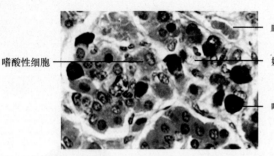

嗜酸性细胞 ——

血窦

嫌色细胞

嗜碱性细胞

图 10-3　腺垂体远侧部组织结构

二、垂体的组织结构

（一）腺垂体

腺垂体的细胞大多排列成团索状。在 HE 染色切片中，依据腺细胞着色的差异，将其分为嗜酸性粒细胞、嗜碱性粒细胞和嫌色细胞（图 10-3）。

1. 嗜酸性粒细胞　数量较多，约占 40%。呈圆形或椭圆形，胞质内含粗大的嗜酸性颗粒。嗜酸性粒细胞可分泌：①生长激素，主要是促进生长发育，尤其是促进骨的生长。如果分泌过多，在幼年时可引起巨人症，在成人出现肢端肥大症；如果儿童时期分泌不足，可引起侏儒症。②催乳激素，能促进乳腺发育和乳汁分泌。

2. 嗜碱性粒细胞　数量较少，呈椭圆形或多边形，细胞质中含有嗜碱性颗粒。嗜碱性粒细胞可分泌：①促甲状腺激素，能促进甲状腺滤泡的增生和甲状腺激素的合成与释放。②促肾上腺皮质激素，可促进肾上腺皮质束状带分泌糖皮质激素。③促性腺激素，包括卵泡刺激素和黄体生成素。卵泡刺激素在女性可促进卵泡的发育，在男性则促进精子的发生；黄体生成素在女性促进排卵和黄体形成，在男性则刺激睾丸间质细胞分泌雄激素，故又称间质细胞刺激素。

3. 嫌色细胞　数量最多，体积小，着色淡，细胞边界不清。目前认为这些细胞可能是嗜酸性粒细胞和嗜碱性粒细胞的前体或脱颗粒状态。

（考点：腺垂体分泌的激素名称及功能）

（二）神经垂体

神经垂体主要由大量的无髓神经纤维和散在的神经胶质细胞组成，并含有较丰富的窦状毛细血管。下丘脑视上核和室旁核内的神经内分泌细胞合成的抗利尿激素和催产素，通过无髓神经纤维运送到神经垂体储存，并可直接释放入血。抗利尿素的主要作用是促进肾远曲小管和集合管对水的重吸收，使尿量减少。催产素可引起妊娠子宫平滑肌的收缩，促进乳腺的分泌。

第 2 节　甲　状　腺

案例 10-1　患者，女，40 岁。发现颈部肿大 1 年，近日常感心悸、失眠、怕热、多汗，食量加大但体重却减轻而来医院就诊。体格检查：体温 37.8℃，脉搏 116 次 / 分，呼吸 22 次 / 分，血压 120/75mmHg，甲状腺弥漫性、对称性肿大。实验室检查：游离 T_3↑、游离 T_4↑。临床诊断：甲状腺功能亢进。

问题：1. 说出甲状腺的位置和形态。
　　　2. 说出甲状腺分泌的激素名称及主要功能。

一、甲状腺的位置和形态

甲状腺是人体内最大的内分泌腺，位于颈前部，略呈"H"形，分为左、右两个侧叶及中间的甲状腺峡（图 10-4）。峡的上缘常有锥状叶向上伸出。

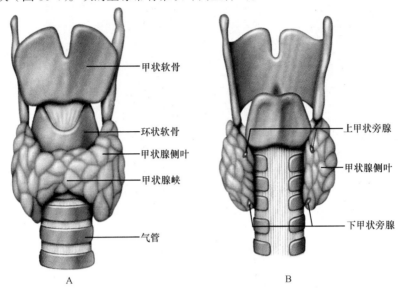

图 10-4 甲状腺及甲状旁腺
A. 前面观；B. 后面观

甲状腺的左、右侧叶分别贴于喉和气管的两侧，上达甲状软骨中部，下抵第 6 气管软骨环，峡部位于第 2～4 气管软骨的前方，临床急救进行气管切开时要尽量避免损伤甲状腺峡。

甲状腺借结缔组织固定于喉软骨上，吞咽时可随喉上下移动，对检查确定颈部肿块是否与甲状腺有关很有帮助。

二、甲状腺的组织结构

甲状腺表面包有一薄层结缔组织被膜，被膜伸入腺实质内将甲状腺分为许多小叶，每个小叶内有 20～40 个甲状腺滤泡。滤泡之间有少量的结缔组织、丰富的毛细血管和成群的滤泡旁细胞。

（一）甲状腺滤泡

甲状腺滤泡是甲状腺中由单层立方上皮围成的泡状结构，是甲状腺的结构和功能单位（图 10-5）。甲状腺滤泡大小不等，呈圆形、卵圆形或不规则形，滤泡腔内充满嗜酸性胶质，是滤泡上皮细胞的分泌物，其主要成分为碘化的甲状腺球蛋白。

滤泡上皮细胞是组成甲状腺滤泡的单层立方形细胞，能合成分泌甲状腺激素。甲状腺激素主要包括四碘甲腺原氨酸（T_4）和三碘甲腺原氨酸（T_3）。甲状腺激素的功能是促进机体的新陈代谢，提高神经系统的兴奋性，促进机体的生长发育，尤其对婴幼儿的骨骼和中枢神经系统的发育有较大的影响。

若婴幼儿期甲状腺激素分泌不足，可导致呆小症；若成人甲状腺激素分泌不足，可引起甲状腺功能减退；若甲状腺激素分泌过多，可引起甲状腺功能亢进。人体若长期缺碘，可导致单纯性甲状腺肿。

（二）滤泡旁细胞

滤泡旁细胞是位于甲状腺滤泡之间或滤泡上皮细胞之间、分泌降钙素的内分泌细胞，数量较少，胞体较大（图10-5）。降钙素的主要功能是促进成骨细胞的活动，使骨盐沉积在骨质并抑制胃肠道和肾小管对钙的吸收，从而降低血钙浓度。

（考点：甲状腺分泌的激素名称及功能）

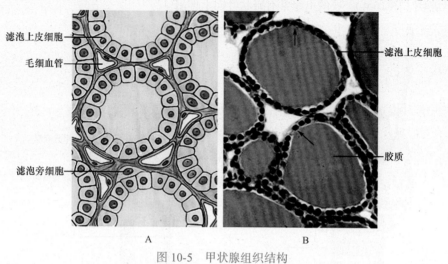

滤泡上皮细胞
毛细血管
滤泡旁细胞
滤泡上皮细胞
胶质

A   B

图 10-5 甲状腺组织结构

A. 甲状腺组织结构；B. 甲状腺光镜像

第3节 甲状旁腺

一、甲状旁腺的位置和形态

甲状旁腺为黄豆大小的扁椭圆形小体，上、下两对，通常贴附于甲状腺侧叶的后面，有的甲状旁腺可埋入甲状腺的实质内，而使手术时寻找困难（图10-4）。

二、甲状旁腺的组织结构

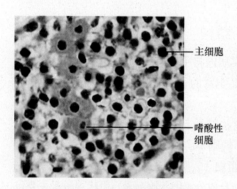

主细胞

嗜酸性
细胞

图 10-6 甲状旁腺组织结构

甲状旁腺的腺细胞排列成团状或索状，主要是主细胞和嗜酸性细胞（图10-6）。主细胞的体积较小，数量较多，合成和分泌甲状旁腺素，其主要功能是促进破骨细胞的活动，使骨盐溶解，并促进钙的吸收，从而使血钙浓度升高。嗜酸性细胞的体积较大，数量较少，单个或成群分布于主细胞之间，目前功能尚不清楚。

第4节 肾上腺

一、肾上腺的位置和形态

肾上腺左右各一，位于肾的内上方。左侧近似半月形，右侧为三角形（图10-7）。

二、肾上腺的组织结构

肾上腺表面包有结缔组织被膜，其实质由周围部的皮质和中央部的髓质两部分构成（图10-7）。

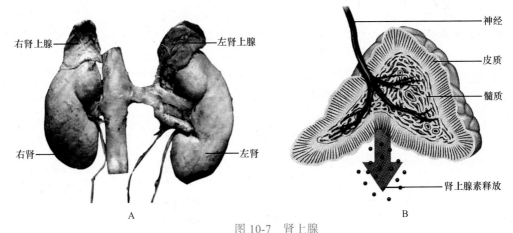

图 10-7　肾上腺

A. 肾上腺的位置和形态；B. 肾上腺的剖面结构

（一）肾上腺皮质

占肾上腺的大部分，根据其细胞的形态结构和排列方式，由外向内分为球状带、束状带和网状带 3 部分（图 10-8）。

1. 球状带　较薄。细胞多呈矮柱状，排列成球状团块，能分泌盐皮质激素，主要调节钠、钾和水的代谢。

2. 束状带　最厚。细胞排列成索状，能分泌糖皮质激素，主要调节糖、蛋白质和脂肪的代谢，还有抑制免疫应答及抗炎症反应等作用。

3. 网状带　最薄。细胞排列成索，并彼此吻合交织成网，主要分泌雄激素，也能分泌少量的雌激素和糖皮质激素。

知识链接

糖皮质激素的用药护理

糖皮质激素有强大的抗炎、抗病毒、抗休克、免疫抑制等作用，在临床上有广泛的不良反应如满月脸、水牛背、血压升高、血糖升高等，因此要做好用药护理。如服药时间尽量与激素的生理分泌规律相吻合，定期检测血压、血糖、尿糖变化，做好口腔、皮肤黏膜护理，停药时要逐渐减量，使激素对下丘脑与腺垂体的负反馈逐渐解除，有利于皮质功能的逐渐恢复。

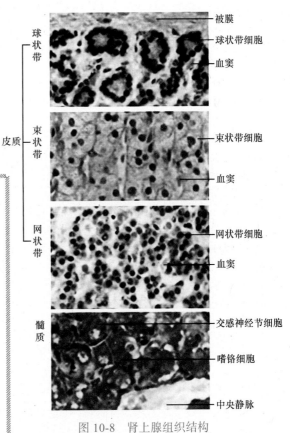

图 10-8　肾上腺组织结构

（二）肾上腺髓质

位于肾上腺的中央部，主要由索状或团状的髓质细胞组成，还有少量散在分布的交感神经节细胞。

髓质细胞体积较大，呈多边形，胞质内有许多棕黄色的嗜铬颗粒，所以又称嗜铬细胞。髓质细胞可分泌肾上腺素和去甲肾上腺素，二者都可作用于心脏和血管，但又有侧重。肾上腺素主要作用于心肌上，可使心肌收缩力增强，心率加快，骨骼肌的血管扩张，皮肤的血管收缩，在临床上被用作"强心药"。去甲肾上腺素主要作用于血管平滑肌上，使全身血管广泛收缩，从而使血压升高，在临床上被用作"升压药"。

（考点：肾上腺分泌的激素名称及功能）

自测题

单项选择题

1. 不属于内分泌腺的是（　　）
   A. 甲状旁腺　　　　B. 垂体
   C. 甲状腺　　　　　D. 肾上腺
   E. 腮腺

2. 关于肾上腺的叙述，错误的是（　　）
   A. 有排泄导管
   B. 左侧形似半月
   C. 实质分皮质和髓质两部分
   D. 位于肾的上方
   E. 右侧呈三角形

3. 神经垂体释放的激素是（　　）
   A. 肾上腺素　　　　B. 催产素
   C. 生长激素　　　　D. 催乳素
   E. 促性腺激素

4. 分泌生长激素的内分泌腺是（　　）
   A. 胰腺　　　　　　B. 睾丸
   C. 垂体　　　　　　D. 甲状腺
   E. 肾上腺

5. 位于颈前部，呈"H"形的内分泌腺是（　　）
   A. 垂体　　　　　　B. 肾上腺
   C. 下颌下腺　　　　D. 甲状腺
   E. 松果体

6. 降钙素是由（　　）
   A. 中性粒细胞分泌

B. 甲状腺滤泡上皮细胞分泌
   C. 甲状旁腺主细胞分泌
   D. 间质细胞分泌
   E. 甲状腺滤泡旁细胞分泌

7. 肾上腺皮质束状带细胞分泌（　　）
   A. 糖皮质激素　　　　B. 催乳素
   C. 盐皮质激素　　　　D. 肾上腺素
   E. 雄激素

8. 关于甲状腺的说法，错误的是（　　）
   A. 分为左、右两侧叶，经峡部相连
   B. 甲状腺产生甲状腺素和甲状旁腺素
   C. 峡部多在2～4气管软骨的前方
   D. 侧叶在喉和气管侧面
   E. 甲状腺可随吞咽上、下移动

9. 关于垂体的描述，错误的是（　　）
   A. 垂体位于蝶骨上面的垂体窝内
   B. 分为腺垂体和神经垂体两部分
   C. 神经垂体能分泌抗利尿激素
   D. 借漏斗连于下丘脑
   E. 腺垂体能分泌催乳激素

10. 人体最大的内分泌腺是（　　）
    A. 垂体　　　　　　B. 甲状旁腺
    C. 松果体　　　　　D. 甲状腺
    E. 肾上腺

（余　波）

第11章

胚胎学概要

人胚胎从受精卵开始到胎儿发育成熟并出生经历38周（约266天），可分为两个时期：①从受精卵形成至第8周末为胚期。受精卵由单个细胞迅速增殖分化，发育为各器官、系统与外形都初具雏形的胎儿，此时只有3cm长，堪称"袖珍人"。②从第9周至出生为胎期。胎儿逐渐长大，各器官继续发育，各器官的结构和功能逐渐完善。胚期质变剧烈，胎期量变显著。

第1节 胚胎早期发育

案例 11-1 患者，女，25岁，已婚。停经8周，突发左下腹部疼痛，面色苍白。妇科检查：子宫略大，左侧附件区压痛明显，拒按。经阴道后穹窿穿刺有鲜血，初步诊断为宫外孕。

问题： 1. 通常胚泡植入的部位在何处？
2. 最常见的宫外孕，其胚泡异位植入的部位在何处？

一、生殖细胞的成熟

生殖细胞的成熟是指具有受精能力的精子和卵子的成熟过程，主要通过减数分裂来完成。

（一）精子的成熟与获能

精子由睾丸生精小管产生。从青春期开始，在促性腺激素的作用下，生精小管内的精原细胞不断分裂增殖，其中一部分变成初级精母细胞。1个初级精母细胞经过两次减数分裂和复杂的形态结构变化，可形成4个精子（图11-1）。精子生成后被运送至附睾内进一步成熟，获得运

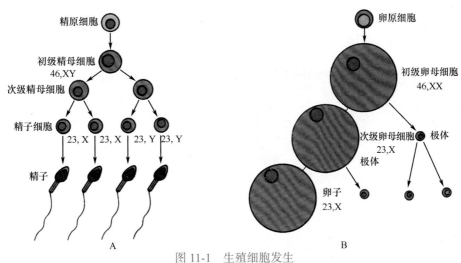

图 11-1 生殖细胞发生
A. 精子的发生；B. 卵子的发生

动能力。精子排出体外时，由于精子头部的外表面覆盖着一层来自精液的一种糖蛋白，能阻止顶体酶的释放，这时精子虽有运动能力，却无穿过卵子周围放射冠和透明带的能力。精子在通过子宫和输卵管时，该糖蛋白被酶降解，精子从而获得受精能力，此现象称获能。精子在女性生殖管道内的受精能力一般可维持24小时。

（二）卵子的成熟

卵子始于卵巢的卵原细胞。出生前，卵原细胞已全部发育为初级卵母细胞，并长期停滞在第一次减数分裂前期，进入青春期后，在促性腺激素的作用下，初级卵母细胞分批发育（图11-1）。在排卵前36～48小时，初级卵母细胞完成第一次减数分裂，排卵时，处于第二次减数分裂中期的次级卵母细胞从卵巢排出。次级卵母细胞被输卵管伞"拾取"并被运送至输卵管壶腹部。次级卵母细胞若遇到精子、并受到精子穿入其内的激发完成第二次减数分裂，形成成熟的卵子。若未遇到精子，则在排卵后12～24小时退化。

二、受　精

受精是指精子与卵子结合形成受精卵的过程。受精一般发生在输卵管壶腹部，一般在排卵后的12小时之内（图11-2）。

（考点：受精的概念、时间及部位）

（一）受精的过程

正常成年男性一次可射出3亿～5亿个精子，经阴道穿过子宫颈管、子宫腔、输卵管子宫口而抵达输卵管壶腹部的只有300～500个精子，最终只有一个精子能与卵子结合，其他精子的作用也必不可少。众多的获能精子接触到放射冠时，共同释放顶体酶，开始溶解放射冠和透明带，其中一个精子首先在透明带中溶蚀出一条孔道，于是该精子头部首先与次级卵母细胞接触，两者的细胞膜融合，随即精子的细胞质及细胞核进入次级卵母细胞内（图11-3）。精卵结合后，透明带结构立即发生变化，从而阻止其他精子穿越透明带，保证人类正常的单精受精。同时，次级卵母细胞迅速完成第二次减数分裂，形成成熟的卵子。此时精子和卵子的细胞核膨大，分别称为雄原核和雌原核。雄原核和雌原核逐渐在细胞中部靠拢，核膜消失，染色体混合，受精卵形成。

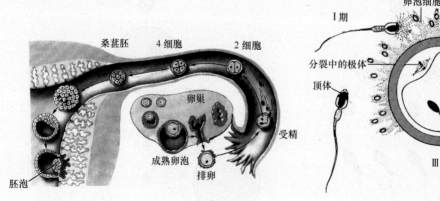

图11-2　排卵、受精、卵裂及胚泡形成

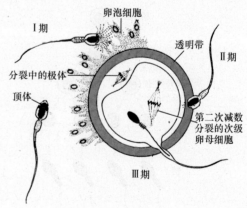

图11-3　受精过程

应用避孕套、输卵管或输精管结扎等措施，可阻止精子与卵子相遇，从而阻止受精，达到避孕目的。

（二）受精的意义

1. 受精标志着新生命的开始。精子与卵子结合形成受精卵，进行快速的细胞分裂，启动胚胎发育的进程，逐步发育成为一个新个体。

2. 受精决定胚胎的性别。含有 Y 染色体的精子与卵子结合形成的受精卵，受精卵核型为 46，XY，发育为男性；含有 X 染色体的精子与卵子结合，受精卵核型为 46，XX，发育为女性。

3. 达到遗传与变异的统一。受精卵内染色体数目恢复成 23 对，保持人类染色体数目的恒定；来自双亲的遗传物质的重新组合，使新个体既具有双亲的遗传特点，又具有与亲代不完全相同的性状。

三、卵　裂

受精卵一旦形成，便进行细胞分裂，同时缓慢地向子宫方向运行。受精卵早期的细胞分裂，称卵裂（图 11-2）。卵裂形成的细胞，称卵裂球。卵裂是在透明带内进行的，随着卵裂球的体积越来越小，至受精卵后的第 3 天，形成了由 12～16 个卵裂球构成的实心胚，形似桑葚，称桑葚胚。

四、胚泡形成

约在受精后的第 4 天，桑葚胚进入子宫腔，其细胞继续分裂，当卵裂球数目达到 100 个左右时，其间出现若干小腔隙，它们逐渐汇合成一个腔，此时透明带溶解，胚呈囊泡状，称为胚泡（图 11-2，图 11-4）。胚泡中心为胚泡腔。胚泡壁由单层细胞构成，称滋养层，将来主要发育成胎儿的附属结构。位于胚泡腔内一侧的一群细胞，称内细胞群，将来主要发育成胎儿。随着胚泡的形成，透明带最后溶解消失，胚泡与子宫内膜接触，开始植入。

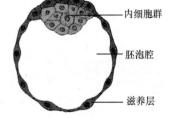

内细胞群

胚泡腔

滋养层

图 11-4　胚泡结构

五、植入与蜕膜

（一）植入

胚泡逐渐进入子宫内膜的过程称植入，又称着床。植入于受精后第 5～6 天开始，于第 11～12 天完成。

1. 植入过程　胚泡植入时，内细胞群一侧的滋养层先与子宫内膜接触，分泌蛋白水解酶，在子宫内膜溶蚀出一个缺口，胚泡沿此缺口逐渐埋入子宫内膜的功能层。当胚泡全部埋入子宫内膜后，子宫内膜表面缺口修复，植入完成（图 11-5）。在植入过程中，与子宫内膜接触的滋养层细胞迅速增殖，分化为外层的合体滋养层和内层的细胞滋养层。

若胚泡不能适时到达子宫腔，或子宫腔内有异物干扰，或子宫有炎症或母体发生内分泌紊乱等情况，均会影响植入的完成。口服避孕药，在子宫腔放置节育环等常用的避孕方法就是人为地干扰植入而达到避孕目的。

2. 植入部位   通常胚泡植入的部位在子宫体或子宫底，最多见于子宫体后壁。胚泡植入的部位是将来形成胎盘的部位。若胚泡植入在子宫颈内口附近，并在此处形成的胎盘称前置胎盘，常在分娩时引起胎盘早期剥离、大出血和胎儿窒息。

胚泡异位植入的妊娠，称宫外孕，又称异位妊娠（图11-6），多发生于输卵管。

（考点：植入的概念及部位）

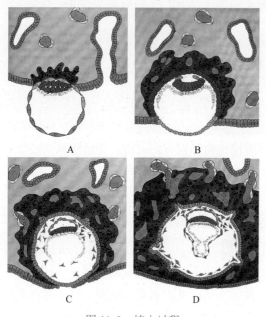

图11-5   植入过程
A. 第7天；B. 第8天；C. 第9天；D. 第12天

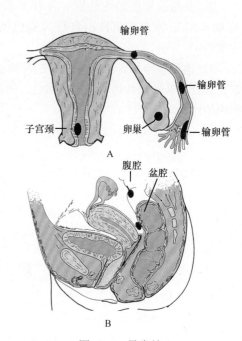

图11-6   异常植入
A. 输卵管妊娠、卵巢妊娠；B. 腹腔妊娠、盆腔妊娠

知识链接

输卵管妊娠

宫外孕是妇产科常见的急腹症，根据胚泡异位植入的部位不同而分为输卵管妊娠、卵巢妊娠、腹腔妊娠、子宫阔韧带妊娠等。输卵管妊娠是最常见的一种宫外孕，多发生于输卵管的壶腹部，多数在2个月左右破裂，胚胎死亡，可引发严重内出血。激素调节紊乱和输卵管慢性炎症是引起输卵管妊娠的常见原因。

（二）蜕膜

植入后的子宫内膜改称蜕膜。

根据蜕膜与胚的位置关系，将其分为3部分：位于胚的深面的蜕膜称底蜕膜；覆盖在胚的子宫腔侧的蜕膜称包蜕膜；子宫其余部分的蜕膜称壁蜕膜（图11-7）。

六、三胚层形成与分化

（一）三胚层形成

1. 二胚层胚盘形成　第 2 周初，在植入过程中，内细胞群增殖分化，逐渐形成由背侧的上胚层和腹侧的下胚层组成的二胚层胚盘（图 11-8）。邻近滋养层的一层柱状细胞称上胚层，靠近胚泡腔一侧的一层立方细胞称下胚层。

随后，由于上胚层细胞增殖，其内出现一个小腔隙，其中贴靠细胞滋养层的一层扁平形的上胚层细胞，称羊膜细胞，它们形成最早的羊膜，与上胚层其余部分围成一个充满羊水的羊膜腔。下胚层的腹侧形成一个卵黄囊。

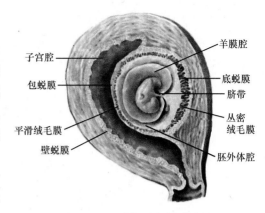

图 11-7　胚胎与子宫蜕膜关系

2. 三胚层胚盘形成　第 3 周初，部分上胚层细胞增殖较快，在上胚层正中线的一侧形成一条纵行的细胞索，称原条。原条的细胞向深部迅速增殖并在上、下胚层之间向周边扩展迁移，一部分细胞在上、下胚层之间形成一层新的细胞层，即中胚层（图 11-8），另一部分细胞进入下胚层，并

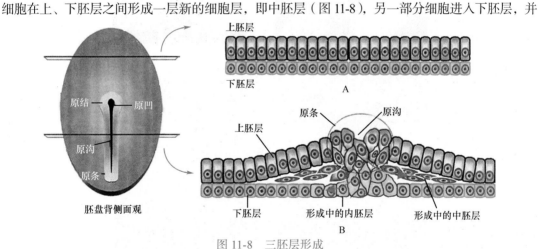

图 11-8　三胚层形成
A. 二胚层胚盘横切面；B. 三胚层形成横切面

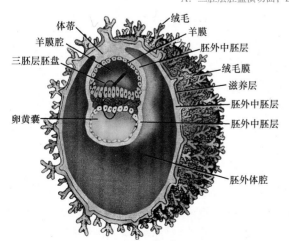

图 11-9　第 3 周胚的剖面

逐渐全部置换了下胚层的细胞，形成一层新的细胞层，称为内胚层。在内胚层和中胚层出现之后，原上胚层改称外胚层。3 个胚层均起源于上胚层。在第 3 周末，形成了由内、中、外 3 个胚层构成的椭圆形盘状结构的三胚层胚盘，其背侧有羊膜腔，腹侧有卵黄囊（图 11-9）。人体的各种组织器官均来自三胚层胚盘。

（二）三胚层的分化

在胚胎发育过程中，结构和功能相同的细胞分裂增殖，形成结构和功能不同的细胞，称分化。在第 4～8 周，内、中、外 3 个胚层逐渐分化形成各种组织和器官的原基，从而奠定人体各器官、系统发生的基础（图11-10）。内胚层将分化为消化管、消化腺、呼吸道、肺、甲状腺、甲状旁腺、中耳等器官的上皮组织；中胚层将分化为泌尿生殖系统的主要器官、各种结缔组织、肌组织、血管和真皮等；外胚层将分化为神经系统、角膜上皮、晶状体、腺垂体、皮肤的表皮及其附属器等。

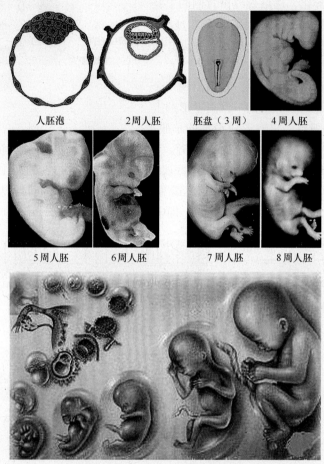

人胚泡　　　　2周人胚　　　　胚盘（3周）　　4周人胚

5周人胚　　　6周人胚　　　　7周人胚　　　8周人胚

图11-10　胚体外形的建立

知识链接

胚胎龄与预产期推算

　　胚胎龄通常有月经龄和受精龄两种计算方法。①受精龄是从受精卵形成算起，至胎儿发育成熟并出生经历38周（约266天）。受精龄表达了胚胎发育的确切时间，多用于胚胎学研究。②月经龄是从孕妇末次月经的第1天算起，至胎儿发育成熟并出生经历40周（约280天）。由于排卵通常在月经周期的第14天，266天（受精龄）＋14天＝280天（月经龄），以28天为1个妊娠月，则为10个月，故有"十月怀胎"之说。月经龄多用于妇产科临床研究，包括预产期的推算。

　　预产期推算公式为"年＋1（或＋0），月－3（或＋9），日＋7"。如某孕妇末次月经来临日期是2019年1月15日，则1＋9＝10，15＋7＝22，预产期即为2019年10月22日。又如某孕妇末次月经来临日期是2018年9月28日，则9－3＝6，28＋7＝35，预产期为6月35日，但6月只有30天，所以预产期应为2019年7月5日。这种推算法是以28天的月经周期为计算基础，因此必须根据孕妇个人月经周期长短加以修正。

第 2 节　胎膜和胎盘

案例 11-2　患者，女，26 岁。阴道出血 1 小时。查体：子宫质软，无压痛，妊娠 29 周大小。B 超显示胎体位置高于胎盘，胎盘完全覆盖宫颈内口。临床诊断：前置胎盘。

问题：1. 说出胎盘的组成和功能。
　　　2. 说出前置胎盘形成的原因。

胎膜和胎盘不参与胚胎本体的形成，是对胚胎起保护、营养、呼吸、排泄等作用的附属结构。胎儿娩出后，胎膜、胎盘即与子宫壁分离，并被排出体外，总称衣胞。

一、胎　　膜

胎膜包括绒毛膜、羊膜、卵黄囊、尿囊和脐带（图 11-11）。其中，卵黄囊和尿囊都是早期胚的一过性结构，在胚胎发育过程中先后退化。

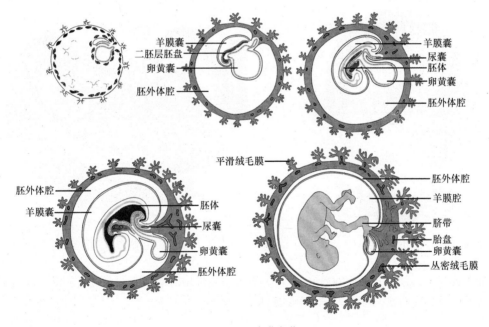

图 11-11　胎膜变化

（一）绒毛膜

绒毛膜是由滋养层等发育而成。胚胎第 2 周时，滋养层的细胞迅速增生形成一些细小的突起，称为绒毛，此时滋养层改称为绒毛膜。随着胚胎的发育，绒毛的中轴部出现血管，血管内含有胎儿的血液。起初整个绒毛膜表面的绒毛均匀分布。之后，底蜕膜侧的绒毛因血供充足而反复发分支，生长茂密，形成丛密绒毛膜。包蜕膜侧的绒毛因血供不足而逐渐退化、消失，形成表面无绒毛的平滑绒毛膜（图 11-11）。

绒毛膜的主要功能是从母体的子宫吸收营养物质，供给胚胎生长发育，并排出胚胎的代谢产物。

（二）羊膜

羊膜是一层无血管的半透明的薄膜。羊膜腔内充满羊水，胚胎浸泡在羊水中生长发育（图11-11）。

妊娠早期的羊水无色透明，由羊膜不断分泌和吸收。妊娠中期以后，胎儿开始吞咽羊水，其消化、泌尿系统的排泄物及脱落的上皮细胞也进入羊水，羊水变得浑浊。随着胚胎长大，羊水也相应增多，足月分娩时有1000～1500ml。羊水过少（500ml以下）常见于胎儿无肾或尿道闭锁等；羊水过多（2000ml以上）常见于无脑畸形或消化管闭锁等。穿刺抽取羊水，进行细胞染色体等检查可早期诊断某些先天性异常。

羊膜和羊水对胚胎的发育起着重要的保护作用。胚胎在羊水中较自由地活动，有利于骨骼和肌肉的发育。羊水能防止胚胎局部粘连或受外力的压迫与震荡。分娩时，羊水还有扩张子宫颈、冲洗和润滑产道的作用。

（三）脐带

脐带是连于胚胎脐部与胎盘之间的一条索状结构（图11-12，图11-13）。脐带外覆羊膜，内含2条脐动脉、1条脐静脉及结缔组织等结构。

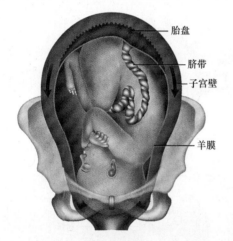

图11-12　胎儿、胎盘与子宫关系

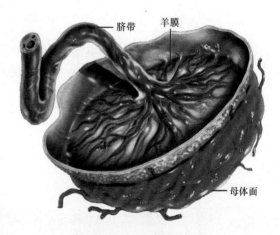

图11-13　胎盘的形态结构

胎儿出生时，脐带长40～60cm。脐带过短，胎儿娩出时易引起胎盘过早剥离；脐带过长，易缠绕胎儿颈部或四肢，可致局部发育不良。

二、胎　盘

（一）胎盘的结构

胎盘是由胎儿的丛密绒毛膜和母体子宫的底蜕膜共同组成的圆盘状结构（图11-13，图11-14）。足月胎儿的胎盘约500g，直径为15～20cm。胎盘的胎儿面表面光滑，覆有羊膜，脐带附于中央或近中央处。胎盘的母体面粗糙，为剥离后的的底蜕膜，可见15～30个由浅沟分隔的胎盘小叶。胎盘小叶之间有底蜕膜所形成的胎盘隔。绒毛之间的间隙为绒毛间隙，其内充满母体的血液，绒毛浸于母体血液中，便于物质交换。

（二）胎盘膜和胎盘的血液循环

1. 胎盘膜　胎盘内有胎儿和母体两套血液循环系统。在胎盘中，流经绒毛毛细血管的胎

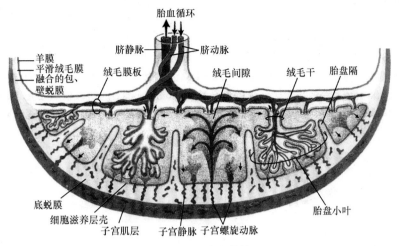

图 11-14　胎盘结构

儿血液与流经绒毛间隙的母体血液之间隔着的一层组织结构，由绒毛内毛细血管内皮及其基膜、滋养层上皮及其基膜及两者之间的少量结缔组织构成，称胎盘膜，又称胎盘屏障，具有物质交换和屏障功能。

2. 胎盘的血液循环　胎儿静脉性质的血经脐动脉及其分支流入绒毛毛细血管，继而经胎盘膜与绒毛间隙内的母体血液进行物质交换，从而成为动脉性质的血，最后经脐静脉流回到胎儿体内（图 11-14）。母体动脉血从子宫螺旋动脉流入绒毛间隙，经胎盘膜与绒毛毛细血管内的胎儿血液进行物质交换，最后经子宫静脉流回母体。

（三）胎盘的功能

1. 物质交换　胎儿与母体之间的物质交换是通过胎盘膜完成的。胎儿通过胎盘从母体血液中获得营养物质和 O_2，排出代谢产物和 CO_2。

2. 防卫屏障　胎盘膜可以阻挡母体血液中某些有害物质进入胎儿血液循环，对胎儿有一定保护作用。但某些药物、病毒、激素等可以通过胎盘膜，从而影响胎儿发育。

3. 内分泌功能　胎盘能分泌人绒毛膜促性腺激素、人胎盘催乳素、雌激素和孕激素等多种激素，对维持妊娠、保证胎儿正常发育等方面起着重要的作用。其中，人绒毛膜促性腺激素在受精后第 2 周末开始出现于孕妇血液中，第 9～11 周达到高峰，后逐渐降低。临床上常利用检测尿中人绒毛膜促性腺激素的方法确定是否妊娠。

（考点：胎盘的结构及功能、胎盘膜的概念）

第 3 节　双胎、多胎与连体双胎

一、双　　胎

一次妊娠产出的两个胎儿，称双胎，又称孪生，包括单卵双胎和双卵双胎。双胎的发生率约占新生儿的 1%。

（一）单卵双胎

由一个受精卵发育成两个胎儿，称单卵双胎，又称真孪生（图11-15）。这种孪生儿的遗传基因完全一样，性别一致，相貌等也极相似。单卵双胎可以是：①从受精卵发育出两个胚泡，他们分别植入，两个胎儿有各自的羊膜腔和胎盘。②一个胚泡内出现两个内细胞群，各发育成一个胚胎，他们有各自的羊膜腔，共享一个胎盘。③一个胚盘上出现两个原条，发育为两个胚胎，他们位于同一个羊膜腔内，共享一个胎盘。

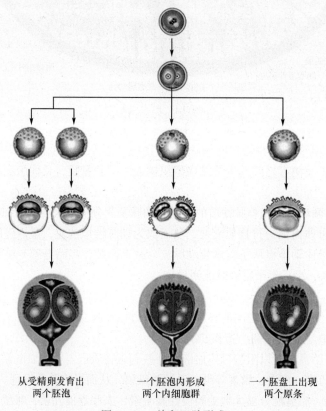

从受精卵发育出　　　　一个胚泡内形成　　　　一个胚盘上出现
两个胚泡　　　　　　　两个内细胞群　　　　　两个原条

图 11-15　单卵双胎形成

（二）双卵双胎

来自两个受精卵的两个孪生胎儿，称为双卵双胎，占双胎的大多数。他们有各自的胎膜与胎盘，性别相同或不同，相貌和生理特性的差异如同一般兄弟姐妹，仅是同龄而已。

二、多　　胎

一次妊娠产出3个以上的胎儿，称多胎。多胎的发生率极低，死亡率较高。多胎形成原因可能是单卵多胎、多卵多胎或混合性多胎。

三、连体双胎

两个单卵双胎在发育过程中未能完全分离，躯体的某一部分仍然连在一起的双胎，称连体双胎（图11-16）。

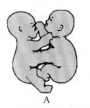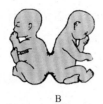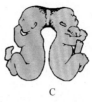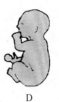

图 11-16　连体双胎

A. 胸腹连胎；B. 臀连胎；C. 头连胎；D. 寄生胎

第 4 节　先天性畸形

胚胎发育紊乱引起的形态结构异常称先天性畸形，出生时即已存在，是出生缺陷的一种。出生缺陷还包括功能、代谢和行为等方面的先天性异常。临床上常见的严重胎儿畸形有无脑儿、脊柱裂、脑积水等。

一、先天性畸形发生原因

先天性畸形发生原因包括遗传因素、环境因素及遗传因素与环境因素在致畸中的相互作用等。

（一）遗传因素

1. 染色体畸变　包括染色体数目的变化和染色体结构的改变。这类改变可由生殖细胞的异常发育引起，也可由亲代遗传。例如唐氏综合征、猫叫综合征等。

2. 基因突变　指 DNA 分子碱基组成或排列顺序的改变，其染色体外形未见异常。主要引起微观结构或功能方面的遗传性疾病，例如软骨发育不全、小头畸形等。

（二）环境因素

能诱发先天畸形的物理、化学和生物等方面的环境因素称致畸因子。

1. 物理性致畸因子　各种射线、机械性压迫和损伤等对人类胚胎有致畸作用。如大剂量射线可引起腭裂、脊柱裂等。

2. 化学性致畸因子　包括抗肿瘤、抗惊厥、抗生素、抗凝血、激素等类的致畸化学药物及包括工业"三废"（废水、废渣和废气）、农药、食品添加剂和防腐剂等致畸化学物质对人类胚胎都有致畸作用。如抗肿瘤药甲氨蝶呤可引起无脑畸形、小头畸形及四肢畸形等。

3. 生物性致畸因子　风疹病毒、巨细胞病毒、单纯疱疹病毒、弓形体、梅毒螺旋体等对人类胚胎有致畸作用。如风疹病毒可引起心脏畸形、先天性耳聋等。

另外，吸烟、酗酒、缺氧、严重营养不良均有致畸作用。如孕妇过量饮酒可引起胎儿多种畸形，表现为胎儿发育迟缓、小头、小眼等，称胎儿酒精综合征。

（三）遗传因素与环境因素在致畸中的相互作用

一方面，环境因素可通过引起胎儿染色体畸变、基因突变而导致先天畸形；另一方面，胚胎的遗传特性影响着胚胎对致畸因子的易感程度。如同样被风疹病毒感染的不同孕妇，其新生儿有的出现畸形，有的完全正常，这就是由于胚胎对于风疹病毒的易感程度不同造成的。

二、致畸敏感期

胚胎在发育过程中，受到致畸因子的作用最易发生畸形的发育时期称致畸敏感期。在胚期前2周受到致畸因子作用后，胚通常死亡。胚期第3~8周，胚体内细胞增殖分化活跃，多数器官原基在此期内形成，最易受致畸因子的干扰而发生畸形，所以处于致畸敏感期。各器官的致畸敏感期不尽相同，延续的时间也不一致（图11-17）。在胎期，胎儿生长发育快，各器官进行组织分化和功能分化，受致畸因子作用后，可发生畸形，但一般不会出现宏观形态的畸形。

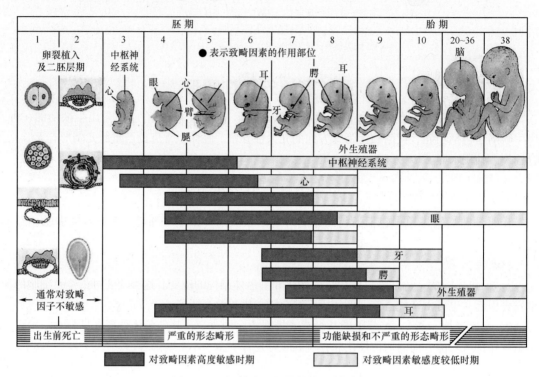

图 11-17　人体主要器官的致畸敏感期

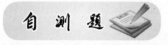

单项选择题

1. 人体胚胎一般在母体内发育的时间是（　　　）

   A. 40 周　　　　　　　B. 365 天

   C. 266 天　　　　　　D. 48 周

   E. 286 天

2. 临床上做早期妊娠诊断时，通常是检测孕妇尿中的（　　　）

   A. 人绒毛膜促乳腺生长激素

   B. 孕激素

   C. 雌激素

   D. 人绒毛膜促性腺激素

   E. 黄体生成素

3. 关于双卵双胎的描述，错误的是（　　　）

   A. 出生后2个婴儿的相貌特征如同一般兄弟姐妹

   B. 2 个精子分别使 2 个卵子受精

   C. 2 个胎儿的性别相同或不同

   D. 2 个胎儿有各自的胎膜和胎盘

   E. 1 个精子使 2 个卵子受精

4. 人胚初具雏形的时间是（　　　）

   A. 第 8 周　　　　　　B. 第 20 周

   C. 第 12 周　　　　　D. 第 16 周

   E. 第 4 周

5. 受精的部位一般在（　　　）

   A. 输卵管峡　　　　　B. 输卵管壶腹

   C. 输卵管子宫部　　　D. 输卵管漏斗

   E. 子宫

6. 关于单卵双胎结果的描述，哪一项不可能（　　　）

   A. 可能发生寄生胎　　B. 均为女性

   C. 性别各异　　　　　D. 均为男性

E．可能发生联体畸形

7．性别决定于（　　　）

    A．胚胎早期发育中的激素作用

    B．受精时卵子的染色体组型

    C．卵子的成熟分裂状况

    D．受精时精子的染色体组型

    E．精子的成熟分裂状况

8．参与形成胎盘的结构是（　　　）

    A．包蜕膜　　　　B．羊膜

    C．壁蜕膜　　　　D．平滑绒毛膜

    E．底蜕膜

9．下列哪一项不参与构成胚泡（　　　）

    A．放射冠　　　　B．滋养层

    C．胚泡腔　　　　D．内细胞群

    E．极端滋养层

10．胎儿娩出后剪断脐带，从脐带流出的血液是（　　　）

    A．胎儿血浆和母体血液

    B．胎儿血液

    C．胎儿血液和母体血液

    D．母体血液

    E．以上都不对

（万爱军）

参 考 文 献

柏树令，应大君. 2013. 系统解剖学. 第 8 版. 北京：人民卫生出版社

曹庆景，胡小和. 2016. 解剖组胚学（下册）. 第 4 版. 北京：科学出版社

陈尚. 2014. 护理技术操作解剖学. 西安：西安交通大学出版社

董博，付世杰，魏宏志. 2016. 解剖组胚学（上册）. 第 4 版. 北京：科学出版社

窦肇华，吴建清. 2016. 人体解剖学与组织胚胎学. 第 7 版. 北京：人民卫生出版社

傅文学，桂勤，胡小和. 2013. 人体解剖学与组织胚胎学. 北京：科学出版社

傅玉峰，余寅. 2015. 人体解剖学与组织胚胎学. 北京：科学出版社

刘晓梅，张敏平，陈尚. 2017. 正常人体结构. 北京：高等教育出版社

罗建文，谭毅，史铀. 2014. 人体解剖学与组织胚胎学. 第 2 版. 北京：科学出版社

米健. 2016. 正常人体结构. 北京：人民卫生出版社

万爱军，李友贵. 2015. 人体解剖学与组织胚胎学. 镇江：江苏大学出版社

王文，任茂华. 2015. 正常人体学. 镇江：江苏大学出版社

王之一，高云兰. 2015. 解剖学基础. 第 2 版. 北京：科学出版社

王之一，覃庆河. 2016. 正常人体学基础. 第 4 版. 北京：科学出版社

刑贵庆. 2012. 解剖学与组织胚胎学. 北京：人民卫生出版社

朱晓红，胡捍卫. 2015. 护理应用解剖学. 合肥：安徽大学出版社

邹仲之，李继承. 2014. 组织学与胚胎学. 第 8 版. 北京：人民卫生出版社

教　学　大　纲

一、课程性质和任务

　　解剖学基础是研究正常人体形态结构及发生发育规律的科学，属于生物学中的形态学范畴，是一门包含系统解剖学、组织学、胚胎学等内容的职业基础课程，是中等职业学校护理专业的必修课程。本课程主要介绍正常人体基本组织、各系统器官的位置、形态、结构及胚胎学概要，在内容选择上，兼顾护士执业资格考试的需要和护理岗位能力的需要。本课程主要任务是根据护理专业培养目标要求，注重学生动手操作能力的培养，注重学生发现问题、分析问题、解决问题、独立思考和评判性思维能力培养，注重学生爱岗敬业、团结协作精神的培养，使学生通过学习掌握正常人体形态、结构等基本理论知识，为后续课程的学习、临床实践及学生个人素质的提高奠定基础。

二、课程教学目标

（一）知识教学目标

　　1. 掌握人体的组成，人体重要器官的位置、形态和大体结构。

　　2. 熟悉人体重要器官的组织结构。

　　3. 了解人体胚胎发生发育的概况。

（二）能力培养目标

　　1. 具有对人体重要器官的位置、形态、大体结构及在显微镜下对细胞、基本组织、重要器官组织结构的独立观察、仔细分辨的能力和动手操作能力。

　　2. 掌握人体重要器官的体表标志或体表投影、常用穿刺部位和穿刺血管的确认方法。

　　3. 具有利用所学解剖学基础知识解释生活现象和临床护理问题的能力。

　　4. 培养学生发现问题、分析问题、解决问题、独立思考和评判性思维能力。

（三）思想教育目标

　　1. 通过了解人体形态结构与生理功能的关系，培养辩证唯物主义世界观。

　　2. 通过对人体形态结构、发生发育规律的认识，树立热爱生命、敬畏生命和实事求是的科学态度。

　　3. 爱护解剖标本、模型及医学仪器设备，遵守护理专业学生行为规范，初步形成良好的职业品德。

　　4. 具有爱岗敬业的职业素养、良好的人际沟通能力和团队协作精神。

　　5. 具有严谨的求学态度、科学的思维能力和勇于创新的精神。

三、教学内容和要求

教学内容	教学要求			教学活动参考	教学内容	教学要求			教学活动参考
	了解	理解	掌握			了解	理解	掌握	
绪论					3. 骨骼肌		√		
一、细胞与基本组织					（二）躯干骨及其连结				
（一）细胞					1. 躯干骨			√	
1. 细胞形态	√				2. 躯干骨的连结		√		
2. 细胞结构		√			（三）颅骨及其连结				
3. 细胞增殖		√		理论讲授	1. 颅骨		√		
4. 细胞凋亡	√			多媒体演示	2. 颅的整体观		√		
（二）上皮组织				显微镜观察	3. 新生儿颅的特征	√			
1. 被覆上皮			√	案例分析讨论	4. 颅骨的连结		√		
2. 腺上皮和腺	√			播放视频	（四）四肢骨及其连结				
3. 上皮细胞表面的特化结构		√		模型观察 挂图观察	1. 上肢骨及其连结			√	
（三）结缔组织					2. 下肢骨及其连结			√	理论讲授
1. 固有结缔组织		√			（五）头肌				多媒体演示
2. 血液		√			1. 面肌		√		案例分析讨论
3. 软骨组织与软骨		√			2. 咀嚼肌		√		播放视频
4. 骨组织与骨		√			（六）颈肌				标本模型演示
（四）肌组织					1. 颈浅肌和颈外侧肌	√			挂图观察
1. 骨骼肌		√			2. 颈前肌	√			活体观察
2. 心肌		√			3. 颈深肌		√		
3. 平滑肌	√				（七）躯干肌				
（五）神经组织					1. 背肌		√		
1. 神经元		√			2. 胸肌		√		
2. 突触		√			3. 膈			√	
3. 神经胶质细胞	√				4. 腹肌		√		
4. 神经纤维		√			5. 会阴肌	√			
5. 神经末梢	√				（八）四肢肌				
二、运动系统					1. 上肢肌		√		
（一）概述					2. 下肢肌		√		
1. 骨		√			三、消化系统				
2. 骨连结		√			（一）概述				
					1. 消化系统的组成和功能		√		理论讲授
					2. 胸腹部标志线和腹部分区		√		多媒体演示

续表

教学内容	教学要求			教学活动参考	教学内容	教学要求			教学活动参考
	了解	理解	掌握			了解	理解	掌握	
（二）消化管				显微镜观察	五、泌尿系统				
1. 消化管壁的一般结构		√		案例分析讨论	（一）肾				理论讲授
2. 口腔		√		播放视频	1. 肾的形态和位置			√	多媒体演示
3. 咽		√		标本模型演示	2. 肾的被膜		√		显微镜观察
4. 食管			√	挂图观察	3. 肾的剖面结构		√		案例分析讨论
5. 胃			√	活体观察	4. 肾的组织结构			√	播放视频
6. 小肠			√		5. 肾的血液循环		√		标本模型演示
7. 大肠			√		（二）输尿管				挂图观察
（三）消化腺					1. 输尿管的分部			√	
1. 肝			√		2. 输尿管的狭窄			√	
2. 胰		√			（三）膀胱				
（四）腹膜					1. 膀胱的形态			√	
1. 腹膜与腹膜腔的概念			√		2. 膀胱的位置和毗邻			√	
2. 腹膜与脏器的关系		√			3. 膀胱壁的结构			√	
3. 腹膜形成的结构	√				（四）尿道			√	
四、呼吸系统					六、生殖系统				
（一）呼吸道				理论讲授	（一）男性生殖系统				理论讲授
1. 鼻		√		多媒体演示	1. 男性内生殖器			√	多媒体演示
2. 咽		√		显微镜观察	2. 男性外生殖器			√	显微镜观察
3. 喉		√		案例分析讨论	3. 男性尿道			√	案例分析讨论
4. 气管与主支气管			√	播放视频	（二）女性生殖系统				播放视频
（二）肺				标本模型演示	1. 女性内生殖器			√	标本模型演示
1. 肺的位置和形态			√	挂图观察	2. 女性外生殖器			√	挂图观察
2. 肺的组织结构		√		活体观察	3. 会阴			√	
3. 肺的血管	√				4. 乳房			√	
（三）胸膜					七、脉管系统				理论讲授
1. 胸腔、胸膜和胸膜腔			√		（一）心血管系统				多媒体演示
2. 胸膜与肺的体表投影			√		1. 概述			√	显微镜观察
（四）纵隔					2. 心			√	案例分析讨论
1. 纵隔的概念及边界			√		3. 血管			√	播放视频
2. 纵隔的分部	√				（二）淋巴系统				标本模型演示
					1. 淋巴管道			√	挂图观察
					2. 淋巴器官			√	活体观察

教学内容	了解	理解	掌握	教学活动参考	教学内容	了解	理解	掌握	教学活动参考
八、感觉器					十、内分泌系统				
（一）视器				理论讲授	（一）垂体				
1. 眼球			√	多媒体演示	1. 垂体的位置和形态		√		
2. 眼副器	√			案例分析讨论	2. 垂体的组织结构		√		理论讲授
3. 眼的血管和神经	√			播放视频	（二）甲状腺				多媒体演示
（二）耳				标本模型演示	1. 甲状腺的位置和形态			√	显微镜观察
1. 外耳	√			挂图观察	2. 甲状腺的组织结构		√		案例分析讨论
2. 中耳		√		活体观察	（三）甲状旁腺				播放视频
3. 内耳		√			1. 甲状旁腺的位置和形态	√			标本模型演示
4. 声波的传导	√				2. 甲状旁腺的组织结构		√		挂图观察
（三）皮肤					（四）肾上腺				
1. 表皮		√			1. 肾上腺的位置和形态		√		
2. 真皮		√			2. 肾上腺的组织结构		√		
3. 皮下组织		√			十一、胚胎学概要				
4. 皮肤的附属器	√				（一）胚胎早期发育				
九、神经系统					1. 生殖细胞的成熟	√			理论讲授
（一）概述					2. 受精			√	多媒体演示
1. 神经系统的组成和功能		√			3. 卵裂		√		案例分析讨论
2. 神经系统常用术语	√			理论讲授	4. 胚泡形成		√		播放视频
（二）中枢神经系统				多媒体演示	5. 植入与蜕膜			√	标本模型演示
1. 脊髓		√		案例分析讨论	6. 三胚层形成与分化		√		挂图观察
2. 脑		√		播放视频	（二）胎膜和胎盘				
3. 脑和脊髓的被膜			√	标本模型演示	1. 胎膜		√		
4. 脑脊液及其循环			√	挂图观察	2. 胎盘		√		
5. 脑和脊髓的血管	√				（三）双胎、多胎与连体双胎				
6. 血-脑屏障	√				1. 双胎	√			
（三）周围神经系统					2. 多胎	√			
1. 脊神经		√			3. 连体双胎	√			
2. 脑神经		√			（四）先天性畸形				
3. 内脏神经	√				1. 先天性畸形发生原因	√			
（四）神经系统传导通路					2. 致畸敏感期	√			
1. 感觉传导通路		√							
2. 运动传导通路		√							

四、教学大纲说明

（一）适用对象与参考学时

本教学大纲供护理、助产及其他医学相关类专业使用。总学时为 96 学时，其中理论教学 58 学时，实践教学 38 学时。

（二）教学要求

1. 本课程对理论教学部分要求有掌握、理解、了解三个层次。掌握是指对本课程中所学的基本知识、基本理论具有深刻的认识，并能灵活地应用所学知识分析、解释生活现象和临床问题。理解是指能够解释、领会概念的基本含义并会应用所学技能。了解是指能够简单理解、记忆所学知识。

2. 本课程突出以培养能力为本位的教学理念，在实践技能方面分为熟练掌握和学会两个层次。熟练掌握是指能够独立娴熟地进行正确的实践技能操作。学会是指能够在教师指导下进行实践技能操作。

（三）教学建议

1. 在教学过程中要积极采用现代化教学手段，加强直观教学，充分发挥教师的主导作用和学生的主体作用。以学生为中心，充分利用解剖学基础新形态教材，充分利用数字资源，注重理论联系实际，组织学生开展必要的临床案例分析讨论，加深对课程内容的理解和掌握，以培养学生的分析问题和解决问题的能力。

2. 实践教学要充分利用教学资源，特别是科学出版社提供的"中科云教育"、"爱一课"互动教学平台，让学生用手机扫描教材的常规书页，浏览教材中配套提供的音频、动画、视频、3D 模型等解剖教学资源，结合挂图、标本、模型及活体，采用讲授、演示、观察、案例分析讨论等教学形式，探索"互联网＋教育"模式，调动学生学习的积极性和主观能动性，强化学生的动手能力和专业实践技能操作。

3. 教学评价应通过日常考勤、课堂提问、作业布置、单元目标测试、案例分析讨论、实践考核和期末考试等多种形式，对学生进行学习能力、实践能力和应用新知识能力的综合考核，以期达到教学目标提出的各项任务。

4. 学时分配建议

学时分配建议（96 学时）

教学内容	学时数		
	理论	实践	合计
绪论	2		2
第 1 章　细胞与基本组织	8	4	12
第 2 章　运动系统	2	12	14
第 3 章　消化系统	6	4	10
第 4 章　呼吸系统	4	2	6
第 5 章　泌尿系统	2	2	4
第 6 章　生殖系统	6	2	8
第 7 章　脉管系统	8	4	12
第 8 章　感觉器	4	2	6
第 9 章　神经系统	10	4	14
第 10 章　内分泌系统	2	1	3
第 11 章　胚胎学概要	4	1	5
合计	58	38	96

（万爱军）

自测题参考答案

绪论

1. A 2. B 3. B 4. E 5. E

第1章

1. B 2. D 3. A 4. A 5. C 6. A 7. E 8. B 9. C 10. B

第2章

1. D 2. C 3. B 4. E 5. B 6. D 7. D 8. B 9. E 10. E

第3章

1. B 2. C 3. D 4. E 5. A 6. B 7. C 8. D 9. E 10. A

第4章

1. C 2. E 3. B 4. B 5. D 6. C 7. C 8. E 9. C 10. D

第5章

1. A 2. E 3. C 4. D 5. A 6. C 7. D 8. B 9. E 10. D

第6章

1. C 2. D 3. E 4. A 5. B 6. C 7. D 8. E 9. A 10. B

第7章

1. B 2. B 3. E 4. D 5. C 6. B 7. E 8. C 9. A 10. D

第8章

1. E 2. B 3. D 4. B 5. C 6. E 7. C 8. B 9. A 10. E

第9章

1. D 2. C 3. C 4. B 5. A 6. E 7. B 8. C 9. D 10. E

第10章

1. E 2. A 3. B 4. C 5. D 6. E 7. A 8. E 9. C 10. D

第11章

1. C 2. D 3. E 4. A 5. B 6. C 7. D 8. E 9. A 10. B